卫生微生物学实验教程

主　编　熊成龙

副主编　王晓樱　熊海燕

编　委（按姓氏笔画排序）

王晓樱　（四川大学）

左浩江　（四川大学）

叶　倩　（四川大学）

朱献忠　（复旦大学）

祁小飞　（苏州大学）

邹　伟　（昆明医科大学）

蒋露芳　（复旦大学）

熊成龙　（复旦大学）

熊海燕　（复旦大学）

U0276865

復旦大學出版社

内容提要

本书紧扣人民卫生出版社《卫生微生物学》第6版教材的内容，同时尽可能纳入一些最新的实验技术或检测手段。全书分为6章，涉及了细菌、真菌、病毒等领域的27个实验，分别从微生物实验室安全、微生物基本检测技术、卫生微生物学检验专题实验、消毒灭菌效果监测及消毒剂消毒效果评价、分子生物学技术在微生物检验中的应用以及综合设计性实验等方面系统地介绍了微生物接种、分离、培养、鉴定、菌种保藏、菌落计数、微生物代谢产物的计量检测等实验技术；详细阐述了水、土壤、空气、食品、化妆品、药品、公共用品用具等常见环境中微生物的检测方法；介绍了现代分子生物学实验技术如核酸原位杂交、PCR及RT-PCR扩增、质粒的提取与酶切鉴定等在微生物检验中的应用；并增加了综合性的实验设计参考案例，以便培养学生及相关技术人员的实验创新能力和实践应用能力。

本书配有丰富的图表资料，便于读者理解、掌握和运用，可供医学院校公共卫生与预防医学、医学检验技术等专业的本科生使用，也可作为其他医药卫生行业从业人员的参考资料。

序

  教材是教育的基本要素,是解决培养什么人以及怎样培养人这一根本问题的重要载体,直接关系到党和国家的教育方针的有效落实和教育目标的实现。2017年7月,教育部、国家卫生和计划生育委员会、国家中医药管理局联合召开了全国医学教育改革发展工作会议,为今后医学教育改革发展的宏伟蓝图做出了全局性、战略性、引领性的重大改革部署,教材建设是健全具有中国特色的医学人才培养体系的一个重要内容。

  卫生微生物学是预防医学的一个重要分支,它研究环境中与疾病预防、人类健康密切相关的微生物,以及人类、环境与相关微生物相互作用的规律。通过学习和研究卫生微生物的生命活动规律、与环境相互作用的规律、在生态环境中种群的分布和演替规律、常见疾病和微生物的关系,以及检测卫生微生物的技术与方法,可为发现、识别、确证这些卫生微生物及其与人类健康的关系,制定微生物感染所致疾病的防控策略奠定基础。复旦大学公共卫生学院(原上海医科大学公共卫生学院)是我国最早开设卫生微生物学的高等院校之一,学院郁庆福教授作为创立我国卫生微生物学科的先驱,在1984年主持编写了我国第一部《卫生微生物学》教材,经过微生物学界两代人三十余年的不懈努力,迄今已经修订再版5次,使学科迅速发展,不断壮大。

  作为一门实验学科,卫生微生物学具有很强的实践性和科学的严谨性,无论教与学均须贯彻实验教学与理论教学紧密结合的原则,通过生动具体的实验操作来实现对基本理念、基本知识的理解和消化,发挥印证、巩固所学基本理论与基本知识的作用,使学生加深和巩固对理论课内容的理解和体会;实验教学培养学生实验操作技能、观察能力、分析与解决问题的能力,使其掌握卫生微生物检验的基本操作技术和实验方法,以便对样本进行正确的卫生微生物检验和评价,为今后的工作实践及科学研究奠定坚实的基础。

  这里我们欣慰地看到,工作在卫生微生物学教学一线的工作者们正以饱满的热情积极投身于学科的实验教学中来,不忘医学教育人才培养的初心,坚持质量第一、立德树人。在本教程的编写过程中,全体作者对全书内容的把握力求详尽,从基本检验技术到综合技能训练再到创新设计性实验,在层次和深度上逐渐提升,内容上涵盖了卫生微生物检验的多个方面,以备各教学单位根据自身培养对象的要求酌情选用。同时,本书在编写过程中注意牢牢把握医学教育改革发展的时代脉搏,坚持与时俱进,引入当前日新月异的科技发展所带来的新技术,或引入与人民群众生命健康息息相关的新病原的检测方法,力求以此培养学生的实践能力和创新思维。本书力求图文并茂,可读性强,具有较强的科学性和实践指导价值。

期待这本实验教程能够成为广大预防医学及相关专业学生学好《卫生微生物学》的工具,期待全体编委成员所求皆所愿,所盼皆可期。

2021 年 12 月

前　言

卫生微生物学研究环境中与疾病预防、人类健康密切相关的微生物,以及人类、环境与相关微生物相互作用的规律。作为一门实验学科,卫生微生物学具有很强的实践性和科学的严谨性,无论教与学均须贯彻实验教学与理论教学紧密结合的原则,通过生动具体的实验操作来实现对基本理念、基本知识的理解和消化,发挥印证、巩固所学基本理论与基本知识的作用,使学生加深和巩固对理论课内容的理解和体会,为今后的工作实践及科学研究奠定坚实的基础。为了实现卫生微生物学教学过程中理论与实践相结合,同时也在教育部、卫生部提倡普通高等教育及医学高等教育教材多元化精神的指导下,我们充分考虑了当前卫生微生物学的教学需求,组织编写了与《卫生微生物学》教材相适应的《卫生微生物学实验教程》,以备相关专业师生在进行卫生微生物学教学时酌情选用。

本实验教程的编写成员均为多年工作在教学第一线的教师或检验工作人员,实验教程的编写广泛收集了复旦大学、四川大学、苏州大学附属第一医院以及昆明医科大学诸同仁在实验教学及卫生检验工作中的体会与建议,也征集了与上述单位有着良好合作的省、市疾病预防控制中心在疾病预防、卫生检验与检疫工作中的实践经验与需求。在内容安排上既强调了与当前人民卫生出版社第 6 版教材的契合,又充分考虑到与时俱进,介绍和引入了当前在卫生微生物学检验方面的一些新兴的实验技术和检测手段,以此开阔学生视野,培养学生的实践创新能力。

衷心感谢全体编委会成员在实验教程的编写过程中所倾注的心血。感谢淮安市疾病预防控制中心杨鹏飞副研究员对当前微生物检验中实际运用的关键技术的推荐与审核;感谢复旦大学公共卫生学院蒋伟利老师对相关技术方法的把关;学院退休教师居丽雯副研究员为本教程的编写提出许多宝贵意见,硕士研究生刘修良、李艳娇、王雨茜等为教程编写开展的资料和标准的收集及文字校对工作,在此一并感谢。感谢上海市公共卫生体系建设三年行动计划(2020—2022 年)重点学科项目(GWV‐10.1‐XK03)在本书编写过程的资助和对编者的培养。期待本实验指南能够为我国卫生微生物学的教学贡献力量;期待以它为纽带,增进校际或各参与单位之间的沟通与交流,为今后进一步的合作奠定基础;期待今后有更多开设卫生微生物学课程的单位参与到实验教学的教材建设中来,讨论、修订和提升实验教材的品质。

由于编写人员的知识和经验的局限性,难免存在疏漏与不足,不当之处恳请广大读者批评指正。

熊成龙

2021 年 12 月

目　录

第一章　微生物实验室安全

微生物实验室除了应满足质量和能力要求外,还要符合安全要求。微生物实验室的生物安全不仅关系到实验室工作人员的健康和安全,还关系到公众健康、环境安全和社会安全,也是微生物实验室正常运行的基本条件,确保微生物实验室的生物安全是每个实验室工作人员的责任和义务。本章从卫生微生物学实验教学安全出发,重点编制实验人员安全操作规范。

一、实验室进入及工作区规范

(1) 必须了解、遵守实验室的安全管理制度、各项规定和安全操作规程。

(2) 认真阅读实验室入口处张贴的实验室安全信息牌、生物危害警示标志内容,了解实验室潜在危险性。

(3) 进入实验室时随手关门,使实验室入口的门保持关闭状态。

(4) 熟悉实验室电路总开关、灭火器材、洗眼器等位置及使用方法。

(5) 与实验工作无关的物品不得带入实验室,个人物品、服装和化妆品不应放在规定禁放或可能发生污染的区域;禁止在实验室内进食、饮水、吸烟;实验室内不得存放食物。

(6) 不得在实验室内进行与实验无关的活动,禁止在工作区使用化妆品、处理隐形眼镜,长发应束在脑后,在工作区内不应佩戴戒指、耳环、腕表、手镯、项链等。

(7) 实验过程中必须穿戴正确的个人防护装备。

(8) 工作台应保持清洁整齐,严禁摆放与实验无关的物品。实验结束后,用含氯消毒剂(500 mg/L)消毒工作台面,用75％乙醇溶液消毒生物安全柜台面;样品液体溅出后要随时消毒,可使用含氯消毒剂(500 mg/L)消毒,严重污染时以含氯消毒剂(1 000 mg/L)消毒。

(9) 实验结束后,洗手后方可离开实验室。

(10) 一旦发生可能造成致病微生物污染的事件,应立即报告指导教师,并在指导下采取适当方法进行消毒,并填写意外事故报告,由指导教师报实验室负责人。

(11) 需要带出实验室的手写文件必须确保未受到污染。

(12) 所有受到污染的物品、样品和培养物应弃于黄色医疗废弃物袋内,需要清洁后再利用的被污染材料,必须先经高压灭菌处理。

二、个人防护

实验人员必须掌握安全防护设施、设备、个人防护装备的正确使用方法。

1. BSL–1 实验室

（1）实验人员进入实验室时应穿工作服。

（2）必要时穿防水隔离衣。

（3）必要时戴手套、一次性帽子、一次性医用口罩，手套能完全遮住手及腕部，可覆盖工作服或隔离衣袖。

（4）必要时戴防护眼镜或面屏。

（5）脱手套时应将外面翻套在里面以防污染手部，脱手套后必须洗手或手消毒。

（6）在接触感染性物品后及离开实验室前，必须洗手。

（7）不得穿着隔离衣和（或）戴着手套离开实验室。

（8）不得在实验室内穿露脚趾的鞋子。

（9）禁止在实验室工作区域进食、饮水、吸烟。

"必要时"是指涉及有毒有害试剂、可能引起喷溅和大量气溶胶的操作时。

2. BSL–2 实验室

（1）实验人员进入实验室时应穿工作服，戴手套、一次性帽子、一次性医用外科口罩，手套能完全遮住手及腕部，可覆盖工作服或隔离衣袖。

（2）必要时戴医用防护口罩。

（3）必要时穿防护服、戴双层手套。

（4）必要时戴防护眼镜或面屏。

（5）脱手套时应将外面翻套在里面以防污染手部，脱手套后必须洗手或手消毒。

（6）在接触感染性物品后及离开实验室前，必须洗手。

（7）不得穿着防护服和（或）戴着手套离开实验室。

（8）不得在实验室内穿露脚趾的鞋子，必要时穿防护鞋套。

"必要时"是指：①涉及第二类经呼吸道、黏膜传播的病原微生物样品检测时；②需要在生物安全柜以外进行操作或检测活动，可能涉及感染性样品或有毒有害试剂，引发直接接触、喷溅的操作时。

三、实验室安全操作技术

1. 预防接触性污染的安全操作

（1）操作时应戴手套，避免触摸口、眼及面部。

（2）严禁将实验材料置于口内，严禁舔标签，禁止用口吸移液管。

（3）注意避免锐器伤，禁止用手对任何锐器剪、弯、折断、重新戴套，从注射器上取下针头时，禁止用手直接操作。

（4）针头、玻璃、一次性手术刀等锐器，应在使用后立即将其丢弃在锐器盒中。

（5）在生物安全柜内操作时，不能进行文字工作。

2. 预防气溶胶污染的安全操作

（1）所有样品及易产生气溶胶的操作（如配置菌悬液、振荡混匀等）应在生物安全柜内操作，尽量减少气溶胶形成，并避免接种物被洒落；生物安全柜在使用中，不能打开玻璃观察挡板。

（2）不能反复使用移液管吹吸混合含有感染性材料的溶液，避免产生气溶胶。

（3）严禁在生物安全柜内使用酒精灯等明火,采用电子加热器消毒微生物接种环。

（4）安全操作高速离心机,小心防止离心管破裂或盖子破损造成溢出或气溶胶散发,离心含有感染性物质的液体时,必须使用可封口的离心管/离心桶(安全杯)离心。

（5）所有进行漩涡振荡的样品,应置于有盖容器内。

（6）在能产生气溶胶的大型分析设备上,应使用局部通风防护;能产生气溶胶的小型仪器可置于生物安全柜内。

四、实验室发生感染性材料或者病原菌(毒)种溢洒泄漏的处理

1. 溢洒处理工具包组成

（1）消毒剂:配备2种以上消毒液,定期检查有效期,或按使用要求定期配置或更新。

（2）镊子或钳子、一次性刷子、可高压的扫帚和簸箕,或其他处理锐器的装置。

（3）足够的布巾、纸巾或其他适宜的吸水性材料。

（4）用于盛放溢洒物以及清理物品的专用收集袋或容器。

（5）个人防护装备:防护服、橡胶手套、面罩、护目镜、一次性口罩、鞋套等。

（6）75%乙醇喷壶、碘伏(用于手、皮肤消毒)、洗衣袋(用于可回收物品)。

（7）溢洒处理警示标识,如"禁止进入""生物危害"等。

（8）其他专用的工具(如急救箱)。

2. 感染性材料外溢到皮肤黏膜

（1）如感染性材料外溢到操作者皮肤上,视为很大危险,应立即停止实验操作,报告指导教师,在教师或同伴的配合下对被溢洒的皮肤,采用75%乙醇或碘伏进行消毒处理,然后用水冲洗。

（2）处理后安全撤离,视情况隔离观察,其间根据条件进行适当的预防治疗。

（3）填写意外事故报告,由指导教师报告实验室负责人。

3. 感染性材料溅入眼睛

（1）眼睛溅入感染性液体时,应立即用洗眼器进行冲洗,然后用无菌生理盐水连续冲洗至少15分钟,操作时注意动作不要过猛,损伤眼睛。

（2）在指导教师或同伴的配合下,退出实验室。

（3）处理后安全撤离,视情况隔离观察,其间根据条件进行适当的预防治疗。

（4）填写意外事故报告,由指导教师报告实验室负责人。

4. 容器破碎及感染性物质外溢在台面、地面和其他表面

（1）报告指导教师,在其指导下有序撤离房间

1）发生生物危害物质溢洒时,立即通知房间内的无关人员迅速离开,将房门、窗封闭。

2）先喷洒消毒受污染的衣物,脱去个体防护装备,用75%乙醇消毒暴露的皮肤。

3）取溢洒处理工具包,在门上张贴"禁止进入""溢洒处理"警告标识牌,至少30分钟后方可进入现场处理溢洒物。

4）立即通知实验室负责人,必要时,安排专人清除溢洒物。

（2）溢洒区域的处理

1）处理人员做好个体防护后进入实验室。从溢洒处理工具包中取出清理工具和物品,

需要两人共同处理溢洒物。

2）将吸水性材料覆盖在溢洒物上,然后小心从外围向中心环状、在较低位置(防止气溶胶形成)倾倒适当量的消毒剂,使其与溢洒物混合并作用一定时间(按消毒剂的说明确定使用浓度和作用时间,如 1 000 mg/L 含氯消毒剂作用 30 分钟)。

3）到作用时间后,用长柄镊子小心将吸收了溢洒物的吸水性材料收集到带盖的塑料桶中,并反复用新的吸水性材料将剩余物质吸净、抹干。破碎的玻璃或其他锐器要用镊子或钳子处理后放入锐器盒。所处理的溢洒物和处理工具全部置于专用的塑料桶和医疗废弃物袋中并封好。

4）用消毒剂擦拭可能被污染的区域。

5）按程序脱去个体防护装备。

6）去掉"禁止进入""溢洒处理"警告标识牌,按程序洗手和手消毒。

7）按程序消毒处理清除溢洒物过程中形成的所有废弃物以及可重复使用的衣物、工具等。

（3）填写意外事故报告,由指导教师报告实验室负责人。

5. 生物安全柜内溢洒的处理

（1）应立即停止实验操作,报告指导教师。

（2）在生物安全柜处于工作状态下立即进行清理。

（3）处理溢洒物时,不要将头伸入安全柜内,也不要将脸直接面对前操作口,而应处于观察挡板的后方。

（4）选择消毒剂时应考虑消毒剂对生物安全柜的腐蚀性。

（5）如果溢洒的量不足 1 mL,可直接用消毒灭菌剂浸湿的吸水性材料擦拭。

（6）如果溢洒量大或容器破碎。

1）在溢洒物上覆盖浸有消毒剂的吸水性材料,作用一定时间以发挥消毒作用。

2）在生物安全柜内对所戴手套消毒后,脱下手套。如果防护服已被污染,脱掉所污染的防护服后,用适当的消毒剂消毒暴露部位。

3）穿好适当的个体防护装备。

4）小心将吸收了溢洒物的吸水性材料连同溢洒物收集到专用的收集袋或容器中,并反复用新的吸水性材料将剩余物质吸净,破碎的玻璃或其他锐器要用镊子或钳子处理放入锐器盒。

5）用消毒剂擦拭或喷洒生物安全柜内壁、工作表面以及观察挡板的内侧,作用一定时间后,用洁净水擦干净消毒剂。

6）如果溢洒物流入生物安全柜内部,需要评估后采取适用的措施。

6. 运行中离心管的破裂

（1）非封闭离心桶的离心机内离心管的破裂:这种情况被视为发生气溶胶暴露事故,应立即加强个人防护力度,必要时,清理人员需要佩戴呼吸保护装置。

1）如果离心机正在运行时发生破裂或怀疑发生破裂,应立即关闭离心机电源,报告指导教师,让离心机密闭 30 分钟以上,使气溶胶沉积。

2）如果离心机停止后发现破裂,应立即将离心机盖子盖上,报告指导教师,让离心机密闭 30 分钟以上。

3）上述两种情况发生时都应上报实验室负责人并通知生物安全委员会。

4）穿隔离衣、戴口罩、戴厚橡胶手套操作。

5）清理离心管玻璃碎片时应当使用镊子。

6）所有破碎的离心管、玻璃碎片、离心桶、十字轴和转子都应放在无腐蚀性的、已知对相关微生物具有杀灭活性的消毒剂内。

7）未破损的带盖离心管应放在另一个有消毒剂的容器中，然后回收。

8）离心机内腔应用适当浓度的同种消毒剂擦拭，干燥。

9）清理时所使用的全部材料都应按感染性废弃物处理。

10）如果溢洒物流入离心机的内部，需要评估后采取适当的措施。

（2）可封闭离心桶（安全杯）内离心管破裂。

1）所有密封离心桶（安全杯）都应在生物安全柜内装卸。

2）如果怀疑在安全杯内发生破损，应该松开安全杯盖子并将离心桶高压灭菌。

五、感染性废弃物的处理

1. 废弃物分类收集

（1）实验室应严格区分感染性和非感染性废弃物，非感染性废弃物仅限于包装材料，感染性废弃物必须加以隔离。

（2）用过的一次性用品置于黄色医疗废弃物袋内，经高压灭菌后统一处置。

（3）所有废弃的硬性材料（各种容器、加样头和注射器材）、尖锐物品应置于锐器盒内，表面用消毒剂消毒后经高压灭菌后统一处置。

（4）操作感染性或任何有潜在危害的废弃物时，必须穿戴手套和防护服；处理含有锐利物品的感染性废弃物时应使用防刺破手套。

2. 废弃物的处置

凡直接或间接接触样品或实验微生物的器材均应视为有传染性，均应经 121℃、30 分钟高压灭菌。

3. 废弃物的转运

（1）所有运输未经处理的感染性废弃物的容器上都应有"生物危害"标识，并确保感染性废弃物的包装完好，无泄漏。

（2）灭菌后的废弃物集中装入医疗废弃物周转箱后送集中处理点。

▶参考文献◀

[1] 冯建跃. 高校实验室安全工作参考手册[M]. 北京：中国轻工业出版社，2020.

[2] 丘丰，张红. 实验室生物安全基本要求与操作指南[M]. 北京：科学技术文献出版社，2020.

[3] 孙翔翔，张喜悦. 实验室生物安全管理体系及其运转[M]. 北京：中国农业出版社，2020.

[4] 陈东科，孙长贵. 实用临床微生物学检验与图谱[M]. 北京：人民卫生出版社，2011.

（蒋露芳）

第二章 微生物基本检测技术

实验一 细菌的接种与培养

细菌的接种与培养是微生物检测和研究的基本技术,应用于细菌的分离鉴定、传代和保存等方面。根据细菌培养用途和目的不同,细菌的接种需要选择合适的培养基和接种方法,常用的接种方法有平皿分区划线接种法、斜面培养基接种法、半固体培养基接种法和液体培养基接种法。接种培养基后置于合适的条件下培养,观察细菌生长情况和进行后续试验。

▶实验目的◀
(1) 掌握细菌培养基的种类和用途。
(2) 掌握无菌操作技术和细菌在不同培养基上的接种方法。
(3) 掌握细菌培养所需的条件。
(4) 熟悉细菌接种的常用工具。

▶实验原理◀
应用细菌接种工具将细菌接种于相应培养基上,置于合适的条件下培养,观察细菌的生长状况。

▶材料与器皿◀
(1) 细菌菌种:金黄色葡萄球菌、大肠埃希菌。
(2) 培养基:营养琼脂平皿、斜面培养基、半固体培养基、液体培养基(详见附录1~3)。
(3) 仪器设备:恒温培养箱、冰箱。
(4) 器皿和其他材料:接种针、接种环、试管架、酒精灯、记号笔。

▶方法和步骤◀

一、平皿分区划线接种法

该方法主要用于从标本中分离待检细菌或污染菌种的分离纯化,通过分区划线使细菌在平皿上分散生长,形成单个菌落,达到分离细菌的目的(图2-1)。
(1) 接种环在酒精灯火焰上烧灼灭菌,冷却后从菌种试管中取适量细菌。
(2) 左手握营养琼脂平皿,单手打开平皿盖使其与平皿底成45°角,并靠近酒精灯火焰。
(3) 将有菌接种环伸入平皿内,在培养基表面连续划线接种约1/4平皿面积,为第一区;接种环灭菌冷却,与第一区成一角度从中接触 2～3 次划线接种一定平皿面积,为第二区;以此方法分别划线接种第三区和第四区,划第四区时不能与第一区接触,接种环灭菌。

（4）在平皿培养基盖外面标记菌种、操作者和日期,放入恒温培养箱,平皿培养基底盖在上,置于恒温培养箱 35～37℃培养 18～24 小时,取出观察培养基上细菌生长情况和菌落形态。

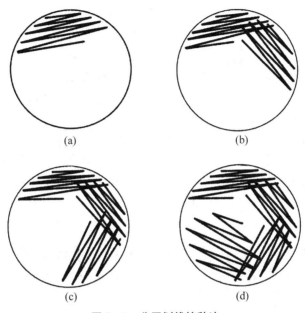

图 2-1 分区划线接种法

二、斜面培养基接种法

该方法主要用于细菌传代、短期保存菌种和观察细菌生长特征（图 2-2）。

（1）接种环在酒精灯火焰上烧灼灭菌,冷却后从菌种试管中取适量细菌。

（2）左手持斜面试管,右手持接种环,右手小指和手掌鱼际夹住试管塞拔出,接种环伸入试管内,在斜面培养基表面从底部向外划一直线,再将接种环从培养基底部向外蛇形划线,接种整个斜面,试管口过火焰,塞上塞子,接种环灭菌。

（3）接种后斜面试管做标记,置于恒温培养箱 35～37℃培养 18～24 小时,取出观察斜面上细菌生长情况。

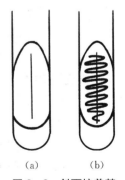

图 2-2 斜面培养基接种法

三、半固体培养基接种法

该方法主要用于观察细菌有无动力和短期菌种保存（图 2-3）。

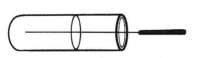

图 2-3 半固体培养基接种法

（1）接种针在酒精灯火焰上烧灼灭菌,冷却后从菌种试管中取适量细菌。

（2）左手持半固体试管,右手持接种针,右手小指和手掌鱼际夹住试管塞拔出,接种针伸入试管内,从半固体培养基表面中央向底部垂直刺入,再将接种针原路退出,试管口过火焰,塞上塞子,接种环灭菌。

(3) 接种后半固体试管做标记,置于恒温培养箱 35～37℃培养 18～24 小时,取出观察半固体培养基中细菌生长情况。

四、液体培养基接种法

该方法主要用于细菌增菌、传代及细菌生长特征观察(图 2－4)。

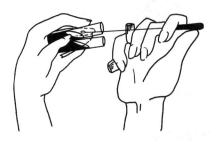

图 2－4　液体培养基接种法

(1) 接种环在酒精灯火焰上烧灼灭菌,冷却后从菌种试管中取适量细菌。

(2) 左手持液体培养基试管,右手持接种环,右手小指和手掌鱼际夹住试管塞拔出,接种环伸入试管内,在液面和试管壁交接处研磨,使细菌进入液体,试管口过火焰,塞上塞子,接种环灭菌。

(3) 接种后试管做标记,置于恒温培养箱 35～37℃培养 18～24 小时,取出观察液体培养基中细菌生长情况。

▶结果记录◀

(1) 分区划线接种平皿上的细菌在 4 个区数量递减,正常情况下在第三、第四区应出现单个的细菌菌落,观察细菌菌落的生长特点,如大小形态、颜色、表面、边缘,湿润干燥、色素和溶血性等。

(2) 斜面培养基上细菌生长一般融合形成菌苔。

(3) 在半固体培养基中,无动力(无鞭毛)细菌在穿刺的部位生长形成明显的一条线,周围培养基透明,无细菌生长;有动力的细菌除穿刺部位生长外,还向周围移动生长,周围培养基变模糊不透明。

(4) 液体培养基中多数细菌呈弥漫性生长,整个液体浑浊,专性需氧菌在液体表面生长形成菌膜,部分细菌可为沉淀生长。

▶注意事项◀

(1) 接种过程均应遵循无菌操作要求,接种环烧灼灭菌应冷却后取菌。

(2) 平皿分区划线接种取菌量不应过多,每次划线后接种环要烧灼灭菌,避免细菌生长成片,单个菌落形成较少。

(3) 接种针接种时不要晃动、不要接触试管底部。

(4) 培养后应及时观察细菌生长情况。

▶思考题◀

1. 平皿培养基、斜面培养基、半固体培养基和液体培养基分别应用于哪些方面?

2. 除了接种环、接种针,还有什么接种工具?

3. 细菌的培养需要哪些条件?

▶课程资源◀

[1] 李凡,徐志凯. 医学微生物学[M]. 第九版. 北京:人民卫生出版社,2019.

[2] 张玉妥. 卫生检验检疫实验教程:卫生微生物检验分册[M]. 北京:人民卫生出版社,

2015.

[3] 谷康定.卫生微生物学实验[M].北京:科学出版社,2021.

（朱献忠　熊海燕）

实验二　微生物个体形态的观察

微生物的个体形态微小,直径小于 1 mm,其中绝大多数杆菌大小为(0.5～1.0 μm)×(1～5 μm),一般需经染色及显微镜下才能观察清楚其形态结构。按微生物的大小、结构、组成等可分为三大类:非细胞型微生物,包括病毒;原核细胞型微生物,包括细菌、支原体、衣原体、立克次体、螺旋体和放线菌等;真核细胞型微生物,真菌属于该类。微生物广泛应用于食品、医药、农业、能源、环境等方面,也是研究和解决生物、医学相关基本问题很好的实验材料。

一、细菌染色法

细菌个体小,较透明或半透明,未经染色则不易观察其形态结构。当使用染色法将细菌着色后,于显微镜下可观察其结构。细菌染色观察前,首先需要将待检的临床标本或者细菌培养物制成涂片,再经相应的染色法染色后,置光学显微镜下观察。

（一）美蓝染色法

▶**实验目的**◀

(1) 掌握细菌涂片标本的制作方法。

(2) 熟悉美蓝染色法的过程。

(3) 了解美蓝染料的特性。

▶**实验原理**◀

美蓝染色法属于简单染色法,即只用一种染料对涂片进行染色。该法使用的染料为亚甲蓝(Methylene blue),中文命名:3,7-双(二甲氨基)吩噻嗪-5-翁氯化物,又称亚甲基蓝、次甲基蓝、次甲蓝、美蓝、品蓝,是细菌染色中常用的碱性染料之一。通常情况下由于细菌菌体多带负电荷,易和带正电荷的碱性染料结合而被染色。

▶**材料与器皿**◀

(1) 菌种:白喉棒状杆菌吕氏血清斜面培养物。

(2) 试剂:生理盐水、镜油、碱性美蓝染液。

(3) 仪器设备:培养箱、酒精灯(或红外线灭菌器)、显微镜。

(4) 器皿和其他材料:载玻片、接种环、吸水纸、擦镜纸。

▶**方法和步骤**◀

1. 细菌涂片的制作

(1) 涂片:取洁净的载玻片一张,标记(铅笔于磨砂面,记号笔于背面),然后在中央滴加一滴生理盐水。已灭菌的接种环,待冷却后自斜面上取少许细菌,于生理盐水中混匀,轻轻涂抹成直径约 1 cm 的均匀悬液滴。

注:如标本较多,可一张载玻片做两张涂片。

(2) 干燥:涂片于室温自然干燥,必要时也可将涂菌面朝上,在火焰约 15 cm 高处微微烘干,以载玻片不烫手为宜,切忌高热。

(3) 固定:手执载玻片的一端,涂有细菌的一面朝上,来回通过火焰 3 次,注意温度不可过高,以载玻片背面肤感微烫为宜。加热固定的目的是杀死细菌,并使得菌体与载玻片牢固黏附。

2. 染色

(1) 染色:在固定后的涂片上滴加碱性美蓝染液 1～2 滴,计时 1～2 分钟后,细流水冲洗。

(2) 干燥:用吸水纸轻轻按压吸干载玻片上的水分,不可用力擦拭,自然干燥 2 分钟。

3. 镜检 使用显微镜,先低倍镜,再高倍镜,最后在油镜下观察结果。

▶ **结果记录** ◀

白喉棒状杆菌呈蓝色,着色不均匀,菌体一端或两端呈棒状,排列不规则。

▶ **注意事项** ◀

(1) 涂片时生理盐水应适量,也可用无菌接种环取一环生理盐水。

(2) 制作涂片时细菌量不宜过多,以免涂抹不均匀造成细菌聚集重叠,影响结果观察。若取液体标本(如肉汤培养物、脓液、痰液等)时,可不加生理盐水,直接涂片。

▶ **思 考 题** ◀

美蓝染色过程中,应注意哪些问题?

▶ **课程资源** ◀

[1] 医学微生物学实验指导[R].上海:复旦大学上海医学院,2014.

[2] 张玉妥.卫生检验检疫实用教程:卫生微生物学检验分册[M].北京:人民卫生出版社,2015.

(二)革兰染色法

▶ **实验目的** ◀

(1) 掌握革兰染色法的过程。

(2) 熟悉革兰染色法的原理。

(3) 了解革兰染色法的影响因素。

▶ **实验原理** ◀

革兰染色法属于复染法,使用两种染料对涂片进行染色。它的原理尚未完全阐明,目前相关的理论有:

(1) 革兰阳性菌的细胞壁及细胞膜的通透性较低,其细胞壁的肽聚糖网层较厚,没有类酯存在;而革兰阴性菌的肽聚糖网层薄,外膜上存在较多类脂。因此,在结晶紫染液与碘液形成复合物后,当乙醇脱色时,细胞失水,革兰阳性菌的肽聚糖交联更加紧密,网孔缩小而把紫色复合物截留在胞内,最终呈现出紫色;而革兰阴性菌脱色时,以类脂为主要成分的外膜迅速溶解,薄而松散的肽聚糖网层不能截留紫色复合物,再经过稀释复红染色后呈现为红色。

(2) 革兰阳性菌的等电点在 pH 2～3,比革兰阴性菌(pH 4～5)低,因此阳性菌和碱性染料的结合力更高。

（3）革兰阳性菌含有核糖核酸镁盐,易与结晶紫-碘复合物结合而不易脱色。

▶材料与器皿◀

（1）菌种:金黄色葡萄球菌、大肠埃希菌18～24小时营养琼脂斜面培养物。

（2）试剂:革兰染色试剂盒(结晶紫染液、碘液、95％乙醇、稀释复红)、镜油、生理盐水(详见附录3,33～35)。

（3）仪器设备:培养箱、酒精灯、显微镜。

（4）器皿和其他材料:载玻片、接种环、吸水纸、擦镜纸。

▶方法和步骤◀

1. 细菌涂片的制作 参考美蓝染色法。

2. 染色

（1）初染:在固定后的涂片上滴加结晶紫染液数滴,以覆盖住菌膜为宜,计时1分钟,细流水冲洗,直至去掉残留染液,甩去载玻片上剩余的水分。

（2）媒染:加碘液数滴,计时1分钟,细流水冲洗,直至去掉残留染液,甩去载玻片上剩余的水分。

（3）脱色:加95％乙醇数滴,计时30秒,细流水冲洗,直至冲洗下水流无色为止,甩去载玻片上剩余的水分。

（4）复染:加稀释复红数滴,计时30秒,细流水冲洗,直至去掉残留液,甩去载玻片上剩余的水分。

3. 干燥 用吸水纸轻轻按压吸干载玻片上的水分,不可用力擦拭,自然干燥2分钟。

4. 镜检 使用显微镜,先低倍镜,再高倍镜,最后在油镜下观察结果。

▶结果记录◀

金黄色葡萄球菌呈紫色,为革兰阳性球菌,呈葡萄串状排列(图2-5);大肠埃希菌呈红色,为革兰阴性杆菌,散状排列(图2-6)。

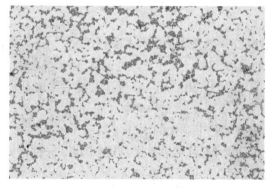

图2-5 金黄色葡萄球菌(1000×)

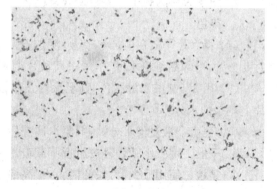

图2-6 大肠埃希菌(1000×)

▶注意事项◀

（1）脱色过程注意时间掌控,不宜超过30秒,以浮色完全析出为宜。

(2) 冲洗过程,水流要细,以免菌膜脱落。

(3) 干燥过程,不可来回擦拭,轻轻压干即可。

▶ **思考题** ◀

1. 革兰染色中,若出现假阴性结果,可能的原因有哪些?

2. 革兰染色时,为何不宜选择培养时间过长的菌种?

▶ **课程资源** ◀

[1] 医学微生物学实验指导[R].上海:复旦大学上海医学院,2014.

[2] 张玉妥.卫生检验检疫实用教程:卫生微生物学检验分册[M].北京:人民卫生出版社,2015.

(三) 抗酸染色法

▶ **实验目的** ◀

(1) 掌握抗酸染色法的过程。

(2) 熟悉抗酸染色法的原理。

(3) 了解抗酸染色法的影响因素。

▶ **实验原理** ◀

抗酸染色法属于复染法的一种。分枝杆菌的细胞壁内含有大量的脂质,苯胺染料不宜着色,要经过加热和延长染色时间来促使其着色,一旦分枝杆菌中的分枝菌酸与染料结合后,就很难被酸性脱色剂脱色,故名抗酸染色。

▶ **材料与器皿** ◀

(1) 标本:结核病人痰液。

(2) 试剂:石炭酸复红、3%盐酸乙醇、美蓝、镜油、生理盐水。

(3) 仪器设备:酒精灯、显微镜、电加热板。

(4) 器皿与其他材料:载玻片、接种环、吸水纸、擦镜纸。

▶ **方法和步骤** ◀

1. **细菌涂片的制作** 参考美蓝染色法。

2. **染色**

(1) 将涂片平放在电加热板上,滴加石炭酸复红染液数滴(覆盖住菌膜,稍多一点),计时 5 分钟,冷却后细流水冲洗,甩去载玻片上剩余的水分。

(2) 用 3%盐酸乙醇脱色,直至涂片几乎没有红色洗脱出为止,细流水冲洗后甩去载玻片上剩余的水分。

(3) 美蓝染液复染 1 分钟,细流水冲洗后甩去载玻片上剩余的水分。

3. **干燥** 用吸水纸轻轻按压吸干载玻片上的水分,不可用力擦拭,自然干燥 2 分钟。

4. **镜检** 使用显微镜,先低倍镜,再高倍镜,最后在油镜下观察结果。

▶ **结果记录** ◀

结核分枝杆菌呈红色,细长略弯曲,菌体有分枝或出现丝状体,散状排列,背景及杂菌为蓝色(图 2-7)。

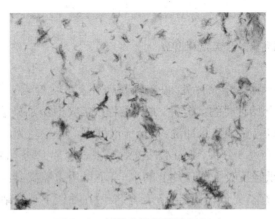

图2-7　结核分枝杆菌(1000×)

▶注意事项◀

(1) 制片过程中注意生物安全与个人防护。

(2) 加热过程中,适时添加石炭酸复红染液,以免染液干掉。

▶思考题◀

1. 抗酸染色过程中,应注意哪些问题?

2. 如何优化抗酸染色法?

▶课程资源◀

[1] 医学微生物学实验指导[R].上海:复旦大学上海医学院,2014.

[2] 张玉妥.卫生检验检疫实用教程:卫生微生物学检验分册[M].北京:人民卫生出版社,2015.

(四)芽胞染色法

▶实验目的◀

(1) 掌握芽胞染色法的原理。

(2) 熟悉芽胞染色法的过程。

(3) 了解芽胞染色法的改良。

▶实验原理◀

芽胞染色法属于特殊染色法的一种。细菌的芽胞具有致密而厚的壁,其透性低、着色和脱色均较困难。因此,利用芽胞难以着色而一旦染上颜色后又很难脱色这一特点,使用着色力强的染液在加热条件下进行染色,菌体和芽胞同时着色,水洗后芽胞上的染料难以析出而菌体会脱色,再用对比度强的复染液染色,芽胞仍然保留初染液的颜色,而菌体被染成复染剂的颜色,对比鲜明,便于观察。

▶材料与器皿◀

(1) 菌株:枯草芽胞杆菌培养物。

(2) 试剂:5%孔雀绿水溶液、0.5%蕃红水溶液、镜油、生理盐水。

(3) 仪器设备:培养箱、酒精灯、显微镜。

(4) 器皿与其他材料:载玻片、接种环、吸水纸、擦镜纸。

▶方法和步骤◀

1. **细菌涂片的制作**　参考美蓝染色法。

2. **染色**

（1）加 5% 孔雀绿水溶液于涂片处，以染料覆盖住菌膜为宜，将载玻片置于酒精灯火焰加热，待染液冒蒸汽时开始计时约 5 分钟，加热过程中需及时添加染液，切勿干燥。

（2）待载玻片冷却后，用细流水冲洗，直至流出的水没有颜色为止。

（3）用 0.5% 蕃红染色 5 分钟，细流水冲洗后甩去载玻片上剩余的水分。

3. **干燥**　用吸水纸轻压吸干载玻片上的水分，不可用力擦拭，自然干燥 2 分钟。

4. **镜检**　使用显微镜，先低倍镜，再高倍镜，最后在油镜下观察结果。

▶结果记录◀

芽胞呈绿色，而菌体被染成红色。

▶注意事项◀

第一步染色加热时，温度不能太高。

▶思考题◀

芽胞染色法过程中，哪些因素会影响染色结果？

▶课程资源◀

［1］医学微生物学实验指导［R］.上海：复旦大学上海医学院，2014.

［2］张玉妥.卫生检验检疫实用教程：卫生微生物学检验分册［M］.北京：人民卫生出版社，2015.

（五）荚膜染色法

▶实验目的◀

（1）掌握荚膜染色法的原理。

（2）熟悉荚膜染色法的过程。

（3）了解荚膜染色法的改良。

▶实验原理◀

荚膜染色法属于特殊染色法的一种。细菌的荚膜与染料的亲和力弱，不易着色，通常采用负染法，使得菌体和背景着色而荚膜不着色，从而让荚膜在菌体周围形成易于观察的透明圈。荚膜的含水量在 90% 以上，薄而易变形，故制片时一般不使用加热固定。

▶材料与器皿◀

（1）菌株：肺炎球菌血平板培养物。

（2）试剂：结晶紫、20% $CuSO_4$ 水溶液、镜油、生理盐水。

（3）仪器设备：培养箱、酒精灯、显微镜。

（4）器皿和其他材料：载玻片、接种环、吸水纸、擦镜纸。

▶方法和步骤◀

1. **细菌涂片的制作**　参考美蓝染色法，无须加热固定。

2. **染色**　滴加结晶紫染液数滴，于火焰上加温染色，待冒蒸汽后，以 20% $CuSO_4$ 水溶液冲洗,勿水洗。

3. **干燥**　用吸水纸轻压吸干载玻片上的液体,不得用力擦拭,自然干燥2分钟。

4. **镜检**　使用显微镜,先低倍镜,再高倍镜,最后在油镜下观察结果(图2-8)。

▶**结果记录**◀

荚膜呈通透淡紫色,菌体被染成紫色。

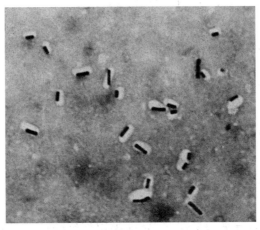

图2-8　产气荚膜菌(1000×)

▶**注意事项**◀

制片过程中注意生物安全与个人防护。

▶**思考题**◀

试列举其他适合荚膜染色的染料。

▶**课程资源**◀

[1] 医学微生物学实验指导[R].上海:复旦大学上海医学院,2014.

[2] 张玉妥.卫生检验检疫实用教程:卫生微生物学检验分册[M].北京:人民卫生出版社,2015.

(六) 鞭毛染色法

▶**实验目的**◀

(1) 掌握鞭毛染色法的原理。

(2) 熟悉鞭毛染色法的过程。

(3) 了解鞭毛染色法的改良。

▶**实验原理**◀

鞭毛染色法是特殊染色法的一种。细菌的鞭毛极细,直径为 10～20 nm,只有电子显微镜下才能直接观察。但通过特殊染色方法,使染料沉积在鞭毛上使其加粗,则普通光学显微镜下也能观察到。鞭毛的染色方法较多,其基本原理相通,即在染色前先用媒染剂处理,让它沉积在鞭毛上,使得鞭毛的直径加粗,然后再进行染色,常用的媒染剂由丹宁酸和氯化高铁或钾明矾等配制而成。常用的鞭毛染色法有镀银染色法、Leifson法和魏曦鞭毛染色法。

本书以改良的 Leifson 法为例介绍染色过程。

▶**材料与器皿**◀

（1）菌株：铜绿假单胞菌半固体培养物。

（2）试剂：Leifson 染色液、镜油、生理盐水。

（3）仪器设备：培养箱、酒精灯、显微镜。

（4）器皿及其他材料：载玻片、接种环、吸水纸、擦镜纸。

▶**方法和步骤**◀

1. 细菌涂片的制作　参考美蓝染色法。

2. 染色　加 Leifson 染色液数滴，以覆盖住菌膜为宜，当整个载玻片都出现铁锈色沉淀、染料表面出现金色膜时，细流水冲洗后甩去载玻片上剩余的水分。

3. 干燥　自然干燥。

4. 镜检　使用显微镜，先低倍镜，再高倍镜，最后在油镜下观察结果（图 2 - 9）。

▶**结果记录**◀

鞭毛呈深红色，菌体被染成较浅红色。

▶**注意事项**◀

（1）由于老龄细菌的鞭毛容易脱落，实验需用新鲜细菌培养物，培养时间为 12～16 小时。

（2）染色用载玻片需洁净无油，使用前可经过清洗处理，以去除可能存在的油污。

（3）细菌的鞭毛细而容易脱落，整个操作过程必须仔细小心。挑取菌时，尽可能不带培养基。

（4）染色剂须质量合格，掌握好染色时间。

▶**思 考 题**◀

在鞭毛染色过程中，应注意哪些问题？

▶**课程资源**◀

［1］医学微生物学实验指导［R］.上海：复旦大学上海医学院，2014.

［2］张玉妥.卫生检验检疫实用教程：卫生微生物学检验分册［M］.北京：人民卫生出版社，2015.

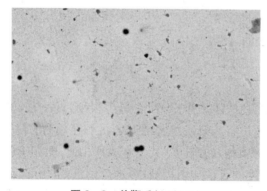

图 2 - 9　单鞭毛（1000×）

二、真菌的个体形态观察

真菌属于真核细胞型微生物,分为单细胞和多细胞两大类。真菌个体形态多种多样而且具有特殊性,观察方法有显微镜直接观察法和染色观察法。常用的染色方法有棉蓝染色、墨汁负染色、革兰染色、瑞氏染色和荧光染色。真菌的形态学观察对真菌的鉴定、诊断具有一定价值和意义。

(一)显微镜直接观察法

▶ 实验目的 ◀

(1)掌握直接观察法的标本制备。

(2)熟悉显微镜直接观察法的操作过程。

(3)了解直接观察法的适用范围。

▶ 实验原理 ◀

采用显微镜直接观察真菌时,缓冲液可用生理盐水和 KOH。生理盐水可用于直接观察黏膜或组织块涂片,仅适合短时间内检查。KOH 溶液可消化蛋白质残余并使角化组织透明,从而更清楚地观察到标本中的真菌,多用于皮肤刮屑、毛发或指(趾)甲等临床标本的处理。

▶ 材料与器皿 ◀

(1)标本:患者毛发、指(趾)甲或皮屑、白假丝酵母菌培养物。

(2)试剂:10% KOH 溶液、镜油、生理盐水。

(3)仪器设备:培养箱、生物安全柜、酒精灯、显微镜。

(4)器皿和其他材料:接种环、小镊子、载玻片、盖玻片、擦镜纸。

▶ 方法和步骤 ◀

(1)在载玻片上滴加一滴生理盐水,用接种环取少量白假丝酵母菌于生理盐水中涂抹均匀,盖上盖玻片,置显微镜下观察真菌孢子形态(图 2-10)。

(2)用小镊子取皮肤癣患者少许皮屑或病发一短根于载玻片上,加 1~2 滴 10% KOH 溶液,小心混合后盖上盖玻片,可通过火焰 2~3 次微微加温,轻压盖玻片以去除气泡并将标本压平,冷却后置显微镜下观察。

▶ 结果记录 ◀

描述真菌在显微镜下的形态特征,可绘图,包括孢子和菌丝。例如,足癣趾间皮屑,镜下可见有隔菌丝和链球状排列的孢子。

▶ 注意事项 ◀

(1)KOH 溶液的使用浓度一般为 10%~20%。

(2)在 KOH 溶液中加入甘油可防止涂片干燥,延长涂片保存时间。

▶ 思考题 ◀

真菌的直接显微镜观察法有哪些优缺点?

▶ 课程资源 ◀

[1] 医学微生物学实验指导[R].上海:复旦大学上海医学院,2014.

［2］张玉妥.卫生检验检疫实用教程:卫生微生物学检验分册［M］.北京:人民卫生出版社,2015.

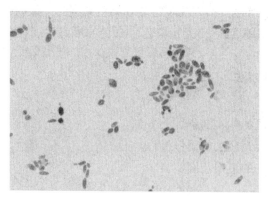

图 2-10　酵母菌(1000×)

(二)棉蓝染色法

▶**实验目的**◀

(1)掌握棉蓝染色法的标本制备。

(2)熟悉棉蓝染色法的操作过程。

(3)了解棉蓝染色法的适用范围。

▶**实验原理**◀

乳酸酚棉蓝可将黄曲霉细胞、菌丝体和产孢结构等染成亮蓝色,背景为暗淡的蓝色。棉蓝染液具有杀菌、不使细胞变形、不易干燥等特点。

▶**材料与器皿**◀

(1)菌种:黄曲霉(36～72 小时培养物)。

(2)试剂:镜油、乳酸酚棉蓝染色液。

(3)仪器设备:培养箱、生物安全柜、显微镜。

(4)器皿和其他材料:解剖针、载玻片、盖玻片、擦镜纸。

▶**方法和步骤**◀

取洁净载玻片,于中心滴 1～2 滴乳酸酚棉蓝染色液,用解剖针从霉菌菌落边缘外取少量带孢子的菌丝置于染液中,再小心将菌丝挑散开,盖上盖玻片后轻压以去除气泡后,置显微镜下观察(图 2-11)。

▶**结果记录**◀

描述黄曲霉镜下形态特征:可绘图,包括菌丝及分生孢子梗、分生孢子头、分生孢子等结构。

▶**注意事项**◀

观察结果,可因丝状真菌的不同生长时期以及取样部位的不同而观察到不同的形态。

▶**思考题**◀

若需要鉴定黄曲霉,除棉蓝染色外,还需要进行其他哪些补充实验?

▶课程资源◀

[1] 医学微生物学实验指导[R].上海:复旦大学上海医学院,2014.

[2] 张玉妥.卫生检验检疫实用教程:卫生微生物学检验分册[M].北京:人民卫生出版社,2015.

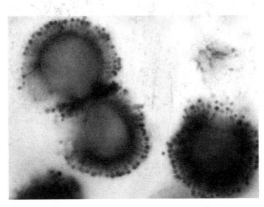

图 2 - 11　曲霉(100×)

(三)墨汁负染法

▶实验目的◀

(1) 掌握墨汁负染法的标本制备。

(2) 熟悉墨汁负染法的操作过程。

(3) 了解墨汁负染法的适用范围。

▶实验原理◀

背景着色而菌体本身不着色的染色方法称为负染法。负染法需要使用酸性染料,因为细菌体表面带负电,而酸性染料也带负电,最终只能将背景染色,使得没有染色的细胞很容易被观察到。墨汁负染法适用于观察细菌及真菌的荚膜等。

▶材料与器皿◀

(1) 菌种:新型隐球菌脑膜炎患者的脑脊液。

(2) 试剂:优质墨汁、镜油。

(3) 仪器设备:生物安全柜、显微镜。

(4) 器皿和其他材料:接种环、载玻片、盖玻片、擦镜纸。

▶方法和步骤◀

将新型隐球菌脑膜炎患者的脑脊液4 000转离心5分钟,弃上清液,以无菌接种环取沉淀物一环于载玻片上,与墨汁2:1混合,盖上盖玻片后置显微镜下观察(图2-12)。

▶结果记录◀

描述新型隐球菌镜下的形态特征:可见黑色背景中的球形菌体和荚膜。

▶注意事项◀

(1) 新型隐球菌负染色时,墨汁不宜过多,否则影响透光率,无法清晰地观察。

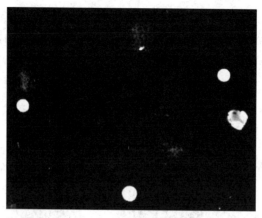

图 2-12　新型隐球菌 (1 000×)

　　(2) 注意区别新型隐球菌和人体细胞,新型隐球菌在母细胞与子细胞之间有一细的管状颈,大小不等,而人体细胞基本等大圆润。

▶ **思考题** ◀

　　1. 墨汁负染法过程中,应注意哪些问题?

　　2. 适用于负染法的常见染料有哪些?

▶ **课程资源** ◀

　　[1] 医学微生物学实验指导[R]. 上海:复旦大学上海医学院,2014.

　　[2] 张玉妥. 卫生检验检疫实用教程:卫生微生物学检验分册[M]. 北京:人民卫生出版社,2015.

三、电镜技术

　　电子显微镜具有更高的分辨率,以电子束代替可见光源,以电磁圈代替光学显微镜的放大透镜,可将样本放大至十万甚至百万倍。在微生物学研究中,电子显微镜主要用于细菌的某些结构特征和病毒的观察。

　　扫描电子显微镜,利用二次电子成像,经光电倍增管放大信号,再输送到前置放大器放大,随后进入调制显像管或其他成像系统。扫描电镜可特异用于微生物精细结构的观察,细菌及放线菌孢子外形的细微结构,甚至噬菌体的细微结构在扫描电子显微镜下都能清楚地展现出来。

　　透射电子显微镜,以波长极短的电子束作为光源,通过电磁透镜聚焦成像,能更清楚地观察微生物的立体结构,适用于病毒学检验和研究。透射电镜可采用正染法(超薄切片染色法)和负染法处理样本。

　　电镜微生物标本的制备是保证观察结果质量的关键环节,一般需要 3 个步骤:第一步,制备有支持膜的载网;第二步,把待观察样品放到载网上;第三步,增加标本的反差。微生物类样品通常先制成悬液再滴附到载网上,但直接从培养基上收集样品制成的悬液常常带有较多的培养基,会导致图像背景的污染,掩盖样品的部分细节。因此,必要时用离心或透析法对微生物样品进行提纯和浓缩。

　　注:应用电镜技术观察微生物的个体形态,涉及的实验步骤应根据具体标本和实验目的

而细化,本书仅作概述。

▶课程资源◀

［1］邵淑娟,郝立宏.电子显微镜技术在医学领域的应用［M］.辽宁:辽宁科学技术出版社,2015.

［2］崔富强.卫生微生物学教程［M］.北京:北京大学医学出版社,2020.

（熊海燕）

实验三　微生物的生化反应鉴定

各种微生物对物质的代谢差异很大。不同细菌具有不同的酶系统,对糖类、蛋白质、脂肪和其他物质的代谢能力不同,产生的代谢产物也不同。利用细菌对物质的代谢作用和代谢产物不同,用于细菌种类的鉴定,称为细菌的生化反应试验,在细菌鉴定中有重要意义。常用的生化反应包括碳源和氮源利用试验、碳水化合物代谢试验、蛋白质和氨基酸代谢试验及各种酶类试验等。

▶实验目的◀

（1）掌握常用的细菌鉴定生化反应试验种类、原理、方法、结果判断和意义。

（2）了解细菌生化编码鉴定及自动化细菌鉴定仪的原理。

▶实验原理◀

各种细菌有自身的酶参与细菌新陈代谢,代谢过程中对物质的代谢能力以及代谢产物不同,直接或间接检测这些产物可用于鉴别不同的细菌。

▶材料与器皿◀

（1）菌株:金黄色葡萄球菌、大肠埃希菌、铜绿假单胞菌、沙门菌、变形杆菌等。

（2）培养基:葡萄糖生化管、乳糖生化管（内有倒管）、蛋白胨水、醋酸铅培养基、尿素培养基、营养琼脂、营养肉汤（详见附录1,4～8）。

（3）试剂:靛基质试剂（Kovacs试剂）、氧化酶试剂及3%过氧化氢溶液等（详见附录6,9～10）。

（4）仪器设备:恒温培养箱、自动化细菌鉴定仪。

（5）器皿和其他材料:接种环、接种针、酒精灯、试管。

一、氧化-发酵(O/F)试验

▶实验原理◀

氧化型细菌在无氧时不能分解葡萄糖,必须有分子氧参与才能分解葡萄糖,发酵型细菌在有氧和无氧条件下都能分解葡萄糖。

▶方法和步骤◀

接种针灭菌后取铜绿假单胞菌培养物,分别穿刺接种2支葡萄糖生化管,其中一支滴加灭菌液体石蜡于培养基表面以隔绝氧气,另一支不加;另取 2 支葡萄糖生化管接种大肠埃希菌进行相同操作,接种后置恒温培养箱 35~37℃培养 18~24 小时后观察结果。

▶结果记录◀

铜绿假单胞菌在液体石蜡封闭的生化管不生长,在无液体石蜡封闭的生化管的细菌生长,为氧化型代谢细菌;大肠埃希菌在 2 支生化管中均生长,为发酵型代谢细菌。

▶注意事项◀

液体石蜡滴加后高度应大于 1 cm。

二、乳糖分解试验

▶实验原理◀

不同细菌对乳糖代谢的能力和终产物不同,可用于鉴别细菌。肠道非致病菌有乳糖酶和甲酸脱氢酶,能分解乳糖产酸,进一步分解产生气体,即分解乳糖产酸产气;肠道致病菌一般无乳糖酶,不能分解乳糖。

▶方法和步骤◀

接种环灭菌后分别取大肠埃希菌、沙门菌接种乳糖生化管各一支,置恒温培养箱 35~37℃培养 18~24 小时后观察结果。

▶结果记录◀

接种大肠埃希菌的乳糖生化管培养基变色,细菌生长,内置倒管内有气泡,即分解乳糖产酸产气;接种沙门菌生化管不变色,倒管内无气泡,不分解乳糖。

▶注意事项◀

试验中严格无菌操作,防止污染。

三、靛基质试验

▶实验原理◀

具有色氨酸酶的细菌能分解培养基中的色氨酸生成靛基质(吲哚),加入靛基质试剂(对二甲基氨基苯甲醛)后生成红色的玫瑰靛基质,即靛基质试验阳性。

▶方法和步骤◀

接种环灭菌后分别取大肠埃希菌、沙门菌接种于 2 支蛋白胨水生化管中,置恒温培养箱 35~37℃培养 18~24 小时,取出 2 支生化管分别滴加靛基质试剂数滴,观察结果。

▶结果记录◀

接种大肠埃希菌生化管液面产生鲜艳红色液层,为靛基质试验阳性,接种沙门菌生化管液面为试剂本色,无红色液层,为靛基质试验阴性。

▶注意事项◀

靛基质试剂配制时间不宜过久。

四、硫化氢试验

▶实验原理◀

某些细菌能分解培养基中的含硫氨基酸(如胱氨酸、半胱氨酸)产生硫化氢,硫化氢遇铅或亚铁离子则形成黑褐色的硫化铅或硫化铁沉淀。

▶ **方法和步骤** ◀

接种针灭菌后分别取大肠埃希菌、沙门菌穿刺接种于 2 支醋酸铅培养基试管,置恒温培养箱 35～37℃培养 18～24 小时,观察试验结果。

▶ **结果记录** ◀

接种沙门菌的醋酸铅琼脂试管中培养基出现明显黑色,说明有硫化氢产生,为硫化氢试验阳性,接种大肠埃希菌的醋酸铅琼脂试管中无黑色,硫化氢试验阴性。

▶ **注意事项** ◀

培养结果应及时观察,硫化氢有挥发性。

五、尿素酶试验

▶ **实验原理** ◀

某些细菌具有尿素分解酶,能分解尿素产生大量氨,使培养基呈碱性,其中的酚红指示剂由黄色变成红色。

▶ **方法和步骤** ◀

接种针灭菌后分别取大肠埃希菌、变形杆菌穿刺接种于 2 支尿素培养基试管,置恒温培养箱 35～37℃培养 18～24 小时,观察试验结果。

▶ **结果记录** ◀

接种变形杆菌的尿素培养基试管内呈现红色,为尿素酶阳性,接种大肠埃希菌的尿素培养基试管无颜色变化,为尿素酶阴性。

六、氧化酶试验

▶ **实验原理** ◀

具有氧化酶(细胞色素氧化酶)的细菌在分子氧存在下氧化细胞色素 C,可使氧化酶试剂(对苯二胺)氧化,颜色变化为紫红色,为氧化酶阳性。

▶ **方法和步骤** ◀

接种环灭菌后分别取大肠埃希菌、铜绿假单胞菌培养物涂于 2 条干净洁白的滤纸上,在涂菌处滴加氧化酶试剂,观察颜色变化。

▶ **结果记录** ◀

在涂有铜绿假单胞菌的滤纸条上出现紫红色,说明该菌产生氧化酶,而涂有大肠埃希菌的滤纸无颜色改变,为氧化酶阴性。

▶ **注意事项** ◀

氧化酶试剂易氧化,应最新配制。

七、过氧化氢酶试验

▶ **实验原理** ◀

产生过氧化氢酶(触媒)的细菌可将生长环境中的过氧化氢分解为氧气和水,减少对细菌的损伤。

▶ **方法和步骤** ◀

接种环灭菌后分别取金黄色葡萄球菌、大肠埃希菌培养物于洁净载玻片上,在涂菌处分别滴加 3% 过氧化氢溶液数滴,观察结果。

▶ **结果记录** ◀

在涂有金黄色葡萄球菌处有大量气泡产生,说明产生过氧化氢酶,为阳性;涂有大肠埃希菌处无气泡产生,说明无过氧化氢酶产生,为阴性。

▶ **注意事项** ◀

3% 过氧化氢溶液易分解,应最新配制。

▶ **思 考 题** ◀

1. 什么细菌能分解乳糖产酸但不产气?

2. 除了在培养基中加入醋酸铅来检测硫化氢,还有什么方法可以用来检测硫化氢的产生?

3. 过氧化氢酶对细菌有什么重要作用?

4. 细菌的生化反应鉴定原理是什么?

5. 如何提高细菌检测鉴定的效率和准确性?

▶ **课程资源** ◀

[1] 李凡,徐志凯. 医学微生物学[M]. 第九版. 北京:人民卫生出版社,2019.

[2] 张玉妥. 卫生检验检疫实验教程:卫生微生物检验分册[M]. 北京:人民卫生出版,2015.

[3] 谷康定. 卫生微生物学实验[M]. 北京:科学出版社,2019.

实验四 微生物的免疫学鉴定方法

微生物免疫学鉴定方法是利用免疫学原理,应用已知的抗体或抗原检测未知的微生物抗原或抗体,常用方法有沉淀试验、凝集试验、中和试验以及免疫标记方法等。沉淀试验是可溶性抗原与相应抗体在适当条件下反应出现肉眼可见的沉淀现象的试验;凝集试验是颗粒性抗原与相应抗体在适当条件下反应出现肉眼可见的凝集团块现象的试验;中和试验是检测能抑制病原体感染性、外毒素毒性特异性抗体的试验;免疫标记方法是将已知抗体或抗原标记上易显示的物质,如酶、荧光素、放射性核素或胶体金等,去检测相应的抗原或抗体,大大提高了试验敏感性,可用于定性、定量和定位检测微生物。

一、玻片凝集试验

▶ **实验目的** ◀

(1) 掌握玻片凝集试验的原理、方法和结果判断。

(2) 了解沙门菌的血清学分型。

▶ 实验原理 ◀

沙门菌血清型很多,生化反应不能完全鉴别其中的型别,用特异的沙门菌血清抗体可以鉴别不同的型别。

▶ 材料与器皿 ◀

(1) 培养基:营养琼脂、SS 培养基(详见附录 1,11～12)。

(2) 仪器设备:恒温培养箱。

(3) 器皿和其他材料:接种环、载玻片、沙门菌培养物、沙门菌多价 O(A～F 群)诊断血清、生理盐水。

▶ 方法和步骤 ◀

用无菌滴管分别吸取沙门菌多价 O 诊断血清和生理盐水各一滴加于载玻片两端,接种环灭菌后取沙门菌培养物适量分别与以上血清和生理盐水混匀,静置数分钟后观察试验结果。

▶ 结果记录 ◀

沙门菌和多价 O 诊断血清发生凝集,出现颗粒状凝集物,为阳性结果。对照生理盐水无凝集颗粒出现。进一步鉴定沙门菌血清型,可用单价的 O 诊断血清进行凝集试验。

▶ 注意事项 ◀

接种环取沙门菌时菌量适当,不宜太多。

▶ 思 考 题 ◀

常用血清学鉴定方法有哪些?

▶ 课程资源 ◀

[1] 李凡,徐志凯. 医学微生物学[M]. 第九版. 北京:人民卫生出版社,2019.

[2] 张玉妥. 卫生检验检疫实验教程:卫生微生物检验分册[M]. 北京:人民卫生出版社,2015.

[3] 谷康定. 卫生微生物学实验[M]. 北京:科学出版社,2019.

二、酶联免疫吸附试验

酶联免疫吸附试验(enzyme linked immunosorbent assay,EILSA)是将酶(辣根过氧化物酶或碱性磷酸酶等)标记为已知抗体,利用酶催化底物显色、测定吸光度 OD 值,定性定量检测相应抗原或抗体,根据检测方法不同,有双抗体夹心法和间接法和竞争法等。

双抗体夹心法常用于检测抗原,将已知抗体包被吸附于载体上,加入待测标本,若有待测抗原则形成抗原抗体复合物,洗涤后加相应酶标抗体,结合后加酶底物,显色后用酶标仪测定 OD 值,从而定性定量检测相应抗原。

间接法常用于检测抗体,已知抗原包被吸附于载体上,加待测血清,若有相应抗体形成抗原抗体复合物,洗涤后再加相应酶标抗球蛋白抗体,加入酶底物显色,酶标仪测定 OD 值,得到相应的抗体效价。

三、免疫荧光技术

免疫荧光技术(immunofluorescence techniques)是指用荧光素(如异硫氰酸荧光素、罗丹明等)结合标记已知抗体或抗原,定性或定位检测标本中相应抗原或抗体的方法,有直接荧光法和间接荧光法两种。

直接荧光法是将荧光素标记已知抗体检测标本中相应的抗原,使用荧光显微镜观察检测结果。

间接荧光法是用荧光素标记抗球蛋白抗体,用于检测待测抗体或抗原。

实验五　微生物的菌种保藏

在进行有关微生物检测、教学研究、生产等过程中,经常需要进行菌种保藏,以供日常所需。菌种保藏是将细菌保藏在一定环境条件下使其新陈代谢活动降至低水平,而仍然存活。菌种保藏的环境条件不同,菌种可保藏存活的时间长短不同。

菌种保藏的方法很多,主要有传代保存法、液体石蜡覆盖保存法、甘油管保存法、载体保存法、冷冻保存法及冷冻干燥保存法等,在日常生产、科研及教学活动中,可根据需要和保藏条件,选择不同的菌种保藏方法。

一、斜面低温保藏法

▶实验目的◀

(1) 掌握斜面低温保藏法的原理和操作方法。

(2) 了解平皿、肉汤培养基保藏细菌的方法。

▶实验原理◀

细菌斜面培养基上可低温保存一定时间。

▶材料与器皿◀

(1) 细菌菌种。

(2) 培养基:营养琼脂(详见附录1,3)。

(3) 仪器设备:恒温培养箱、低温冰箱。

(4) 器皿和其他材料:接种环、吸管。

▶方法和步骤◀

(1) 将已分离纯化待保藏细菌接种于斜面培养基上,置恒温培养箱 35~37℃培养 18~24 小时,取出存放于 4℃冰箱冷藏。

(2) 存放 1 个月、3 个月、6 个月后,取出一支保藏的斜面菌种,接种于平皿,培养后观察细菌的存活情况和生长状态。

▶结果记录◀

细菌在平皿上生长正常,菌落典型,革兰染色形态正常。

▶注意事项◀

保藏的菌种应定期转接,5 代后应销毁。

▶思考题◀

斜面低温保藏菌种一般多长时间?

二、液体石蜡斜面保藏法

▶实验目的◀

（1）掌握液体石蜡斜面保藏法的原理和操作方法。

（2）了解各种菌种保藏方法的特点。

▶实验原理◀

用无菌液体石蜡覆盖斜面细菌菌种，减少水分的蒸发，对细菌有保护作用，延长保藏时间。

▶材料与器皿◀

（1）细菌菌种。

（2）培养基：营养琼脂（详见附录3）。

（3）仪器设备：恒温培养箱、低温冰箱。

（4）器皿和其他材料：接种环、吸管、液体石蜡。

▶方法和步骤◀

（1）将已分离纯化待保藏细菌接种于斜面培养基上，置恒温培养箱35～37℃培养18～24小时。

（2）用吸管将无菌石蜡加入斜面，高出斜面顶部约1 cm，存放于冰箱冷藏。

（3）存放1个月、3个月、6个月后，取出一支保藏的斜面菌种，接种于平皿，培养后观察细菌的存活情况和生长状态。

▶结果记录◀

细菌在平皿上生长正常，菌落典型，革兰染色形态正常。

▶注意事项◀

保藏的菌种冷藏存放。

▶思 考 题◀

为什么用石蜡覆盖可以延长保藏时间？

三、磁珠冷冻保藏法

▶实验目的◀

（1）掌握磁珠冷冻保藏法的原理和操作方法。

（2）了解各种菌种保藏方法的特点。

▶实验原理◀

磁珠菌种保存管主要由保存液、保存管和小瓷珠3个部分组成，瓷珠表面多孔，可以吸附细菌，保存液使菌株免受温度变化及冰晶的影响，在低温下实现长期保存。

▶材料与器皿◀

（1）细菌菌种。

（2）培养基：营养琼脂（详见附录1，3）。

（3）仪器设备：恒温培养箱、低温冰箱。

（4）器皿和其他材料：接种环、吸管、磁珠菌种保存管。

▶方法和步骤◀

(1) 将已分离纯化待保藏细菌接种于平皿或斜面培养基上,置恒温培养箱 35~37℃ 培养 18~24 小时。

(2) 用无菌接种环刮取表面菌落加入磁珠保存管内,拧紧管盖,来回颠倒几次使细菌乳化,不能旋摇。

(3) 打开保存管,用无菌吸管吸去管内多余液体,旋紧盖子,做好标记和记录。

(4) 将磁珠保存管置于冷冻温度下保存,一般 -20℃ 保存 1 年、-80℃ 保存 2 年以上。

▶结果记录◀

(1) 复苏:取出磁珠保存管,在无菌的条件下打开盖,使用灭菌的接种棒或镊子移出一个小磁珠,直接接种在平皿培养基上或放入液体培养基内。盖好磁珠保存管,尽快放回低温保存。

(2) 培养基置于恒温培养箱内 35~37℃ 培养 18~24 小时,观察细菌生长情况。

▶注意事项◀

(1) 在实验过程中,做到无菌操作。

(2) 吸去磁珠保存管内多余的液体应灭菌处理。

(3) 磁珠取出后不能再放回保存管。

▶思考题◀

磁珠冷冻保藏法有什么优缺点?

四、真空冷冻干燥法

▶实验目的◀

(1) 熟悉真空冷冻干燥法保藏菌种的原理。

(2) 了解真空冷冻干燥法保藏菌种的操作方法和注意事项。

▶实验原理◀

细菌培养基冷冻后水分凝结成固态,抽真空减少气压使固态水升华成气态排出,使菌种达到干燥状态。

▶材料与器皿◀

(1) 细菌菌种。

(2) 培养基:营养琼脂(详见附录 3)。

(3) 仪器设备:恒温培养箱、低温冰箱、真空冷冻干燥仪、喷灯。

(4) 器皿和其他材料:接种环、菌种保存管、吸管、无菌脱脂牛奶。

▶方法和步骤◀

(1) 菌种准备及分装:待保藏细菌接种斜面 35~37℃ 培养 24~48 小时,取出每支斜面加 2~3 mL 脱脂牛奶,用接种环将斜面菌苔刮下,制成菌量 $10^8 \sim 10^{10}$/mL 的细菌悬液,用吸管分装于菌种保存管,每管约 0.2 mL。

(2) 预冻:将菌种保存管置于 -80℃ 超低温冰箱预冷冻 1~2 小时。

(3) 冷冻干燥:将菌种保存管取出,置于真空冷冻干燥仪的干燥箱内,启动冷冻干燥程序,干燥箱内开始抽真空,需 8～10 小时,观察菌种保存管内容物呈松散片状、真空度达 0.2 mmHg 时,可中止冷冻干燥程序。

(4) 封口:取出菌种保存管,接在冷冻干燥仪的封口管上,抽真空状态下,用喷灯火焰将菌种保存管封口。

(5) 保存:冷却后将菌种保存管置－20℃冰箱保存。

▶ **结果记录** ◀

(1) 复苏:取出菌种保存管,在无菌的条件下打开,加入 0.5～1 mL 液体培养基,混匀溶解后,可接种在平皿培养基或斜面培养基上。

(2) 将培养基置于恒温培养箱内 35～37℃培养 18～24 小时,观察细菌生长情况。

▶ **注意事项** ◀

(1) 菌种保存管为玻璃材质,使用前需清洁洗净、无裂纹。

(2) 使用冷冻干燥仪抽真空时,注意观察,要求接口密封不漏气。

(3) 菌种保存管封口时应保证密封。

▶ **思考题** ◀

1. 真空冷冻干燥法为什么能长期保藏菌种?

2. 真空冷冻干燥法保存菌种有哪些关键步骤?

▶ **课程资源** ◀

[1] 李凡,徐志凯. 医学微生物学[M]. 第九版. 北京:人民卫生出版社,2019.

[2] 张玉妥. 卫生检验检疫实验教程:卫生微生物检验分册[M]. 北京:人民卫生出版社,2015.

[3] 谷康定. 卫生微生物学实验[M]. 北京:科学出版社,2019.

(朱献忠　熊海燕)

实验六　　微生物数量测定与生长曲线绘制

对样品中的微生物或特定类型的微生物数量进行测定,是微生物学研究的重要内容。

常用的定量检验方法有:①平板计数法,包括倾注平板计数法(见第三章　实验一　水微生物指标检验　菌落总数检测)、表面涂布计数法(见第三章　实验四　食品微生物检测变质食品中蜡样芽胞杆菌检测);②最可能数法(见第三章　实验一　水微生物指标检验总大肠菌群检测);③显微镜直接计数法;④比浊计数法;⑤生物活性测定法,目前应用较广的是 ATP 生物荧光法;⑥核酸定量检测法,最常采用的方法为实时荧光定量 PCR 法,此外还有数字 PCR;⑦病毒定量测定法,包括噬斑法、半数细胞感染量测定法、红细胞凝集试验。

微生物生长量的测定包括菌体干重或湿重的测量、浊度测量以及某种细胞成分测量(如用叶绿素 a 来估算水体中藻类的生长情况)等。

一、微生物的显微镜直接计数法

▶**实验目的**◀

（1）掌握使用显微镜和血细胞计数板对微生物计数的原理和方法。

（2）掌握微生物活细胞染色的原理和方法。

▶**实验原理**◀

显微镜直接计数法是一种借助显微镜和血细胞计数板，对以单细胞状态存在的微生物细胞或孢子进行直观、快速、简洁计数的方法，此种定量检验方法适用于体积较大的单细胞微生物的计数。

血细胞计数板是一种常用的细胞计数工具，常用来计数红细胞、白细胞，也常用于计数一些细菌、真菌、酵母等微生物，是一种常见的生物学工具。血细胞计数板计数的原理是：将适当稀释的微生物细胞或孢子液，加入血细胞计数板的计数室中，通过显微镜观察，逐个计数菌体。利用血细胞计数板在显微镜下能直接计数每个小方格中的微生物的个体数目，根据该小格所占的体积，快速地推算出单位体积的溶液中含有的微生物总数，计得的是活菌体和死菌体的总和，有时还有微小杂物也被计算在内，这样得出的结果往往偏高。

结合特殊染液，显微镜计数法也可以用于活菌的计数，常用于对微生物无毒性的染料，如美蓝、中性红、刚果红等，染料与菌悬液混合，使死菌和活菌呈现不同的颜色，从而计数活菌数和死菌数。

▶**材料与器皿**◀

（1）菌种：白色念珠菌。

（2）培养基：沙氏葡萄糖琼脂培养基（详见附录15）。

（3）试剂：75％乙醇棉球、生理盐水、美蓝染色液（详见附录13，16）。

（4）仪器设备：光学显微镜、漩涡振荡器。

（5）器皿和其他材料：血细胞计数板、盖玻片、无菌试管、一次性滴管、一次性移液管、无菌含滤芯吸头、移液器、擦镜纸、吸水纸。

▶**方法和步骤**◀

1. 计数总菌数

（1）制备白色念珠菌悬液：将白色念珠菌接种于沙氏葡萄糖琼脂斜面；用10 mL 0.85％氯化钠溶液分2次将菌苔洗下，用一次性滴管将菌悬液移入长试管中，充分振荡，使菌体细胞分散；视待测菌悬液浓度，以0.85％氯化钠溶液适当稀释菌悬液（斜面一般可稀释100倍），直至计数池的每个中方格平均有15～20个细胞为止。

（2）清洁血细胞计数板：用自来水冲洗血细胞计数板（切勿用硬毛刷刷洗），再用75％乙醇棉球轻轻擦洗，晾干。镜检确认血细胞计数板的计数室内干净后才可以使用。

（3）加菌悬液：将洁净的盖玻片盖在血细胞计数板计数室上，将菌悬液摇匀，吸取0.01 mL（10 μL）菌悬液，从计数板中间平台两侧的沟槽内沿盖玻片的下边缘慢慢滴入，让菌悬液利用液体的表面张力充满计数室，勿在计数池产生气泡。静置片刻，待菌体自然沉降到计数板上不再随液体漂移后，计数。

（4）计数：

1）血细胞计数板结构：血细胞计数板是一块特制的载玻片，国内常用改良牛伯耳式1型计数板。计数板由H形凹槽分为2个同样的计数室。计数室两侧各有一支持柱，将盖玻片覆盖其上，形成高0.10 mm的计数室。计数室刻画有长、宽各3.0 mm的方格，分为9个大方格，每个大格面积为1.0 mm×1.0 mm＝1.0 mm²；容积为1.0 mm²×0.1 mm＝0.1 mm³。中间大方格内分为25个中格，每一中格又分为16小格，即25×16型（图2-13），大方格由400个小方格（25×16型）组成。使用血细胞计数板计数时，先要测定每个小方格中微生物的数量，再换算成每毫升菌液中微生物的数量。

2）将血细胞计数板放置于显微镜的载物台上夹稳，先将光学显微镜视野亮度调暗，在低倍镜下找到计数室（即方格网）的位置，并将其移至视野的正中央，再转换到高倍镜下观察和计数。

3）为了减少误差，所选中的方格位置应该分布均匀，通常选取中间大方格的左上、左下、右上、右下4个角上的中方格和中央1个中方格（即80个小格）计数。为了保证计数的准确性，避免重复计数和漏记，在计数时，对沉降在格线上的细胞的统计应有统一的规定，位于本格上线和左线上的细胞计入本格，即计数时数上线不数下线，数左线不数右线（"计上不计下，计左不计右"的计数原则），以减少误差。为了提高精度，每个样品必须重复计数2～3次，每次数值不应相差过大，否则应重新操作（图2-13）。

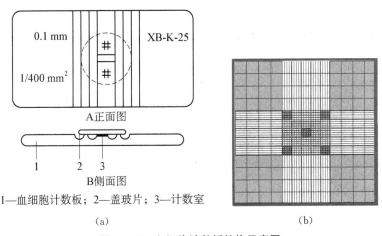

1—血细胞计数板；2—盖玻片；3—计数室

（a）

（b）

图2-13　血细胞计数板结构示意图

（a）平面图；（b）侧面图3放大后的计数室网格

4）按公式计算出每mL(g)菌悬液所含的细胞数量。

（5）清洗：计数完毕，取下盖玻片弃于锐器盒，然后用自来水冲洗血细胞计数板，切勿用硬物洗刷或抹擦，以免损坏网格刻度，洗净后自行晾干或用吹风机吹干，再用75%乙醇棉球轻轻擦洗，放入盒内。

2. 计数活菌数、死菌数

（1）制备白色念珠菌悬液：方法同前，最终稀释至计数池的每个中方格平均有150～200个细胞为止。

（2）活体染色：取 0.9 mL 美蓝染色液加于短试管中，再加 0.1 mL 白色念珠菌悬液，混匀，静置染色 10 分钟后计数。

（3）清洁血细胞计数板：方法同前。

（4）加菌悬液：方法同前。

（5）计数和计算：分别计中方格中死细胞（蓝色）和活细胞（无色）数量，再计算出活细胞所占比例。

（6）清洗：方法同前。

▶结果记录◀

1. 结果记录

（1）将总菌数计数的实验结果记录于表 2-1 中。

表 2-1　白色念珠菌总菌数的计数

中方格菌数					中方格菌数均值	大方格总菌数	稀释倍数	菌数（个/mL）
X1	X2	X3	X4	X5				
第一次								
第二次								
第三次								

（2）将活菌数、死菌数计数的实验结果记录于表 2-2 中。

表 2-2　白色念珠菌活、死总菌数的计数

中方格菌数					中方格菌数均值	大方格总菌数	稀释倍数	菌数（个/mL）	活菌比例（%）
X1	X2	X3	X4	X5					
第一次 活菌									
死菌									
第二次 活菌									
死菌									
第三次 活菌									
死菌									

2. 计算方法

（1）求中方格平均菌数：平均值符号 $= \dfrac{X_1 + X_2 + X_3 + X_4 + X_5}{n}$，$n$ 代表计数的中方格数量。

（2）求标准差 $S = \sqrt{\dfrac{\sum (X - 平均值符号)^2}{n-1}}$

（3）菌数（个/mL）=（平均值符号±S）×25×10^4×稀释倍数

▶注意事项◀

（1）在使用血细胞计数板之前需要在显微镜下检查计数室，如若在镜检时发现计数室有污物，则需按要求清洗并吹干后再进行实验。

（2）在吸取菌悬液进行计数之前，需振荡试管使菌体分布均匀，防止聚集沉淀，从而提高计数的代表性和准确性。

（3）在菌悬液摇匀后，应先在血细胞计数板上盖上盖玻片，再滴加菌悬液，利用液体的表面张力一次性充满计数区；若先加菌液再覆盖盖玻片，容易因为菌液加入过多而导致盖玻片未与血细胞计数板支持柱接触，盖玻片浮于菌液上方而导致最后计数偏大，同时会因为有气泡产生而导致计数偏小。

（4）一般选择观察的菌液浓度控制在每个小方格内有 4 或 5 个菌体为宜，若其浓度太高，可适当稀释。

二、细菌生长曲线的测定

▶实验目的◀

（1）了解细菌生长的特点。

（2）掌握利用分光光度计测定菌液浊度的原理。

（3）掌握取样及测定方法，并能够熟练绘制细菌生长曲线。

▶实验原理◀

细菌接种到恒定容积的液体培养基中，在适宜的条件下，细菌以二分裂的方式繁殖，细胞数量将随着培养时间的延长而发生规律性的变化。以培养时间为横坐标，以细胞数量的对数值为纵坐标，可以做一条反映细菌群体在培养期间生长变化规律的曲线，即细菌的生长曲线，一条典型的生长曲线可以划分为延滞期、对数生长期、稳定生长期、衰亡期 4 个生长时期。通过测定并绘制细菌的生长曲线，可以了解不同细菌的生长变化规律。

可采用比浊计数法测定不同培养时间液体培养基中细菌含量，从而了解细菌生长繁殖的进程。比浊计数法是根据细菌悬液的浊度与菌数成正比的原理，将细菌用规定液体制备成悬液，与由不同浓度的 $BaSO_4$ 溶液制成的标准浊度管进行比较，以推断其菌数的一种间接表示方法。分光光度法是另一种方式的比浊法，用分光光度计测定菌液的吸光度，在一定范围内，菌液中细菌数量与吸光度呈线性正相关关系。比浊法和分光光度法都不能区分活菌与死菌。

▶材料与器皿◀

（1）菌种：金黄色葡萄球菌。

（2）培养基：胰酪胨大豆肉汤、Davis 基本液体培养基（详见附录 14，17）。

（3）仪器设备：恒温震荡培养箱、酶标仪（Thermo Fisher）。

（4）器皿和其他材料：96 孔板、移液器、一次性移液管、无菌含滤芯吸头、试管。

▶方法和步骤◀

1. 菌悬液的准备 取金黄色葡萄球菌斜面菌种 1 支，以无菌操作方式移取 1 接种环菌苔，接种至胰酪胨大豆肉汤培养基试管中，置于 37℃恒温振荡培养箱，170 r/min 培养 24 小时左右，培养的菌悬液用于本实验。

2. 接种

（1）用无菌试管分装无菌胰酪胨大豆肉汤、Davis基本液体培养基各10管，每管9.9 mL。

（2）无菌操作，以移液管吸取0.1 mL金黄色葡萄球菌菌悬液分别接种至上述试管中。

3. 测定菌液零时的吸光度值

（1）取刚接种金黄色葡萄球菌的胰酪胨大豆肉汤、Davis基本液体培养基各1管，充分振荡混匀，吸取0.2 mL加入96孔板，设5个平行样；同时吸取0.2 mL未接种菌液的无菌胰酪胨大豆肉汤、Davis基本液体培养基加入96孔板作为空白对照。

（2）采用酶标仪立即在600 nm波长条件下测定菌液的吸光度值（$A_{600\,nm}$）。

4. 测定菌液不同培养时间的吸光度值

（1）将剩余的9管接种了金黄色葡萄球菌的胰酪胨大豆肉汤、Davis基本液体培养基放入37℃恒温振荡培养箱，170 r/min培养。

（2）在培养过程中，每隔一定时间（30~60分钟），从恒温振荡培养箱中取出接种金黄色葡萄球菌的胰酪胨大豆肉汤、Davis基本液体培养基各1管，充分振荡混匀，吸取0.2 mL加入96孔板，设5个平行样；同时吸取0.2 mL未接种菌液的无菌胰酪胨大豆肉汤、Davis基本液体培养基加入96孔板作为空白对照。

（3）采用酶标仪立即在600 nm波长条件下测定菌液的吸光度值（$A_{600\,nm}$）。

（4）最终结果取各空格读数的平均值±标准差。

▶ 结果记录 ◀

1. 结果记录　计算各时间点菌液的吸光度值（平均值±标准差），记录于表2-3。

表2-3　金黄色葡萄球菌培养过程中的吸光度值（$A_{600\,nm}$）

时间/min	0	30		
胰酪胨大豆肉汤				
Davis基本液体培养基				

2. 绘制生长曲线　以表2-3中的时间为横坐标，金黄色葡萄球菌$A_{600\,nm}$的对数值为纵坐标，绘制金黄色葡萄球菌在本实验条件下的生长曲线。

▶ 注意事项 ◀

（1）在生长曲线测定中，一定要用无菌液体培养基作为空白对照。

（2）可根据需求适当调节恒温振荡培养箱的温度和转速，相应调整取样的时间间隔。

▶ 思 考 题 ◀

应用于细菌定量检验的方法有哪些？各有何缺点，分别适用于哪些检测目的？

▶ 课程资源 ◀

王英明，徐德强. 环境微生物学实验教程［M］. 北京：高等教育出版社，2019.

（蒋露芳）

第三章　卫生微生物学检验专题实验

实验一　水微生物指标检验

微生物检测在饮用水与污水处理、环境检测、产品质量控制、消毒灭菌、卫生监督等领域广泛应用,常用的检测指标为菌落总数、大肠菌群以及致病菌等。水是很多微生物生长繁殖的场所,也是感染性疾病的重要传播介质,因此对不同类型的水质进行微生物检验,是保证饮用水卫生质量的必要措施。

菌落总数是指单位重量(g)、容积(mL)、表面积(cm^2)或体积(m^3)内,所含有的能在某种培养基上经一定条件培养后生长的微生物菌落总数。

大肠菌群指一群能在35～37℃培养条件下,24小时内发酵乳糖产酸产气,需氧或兼性厌氧的革兰阴性无芽胞杆菌。大肠菌群涵盖的种属比较广泛,根据其对培养温度的敏感特性,分为总大肠菌群(35～37℃)和耐热大肠菌群(44～45℃),耐热大肠菌群又称粪大肠菌群。

我国《生活饮用水卫生标准》(GB 5749—2006),规定1 mL水中的细菌总数上限为100 CFU(菌落形成单位,colony-forming units,CFU),不得检出总大肠菌群和耐热大肠菌群。

一、样品采集

采样容器:选用材质化学稳定性强的容器,不应与水样中的成分发生反应,容器壁不应吸收或吸附待测组分。能严密封口,并容易打开,且易清洗。对于微生物学指标测定,应使用玻璃材质的采样容器。

将容器用自来水和洗涤剂洗涤,用自来水彻底冲洗后再用10%的盐酸溶液浸泡过夜,随后依次用自来水、蒸馏水洗净。

1. 生活饮用水的采集　采集自来水时,应先对水龙头进行消毒,金属水龙头可用酒精灯或煤气灯灼烧灭菌,非金属材质水龙头可用酒精棉球擦拭。随后完全打开水龙头放水5～10分钟,以排出管道内的贮存水。常用的水龙头放水1～3分钟即可采集水样。

2. 水源水的采集　表层水的采集,对于河流、湖泊,可用适当的容器如水桶采样。从高处采样时,可将系着绳子的桶或采样瓶投入水中汲水。注意不能混入漂浮于水面上的物质,一般应在距离水面10～15 cm深处取样。

一定深度的水,可用直立式采水器,若水流动缓慢,最好在采样器下部系上适宜重量的坠子,当水流急时系上相应重量的铅鱼,并配备绞车。

泉水和井水,采集自喷的泉水时,可在涌口处直接采样;对于不自喷的泉水,应先抽水 5 分钟,将贮留在抽水管中的水汲出,待新水更替后再采样。

3. **保存与质控** 采样体积为 500 mL,每 125 mL 水样加入 0.1 mg 硫代硫酸钠以去除余氯。采好的水样,应标记水样编号、采样点、采样者和采样日期。一般从采集到检测不应超过 2 小时,若无法按时检验,应置于冰箱冷藏不超过 4 小时为宜。

为防止样品采集过程中水样受到污染或发生变质,可设置质控样品,包括现场空白、运输空白、现场平行样、现场加标样或质控样。

二、菌落总数检测

▶**实验目的**◀

(1) 掌握菌落总数的概念。

(2) 掌握生活饮用水及水源水菌落总数的检测方法与过程。

(3) 了解其他类型水样的菌落总数测定方法。

▶**实验原理**◀

采用平皿计数法测定细菌总数,本法适用于生活饮用水及水源水。

▶**材料与器皿**◀

(1) 培养基:营养琼脂(详见附录1)。

(2) 试剂:蒸馏水。

(3) 仪器设备:高压灭菌器、烘箱、培养箱、天平、冰箱。

(4) 器皿与其他材料:培养皿、灭菌移液管、采样瓶。

▶**方法和步骤**◀

1. 生活饮用水

(1) 用灭菌移液管吸取 1 mL 充分混匀的水样,注入灭菌平皿中,倾注 15 mL 已高压灭菌并冷却至 45℃左右的营养琼脂培养基,边倾注边旋转平皿,使得水样和培养基充分混匀。需做平行对照,此外另用一个灭菌平皿只倾注营养琼脂培养基作为空白对照。

(2) 待冷却凝固后,翻转平皿,倒置于 36℃±1℃培养箱内培养 48 小时后,进行菌落计数。

2. 水源水

(1) 取 5 根已高压灭菌的试管,每管加入 4.5 mL 灭菌生理盐水,标记。

(2) 充分振荡混匀水样后,用无菌移液管吸取 0.5 mL 水样,注入第一根试管中,吹打混匀,此为 1∶10 稀释液。

(3) 吸取 1∶10 的稀释液 0.5 mL 注入第二根试管中,混匀成 1∶100 稀释液。以相同的方法,依次稀释至 1∶100 000。在稀释的过程中,注意每个稀释度更换移液管。

(4) 选取 2～3 个适宜稀释度的水样,以无菌移液管吸取水样 1 mL,注入一次性灭菌平皿中间位置,倾注约 15 mL 已高压灭菌并冷却至 45℃左右的营养琼脂培养基,边倾注边旋转平皿,使得水样和培养基充分混匀。每个稀释度须做平行对照,此外另用一个灭菌平皿只倾注营养琼脂培养基作为空白对照,标记。

(5) 待冷却凝固后,翻转平皿,倒置于36℃±1℃培养箱内培养48小时后观察结果。

3. 菌落计数　可用眼睛直接观察,必要时用放大镜检查以免遗漏。记录各平皿的菌落数,并求出同一稀释度2块平皿的平均值。若有平皿中的菌落呈大片状生长,则应舍弃。当片状菌落不到平皿一半,而另一半中菌落分布很均匀时,则可将此半个平皿计数后乘2,代表整个平皿的菌落数。

4. 不同稀释度的选择及报告方法

(1) 首先选择平均菌落数在30～300的数据进行计算,若只有一个稀释度的平均菌落数符合此范围,则用该稀释度的菌落数乘稀释倍数报告之(表3-1,实例1)。

(2) 当有2个稀释度的平均菌落数在30～300时,则先计算两者的比值(稀释度高的数值/稀释度低的数值),若比值小于2应报告两者的平均数(表3-1,实例2);若比值大于或等于2应报告其中稀释度较小的菌落数(表3-1,实例3、4)。

(3) 当所有稀释度的平均菌落数均大于300时,则应按稀释度最高的平均菌落数乘稀释度报告之(表3-1,实例5)。

(4) 当所有稀释度的平均菌落数小于30时,则应以稀释度最低的平均菌落数乘稀释度报告之(表3-1,实例6)。

(5) 当所有稀释度的平均菌落数均不在30～300时,则应以最接近30或300的平均菌落数乘稀释度报告之(表3-1,实例7)。

(6) 当所有稀释度的平板上均无菌落生长时,则以小于1乘最低稀释倍数报告之(表3-1,实例8)。

(7) 若所有平板上都菌落密布时,应在稀释度最大的平皿上,任意数2个平皿上边长$1\,cm^2$正方形内的菌落数,取平均值乘平皿底面积$63.6\,cm^2$(平皿直径为9 cm),再乘其稀释倍数报告之。

(8) 菌落计数的报告:菌落数在100 CFU以内时按实有数报告;大于100 CFU时,采用2位有效数字,之后的数值以四舍五入方法计算。也可用科学计数法来表示(表3-1,"报告方式"栏)。当报告菌落数为"多不可计"时,应注明水样的稀释倍数。

表3-1　稀释度选择及菌落总数报告方式

实例	不同稀释度的平均菌落数			2个稀释度菌落总数之比	菌落总数(CFU/mL)	报告方式(CFU/mL)
	10^{-1}	10^{-2}	10^{-3}			
1	1 365	164	20	—	16 400	16 000 或 $1.6×10^4$
2	2 760	295	46	1.6	37 750	38 000 或 $3.8×10^4$
3	2 890	271	60	2.2	27 100	27 000 或 $2.7×10^4$
4	150	30	8	2	1 500	1 500 或 $1.5×10^3$
5	多不可计	4 650	513	—	513 000	510 000 或 $5.1×10^5$
6	27	11	5	—	270	270 或 $2.7×10^2$
7	多不可计	305	12	—	30 500	31 000 或 $3.1×10^4$
8	0	0	0	—	$<1×10$	<10

▶结果记录◀

根据平皿计数法得出的结果(表3-2),参考国标要求,判断水样的细菌总数是否超标。

表3-2 菌落总数检测结果记录表

样品名称	分组	菌落总数(CFU/mL)	检测时间	检测者
A				
B				
……				

▶注意事项◀

(1)同一水源、同一时间采集多种检测指标的水样时,应先采集供微生物检测的水样。

(2)采样时,不可搅动水底的沉淀物,不得用水样涮洗已灭菌的采样瓶,避免手指和其他物品对瓶口的污染。

(3)水样稀释时,移液管更换的顺序应是:前一个稀释度吹打混匀后,吸取0.5 mL到下一管中,弃掉该根移液管,换新的移液管重复操作。

▶思考题◀

1. 本方法主要检测的菌落总数是否包括霉菌或酵母菌?

2. 菌落总数是否可以作为判断被检样品致病性的指标?

三、总大肠菌群检测

总大肠菌群是指一群在37℃培养24小时,能发酵乳糖、产酸产气、需氧和兼性厌氧的革兰阴性无芽胞杆菌。水中的总大肠菌群可用多管发酵法、滤膜法等方法进行检测。

(一)多管发酵法

▶实验目的◀

(1)掌握多管发酵法的原理。

(2)熟悉多管发酵法的过程。

(3)了解滤膜法等其他方法。

▶实验原理◀

多管发酵法简称发酵法或三步发酵法,是根据大肠菌群能发酵乳糖产酸产气的特性进行检验。发酵法的步骤分为:初步发酵试验、平板分离培养和确证试验。本法适用于生活饮用水和水源水。

▶材料与器皿◀

(1)培养基:乳糖蛋白胨培养液、二倍浓缩乳糖蛋白胨培养液、伊红美蓝培养基(详见附录18~20)。

(2)试剂:蒸馏水、革兰染液、生理盐水。

(3)仪器设备:培养箱、酒精灯、显微镜。

(4)器皿与其他材料:培养皿、锥形瓶、试管、灭菌移液管、小倒管、玻片、接种环、吸水纸、镜油、擦镜纸。

▶**方法和步骤**◀

1. **初发酵** 取水样 10 mL 接种到 10 mL 二倍乳糖蛋白胨培养基中;取 1 mL 水样接种到 10 mL 乳糖蛋白胨培养基中;再取 1 mL 水样加入 9 mL 灭菌生理盐水中,混匀后吸取 1 mL(即 0.1 mL 水样),加入 10 mL 乳糖蛋白胨培养基中;10 mL、1 mL、0.1 mL 水样各接种 5 管。

对已处理过的出厂自来水,需经常检验或每天检验一次,可直接在 5 管 10 mL 二倍乳糖蛋白胨中分别加入 10 mL 水样。

根据水样的污染程度,选择适当的稀释度。当检测污染较严重的水源水时,应 10 倍递增稀释,接种 1 mL、0.1 mL、0.01 mL 或者 0.1 mL、0.01 mL、0.001 mL 水样;每个稀释度接种 5 管,每个水样共接种 15 管。

将接种管置于 36℃±1℃ 培养箱内,培养 24±2 小时,若所有乳糖蛋白胨培养管都不产酸不产气,则可报告总大肠菌群为阴性,如有产酸产气,则按下列步骤进行。

2. **平板分离** 将产酸产气的发酵管转种于伊红美蓝琼脂(EMB)平板上,一块平板可以分区连续划线接种 3~5 管,36℃±1℃ 培养箱内培养 18~24 小时,观察菌落形态,大肠埃希菌在 EMB 平板上的典型菌落为:深紫黑色、带有金属光泽的菌落;紫黑色、不带或略带金属光泽的菌落;淡紫红色、中心颜色较深的菌落(图 3-1)。挑取符合的菌落做革兰染色、镜检和证实试验。

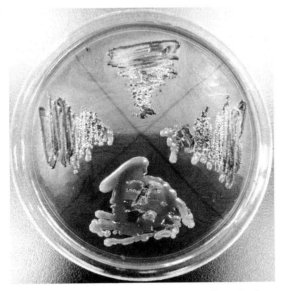

图 3-1 大肠埃希菌于 EMB 平板培养 24 小时

3. **复发酵** 将上述染色镜检为革兰阴性杆菌的典型菌落,转种于乳糖蛋白胨培养基中,36℃±1℃ 培养箱中培养 24±2 小时,有产酸产气者,则证实有总大肠菌群存在。

4. **结果报告** 根据证实为总大肠菌群阳性的管数,查最可能数(most probable number, MPN)检索表,报告每 100 mL 中的总大肠菌群 MPN 值,5 管法结果见表 3-3,15 管法结果见表 3-4。所得的结果数值应乘稀释倍数。若所有乳糖发酵管均为阴性时,可报告总大肠菌群未检出。

表 3-3　大肠菌群数检数表

10 mL 水量的阳性管数	大肠菌群数(100 mL 水样)
0	<2.2
1	2.2
2	5.1
3	9.2
4	16.0
5	>16.0

注:接种水样总量 50 mL(5 份 10 mL)。

表 3-4　大肠菌群数检数表

10 mL 水量的阳性管数	1 mL 水量的阳性管数	0.1 mL 水量的阳性管数	大肠菌群数(100 mL 水样)
0	0	0	<2
0	0	1	2
0	0	2	4
0	0	3	5
0	0	4	7
0	0	5	9
0	1	0	2
0	1	1	4
0	1	2	6
0	1	3	7
0	1	4	9
0	1	5	11
0	2	0	4
0	2	1	6
0	2	2	7
0	2	3	9
0	2	4	11
0	2	5	13
0	3	0	6
0	3	1	7
0	3	2	9
0	3	3	11
0	3	4	13
0	3	5	15
0	4	0	8
0	4	1	9
0	4	2	11

10 mL 水量的 阳性管数	1 mL 水量的 阳性管数	0.1 mL 水量的 阳性管数	大肠菌群数 （100 mL 水样）
0	4	3	13
0	4	4	15
0	4	5	17
0	5	0	9
0	5	1	11
0	5	2	13
0	5	3	15
0	5	4	17
0	5	5	19
1	0	0	2
1	0	1	4
1	0	2	6
1	0	3	8
1	0	4	10
1	0	5	12
1	1	0	4
1	1	1	6
1	1	2	8
1	1	3	10
1	1	4	12
1	1	5	14
1	2	0	6
1	2	1	8
1	2	2	10
1	2	3	12
1	2	4	15
1	2	5	17
1	3	0	8
1	3	1	10
1	3	2	12
1	3	3	15
1	3	4	17
1	3	5	19
1	4	0	11
1	4	1	13
1	4	2	15
1	4	3	17
1	4	4	19
1	4	5	22
1	5	0	13
1	5	1	15

续　表

10 mL 水量的 阳性管数	1 mL 水量的 阳性管数	0.1 mL 水量的 阳性管数	大肠菌群数 （100 mL 水样）
1	5	2	17
1	5	3	19
1	5	4	22
1	5	5	24
2	0	0	5
2	0	1	7
2	0	2	9
2	0	3	12
2	0	4	14
2	0	5	16
2	1	0	7
2	1	1	9
2	1	2	12
2	1	3	14
2	1	4	17
2	1	5	19
2	2	0	9
2	2	1	12
2	2	2	14
2	2	3	17
2	2	4	19
2	2	5	22
2	3	0	12
2	3	1	14
2	3	2	17
2	3	3	20
2	3	4	22
2	3	5	25
2	4	0	15
2	4	1	17
2	4	2	20
2	4	3	23
2	4	4	25
2	4	5	28
2	5	0	17
2	5	1	20
2	5	2	23
2	5	3	26
2	5	4	29
2	5	5	32
3	0	0	8
3	0	1	11
3	0	2	13

10 mL 水量的 阳性管数	1 mL 水量的 阳性管数	0.1 mL 水量的 阳性管数	大肠菌群数 （100 mL 水样）
3	0	3	16
3	0	4	20
3	0	5	23
3	1	0	11
3	1	1	14
3	1	2	17
3	1	3	20
3	1	4	23
3	1	5	27
3	2	0	14
3	2	1	17
3	2	2	20
3	2	3	24
3	2	4	27
3	2	5	31
3	3	0	17
3	3	1	21
3	3	2	24
3	3	3	28
3	3	4	32
3	3	5	36
3	4	0	21
3	4	1	24
3	4	2	28
3	4	3	32
3	4	4	36
3	4	5	40
3	5	0	25
3	5	1	29
3	5	2	32
3	5	3	37
3	5	4	41
3	5	5	45
4	0	0	13
4	0	1	17
4	0	2	21
4	0	3	25
4	0	4	30
4	0	5	36
4	1	0	17
4	1	1	21
4	1	2	26

10 mL 水量的 阳性管数	1 mL 水量的 阳性管数	0.1 mL 水量的 阳性管数	大肠菌群数 （100 mL 水样）
4	1	3	31
4	1	4	36
4	1	5	42
4	2	0	22
4	2	1	26
4	2	2	32
4	2	3	38
4	2	4	44
4	2	5	50
4	3	0	27
4	3	1	33
4	3	2	39
4	3	3	45
4	3	4	52
4	3	5	59
4	4	0	34
4	4	1	40
4	4	2	47
4	4	3	54
4	4	4	62
4	4	5	69
4	5	0	41
4	5	1	48
4	5	2	56
4	5	3	64
4	5	4	72
4	5	5	81
5	0	0	23
5	0	1	31
5	0	2	43
5	0	3	58
5	0	4	76
5	0	5	95
5	1	0	33
5	1	1	46
5	1	2	63
5	1	3	84
5	1	4	110
5	1	5	130
5	2	0	49
5	2	1	70

10 mL 水量的 阳性管数	1 mL 水量的 阳性管数	0.1 mL 水量的 阳性管数	大肠菌群数 （100 mL 水样）
5	2	2	94
5	2	3	120
5	2	4	150
5	2	5	180
5	3	0	79
5	3	1	110
5	3	2	140
5	3	3	180
5	3	4	210
5	3	5	250
5	4	0	130
5	4	1	170
5	4	2	220
5	4	3	280
5	4	4	350
5	4	5	430
5	5	0	240
5	5	1	350
5	5	2	540
5	5	3	920
5	5	4	1 600
5	5	5	>1 600

注:接种水样总量 55.5 mL(5 份 10 mL，5 份 1 mL，5 份 0.1 mL)。

(二) 滤膜法

▶实验目的◀

(1) 掌握滤膜法的原理。

(2) 熟悉滤膜法的过程。

(3) 了解其他方法。

▶实验原理◀

滤膜为微孔薄膜,可以处理大量水样,将水样加入放置好滤膜的灭菌滤器中,抽滤后细菌即被截留在薄膜上,然后将其贴于品红亚硫酸钠培养基上进行培养。大肠菌群发酵乳糖后,在滤膜上出现紫红色具有金属光泽的菌落,计数并鉴定典型菌落后,可计算出 1L 水样中含有的总大肠菌群数。此法相较于多管发酵法,检验所用的时间更短。

▶材料与器皿◀

(1) 培养基:品红亚硫酸钠培养基、乳糖蛋白胨培养液(详见附录 18，21)。

(2) 试剂:蒸馏水、革兰染液、生理盐水、镜油。

(3) 仪器设备:培养箱、酒精灯、显微镜。

(4) 器皿与其他材料:培养皿、无齿镊子、锥形瓶、试管、灭菌移液管、小倒管、玻片、接种环、吸水纸、擦镜纸。

▶方法和步骤◀

1. 准备工作

（1）检验滤膜适用性：用滤膜过滤已知大肠菌群悬液，过滤后将滤膜贴于品红亚硫酸钠培养基上，36℃±1℃培养箱内培养16～18小时，应生长出具有大肠菌群典型的菌落。将已过滤的滤液接种于乳糖蛋白胨培养基，经36℃±1℃培养箱内培养24小时，无产酸产气现象，则证实滤膜能够截留全部的大肠菌群，符合使用要求。

（2）滤膜灭菌：将滤膜放入烧杯中，加入蒸馏水后置于沸水浴中煮沸灭菌3次，每次15分钟。前两次煮沸后需要换水洗涤2～3次，以去除滤膜制作过程中的残留物。也可使用灭菌好的滤膜成品。

（3）滤器灭菌：采用121℃（103.4 kPa）压力蒸汽灭菌20分钟，也可使用点燃的乙醇棉球火焰灭菌。

2. 过滤水样　用无菌镊子夹取灭菌滤膜边缘部分，将粗糙面朝上，贴放在已灭菌的滤器上，固定好滤器后，将100 mL水样注入滤器中，打开滤器阀门，在−0.5大气压下进行抽滤。水样滤完后，继续抽气约5秒，关上滤器阀门。

3. 培养　取下滤器，用灭菌镊子夹取滤膜边缘部分，移放在品红亚硫酸钠培养基上，滤膜截留细菌面向上，滤膜应与培养基完全贴合，然后将平板倒置，放入37℃培养箱内培养24±2小时。

4. 结果分析与报告

（1）挑取符合特征的菌落进行革兰染色、镜检：紫红色、具有金属光泽的菌落；深红色、不带或略带金属光泽的菌落；淡红色、中心色较深的菌落。

（2）凡经革兰染色为阴性无芽胞杆菌的，再接种乳糖蛋白胨培养液，于37℃培养24小时，有产酸产气者，则判定为总大肠菌群阳性。

（3）按下式（3-1）计算滤膜上生长的总大肠菌群数，以每100 mL中的总大肠菌群数（CFU/100 mL）报告之。

$$总大肠菌群菌落数（CFU/100\,mL）=\frac{数出的总大肠菌群菌落数\times100}{过滤的水样体积（mL）} \qquad (3-1)$$

（三）其他方法（简略介绍）

1. 酶底物法　利用细菌群组能分解色原底物释放出色原体，使选择性培养基呈现颜色变化，以此来检测水中总大肠菌群的方法。适用于生活饮用水及其水源水中总大肠菌群的检测，同时可检测大肠埃希菌。

2. 一步多管发酵法　大肠菌群类细菌在发育过程中产生琥珀酸脱氢酶，可以还原三本四氮唑（TTC），使之成为红色，导致大肠菌群的菌落呈红色。利用这一现象，计算红色菌落的数目并乘以稀释倍数，即可得出大肠菌群数。

▶注意事项◀

（1）滤膜法中，如水样含菌量较高，可减少过滤水样量或者将水样稀释后再过滤。

（2）水样滤完后，应再用少许灭菌蒸馏水冲洗滤器内壁，以捕获可能残留的细菌。

▶ 思 考 题 ◀

1. 比较多管发酵法和滤膜法测定总大肠菌群的结果,阐述 2 种方法的优缺点和适用对象。

2. 品红亚硫酸钠或伊红亚甲基蓝培养基,是鉴别培养基还是选择性培养基?

四、耐热大肠菌群检测

耐热大肠菌群(thermotolerant coliform bacteria)是大肠菌群中培养温度在 44~45℃的群组,又称粪大肠菌群。作为一种卫生指示菌,耐热大肠菌群的存在,表明样品可能受到了粪便的污染。

(一)多管发酵法

▶ 实验目的 ◀

(1)掌握多管发酵法的原理。

(2)熟悉多管发酵法的过程。

(3)了解其他方法。

▶ 实验原理 ◀

用提高培养温度的方法是将总大肠菌群与耐热大肠菌群区分开来。多管发酵法适用于生活饮用水及水源水中耐热大肠菌群的测定。

▶ 材料与器皿 ◀

(1)培养基:EC 培养基、伊红美蓝培养基(详见附录 20,22)。

(2)试剂:蒸馏水、革兰染液、生理盐水、镜油。

(3)材料:仪器设备:培养箱、酒精灯、显微镜。

(4)器皿与其他材料:培养皿、锥形瓶、试管、灭菌移液管、小倒管、玻片、接种环、吸水纸、擦镜纸。

▶ 方法和步骤 ◀

1. 分离检测　将总大肠菌群乳糖发酵试验中的阳性管(产酸产气),取 1 滴转种于 EC 培养基,置于 44.5℃水浴箱或隔水式恒温培养箱内,培养 24±2 小时,如所有管均不产气,则可报告耐热大肠杆菌群为阴性,如有产气者,则转种于 EMB 平板上,置 44.5℃培养 18~24 小时,一旦平板上出现典型菌落,则证实耐热大肠菌群为阳性。

2. 单独检测　如检测未经氯化消毒的水,且只想检测耐热大肠菌群时,或调查水源水的耐热大肠菌群污染时,可采用多管耐热大肠菌群方法,在第一步初发酵时按照总大肠菌群的方法接种乳糖蛋白胨培养液后,调整培养温度为 44.5℃±0.5℃,接下来的步骤同 1。

3. 结果报告　根据证实为耐热大肠菌群阳性的管数,查 MPN 检数表(表 3-3 和表 3-4),报告每 100 mL 中的耐热大肠菌群 MPN 值。

(二)滤膜法

▶ 实验目的 ◀

(1)掌握滤膜法的原理。

(2)熟悉滤膜法的过程。

(3)了解其他方法。

▶实验原理◀

此法适用于测定生活饮用水及低浊度水源水中的耐热大肠菌群。

▶材料与器皿◀

(1) 培养基:MFC 培养基、EC 培养基、伊红美蓝培养基(详见附录 20,22～23)。

(2) 试剂:蒸馏水、革兰染液、生理盐水。

(3) 材料:培养皿、锥形瓶、试管、灭菌移液管、小倒管、玻片、接种环、吸水纸、镜油、擦镜纸。

(4) 仪器:培养箱(隔水式恒温或恒温水浴)、显微镜。

▶方法和步骤◀

1. **准备工作** 同总大肠菌群滤膜法。

2. **过滤水样** 同总大肠菌群滤膜法。

3. **培养** 取下滤器,用灭菌镊子夹取滤膜边缘部分,移放在 MFC 培养基上,滤膜截留细菌面向上,滤膜应与培养基完全贴合,然后将平板倒置,放入 44.5℃培养箱内培养 24±2 小时。耐热大肠菌群在 MFC 培养基上的菌落为蓝色,非耐热大肠菌群的菌落为灰色至奶油色。将可疑菌落转种至 EC 培养基,44.5℃培养 24±2 小时,如产气则证实为耐热大肠菌群。

4. **结果报告** 计数被证实的耐热大肠菌群落菌落,水中耐热大肠菌群数以 100 mL 水样中耐热大肠菌群菌落形成单位(CFU)表示,见式(3-2):

$$耐热大肠菌群菌落数(CFU/100\,mL) = \frac{计得耐热大肠菌群菌落数 \times 100}{过滤的水样体积(mL)} \quad (3-2)$$

▶注意事项◀

(1) 使用水浴箱培养时,水浴箱中的水面应高于试管中培养基的液面。

(2) 耐热大肠菌群检测,如使用恒温水浴,则需用塑料平皿,将平皿盖紧或用防水胶带封好,将平皿成叠封入塑料袋中,浸入水浴箱中培养。

▶思考题◀

1. 试比较发酵法与滤膜法检测耐热大肠菌群的优缺点。

2. 滤膜法检测耐热大肠菌群时,应注意哪些可能影响结果的因素?

▶课程资源◀

[1] 中国国家标准化委员会. 生活饮用水卫生标准(GB 5749—2006)[M]. 北京:中国标准出版社,2007.

[2] 张朝武. 卫生微生物学[M]. 第 5 版. 北京:人民卫生出版社,2012.

(熊海燕)

实验二 土壤微生物检测

微生物在自然界广泛分布。土壤是微生物生活的大本营之一,土壤中含有大量的微生物,以化能异养型细菌、放线菌和真菌为主。

一、土壤中主要异养菌分离与计数

▶**实验目的**◀

(1) 熟悉土壤微生物样本采集和处理方法。

(2) 掌握土壤中主要异养菌分离与计数。

▶**实验原理**◀

土壤中的微生物是各种不同种类微生物的混合体,根据不同微生物生长繁殖过程中所需要的营养、气体、温度及酸碱度等不同,可以选用不同成分的培养基。在不同温度、通气条件下,对其中的微生物进行分离培养,再通过稀释法或平板划线法进行纯化培养。

▶**材料与器皿**◀

(1) 培养基:牛肉膏蛋白胨琼脂培养基、高氏 1 号琼脂培养基、马丁培养基(详见附录 1,24～25)。

(2) 仪器设备:高压蒸汽灭菌器、恒温培养箱、水浴锅、显微镜、旋涡混匀器、超净工作台等。

(3) 器皿和其他材料:培养皿、接种环、涂布棒、烧杯、试管、量筒等。

▶**方法和步骤**◀

1. 土壤样品的采集与处理　待测地块小于 $50\ m^2$,按对角线 3 点取样;大于 $50\ m^2$,对角线 5 点取样。在选定的采土点,用小铲除去 2 cm 厚表层土,无菌小铲取耕作层 2～20 cm 的土壤约 1 kg,放入无菌纸袋或培养皿中,并按要求记录有关土样的内容,包括编号、采集日期、采集地点等。

采集好的土样最好随即分离,如不能及时检测,可放阴凉通风处暂存;如 8 小时内不能进行检验,应称取 25 g 样品加入等量缓冲甘油-氯化钠溶液,置于低温冰箱冷冻保存。

2. 土壤悬液梯度稀释液　将土样放入消毒过的乳钵中,去除石块、草根等,研磨压碎后,称取 10 g 加入盛有 90 mL 灭菌生理盐水的三角瓶中,振荡 20 分钟,静置 20～30 秒,即为 10^{-1} 稀释液。取上述 10^{-1} 稀释液 1 mL,加入 9 mL 灭菌生理盐水中,充分振荡,制备成 10^{-2} 稀释液。依上述顺序和方法,按 1∶10 梯度稀释至 10^{-3}、10^{-4}、10^{-5}、10^{-6}、10^{-7} 的稀释液备用。所有实验过程必须无菌操作,并反复吹吸 3 次以上混匀。

3. 分离培养　取合适的培养基,编号。每个样本至少检测 3 个稀释度,每个稀释度至少 3 次重复。吸取适当浓度稀释液 0.1 mL 于目的平板。无菌涂布棒将菌液在平板上涂布均匀。细菌一般用 10^{-5}、10^{-6}、10^{-7} 稀释度悬液,培养基用牛肉膏蛋白胨琼脂平板;放线菌一般用 10^{-4}、10^{-5}、10^{-6} 稀释度悬液,培养基用高氏 1 号琼脂平板;真菌采用 10^{-3}、10^{-4}、10^{-5} 稀释度悬液,培养基用马丁培养基。

另取不同培养基,用接种环蘸取 10^{-2} 稀释液于培养基平板上,进行划线分离。

涂布好的牛肉膏蛋白胨培养基 37℃常规培养 1～2 日,涂布好的高氏 1 号培养基 28℃常规培养 5～7 日,涂布好的马丁培养基 28℃常规培养 3～5 日。观察记录结果。

▶**结果记录**◀

观察不同稀释度样品在不同培养基中的生长情况,记录菌落特征。同时挑取单个菌落进行涂片,染色及镜检。同时挑取单个菌落转至斜面培养基,保存备查。

如果菌落过多,则应选择更低稀释度的样本重复上述实验;菌落过少,则应选择更高稀释度的样本重复上述实验。

菌落计数:将实验结果记录在下表中(表 3-5)。选择菌落分散、菌落数适量,且平行样本菌落数接近的稀释度的平板进行计数。细菌和放线菌选择菌落数 30~300 个的平板,真菌选择 10~100 个之间的平板计数。同一稀释度下,对所有平板计数,求得平均值。按公式求得每克土壤中微生物含量,每克样品细菌/放线菌/真菌数量=CM/G。式中:C 为某一稀释度下平板生长的平均菌落数;M 为稀释倍数;G 为土壤样品重量。

表 3-5　菌落计数结果(以细菌为例)

培养基	样品浓度	第一天			第二天			第三天			第四天		
		1	2	3	1	2	3	1	2	3	1	2	3
牛肉膏蛋白胨	10^{-5}												
	10^{-6}												
	10^{-7}												

▶注意事项◀

(1) 严格注意无菌操作。

(2) 正确及时做好标记及保存。

(3) 取单菌落时候注意不要被其他菌落污染。

▶思考题◀

1. 同一稀释度下,菌落数相差太大怎么办?

2. 最大稀释度后菌落数仍然太多或太少怎么办?

▶课程资源◀

[1] 谷康定.卫生微生物学实验[M].北京:科学出版社,2019.

[2] 周长林.微生物学实验与指导[M].第 4 版.北京:中国医药科技出版社,2021.

二、土壤中产气荚膜梭菌检测

▶实验目的◀

(1) 掌握产气荚膜梭菌的生物学特性。

(2) 熟悉产气荚膜梭菌致病特征。

▶实验原理◀

产气荚膜梭菌属于革兰染色阳性粗大梭菌,有荚膜及椭圆形芽胞。分布广泛,是人类气性坏疽及实物中毒的重要病原体。也能引起动物的坏死性肠炎、坏疽性肝炎及肠型坏疽。培养条件适合时,芽胞少见。厌氧但不严格。菌落在血琼脂平板上有双溶血环,糖发酵能力强,牛乳培养基呈暴烈发酵现象。在含亚硫酸盐及铁盐培养基上形成黑色菌落。

▶材料与器皿◀

(1) 培养基:庖肉培养基、胰胨-亚硫酸盐-环丝氨酸琼脂(TSC)、液体硫乙醇酸盐培养基

（FTG）、缓冲动力-硝酸盐培养基、乳糖-明胶培养基、含铁牛乳培养基（详见附录 26～31）。

（2）仪器设备：高压蒸汽灭菌器、恒温培养箱、厌氧培养箱、水浴锅、显微镜、天平、超净工作台等。

（3）器皿和其他材料：培养皿、接种环、涂布棒、烧杯、试管、量筒等。

▶**方法和步骤**◀

具体程序参照《产气荚膜梭菌检验》（GB 4789.13—2012），步骤见图 3-2。

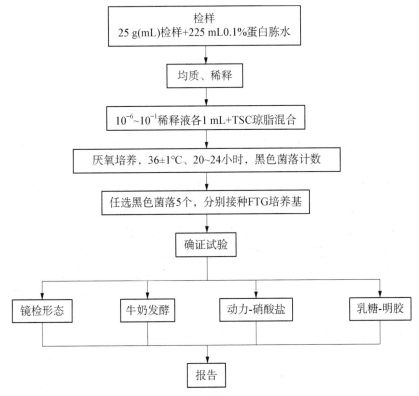

图 3-2　产气荚膜梭菌检测步骤

▶**方法和步骤**◀

1. 土壤样品的采集与处理　待测地块小于 50 m²，按对角线 3 点取样；大于 50 m²，对角线 5 点取样。在选定的采土点，用小铲除去 5 cm 厚表层土，无菌小铲取耕作层 15～20 cm 的土壤，放入无菌纸袋或培养皿中，并按要求记录有关土样的内容，包括编号、采集日期、采集地点等。

样品采集后应尽快检验，若不能及时检验，可在 2～5℃保存；如 8 小时内不能进行检验，应以无菌操作称取 25 g(mL)样品加入等量缓冲甘油-氯化钠溶液（液体样品应加双料），并尽快置于−60℃低温冰箱中冷冻保存或加干冰保存。

以无菌操作称取 25 g(mL)样品放入含有 225 mL 0.1％蛋白胨水（如为冷冻保存样品，室温解冻后，加入 200 mL 0.1％蛋白胨水）的均质袋中，在拍击式均质器上连续均质 1～2 分钟；或置于盛有 225 mL 0.1％蛋白胨水的均质杯中，8 000～10 000 r/min 均质 1～2 分钟,作为 1∶10 稀释液。

以上述 1∶10 稀释液按 1 mL 加 0.1% 蛋白胨水 9 mL 制备 $10^{-6} \sim 10^{-2}$ 的系列稀释液,备用。

2. 培养 吸取各稀释液 1 mL 加入无菌平皿内,每个稀释度做 2 个平行。每个平皿倾注冷却至 50℃ 的 TSC 琼脂(可放置于 50℃±1℃ 恒温水浴箱中保温)15 mL,缓慢旋转平皿,使稀释液和琼脂充分混匀。

上述琼脂平板凝固后,再加 10 mL 冷却至 50℃ 的 TSC 琼脂(可放置于 50℃±1℃ 恒温水浴箱中保温)均匀覆盖平板表层。

待琼脂凝固后,正置于厌氧培养装置内,36℃±1℃ 培养 20~24 小时,典型的产气荚膜梭菌在 TSC 琼脂平板上为黑色菌落。

3. 确证实验 从单个平板上任选 5 个(小于 5 个全选)黑色菌落,分别接种到 FTG 培养基,36℃±1℃ 培养 18~24 小时。

用上述培养液涂片,革兰染色镜检并观察其纯度。如果培养液不纯,应划线接种 TSC 琼脂平板进行分纯,36℃±1℃ 厌氧培养 20~24 小时,挑取单个典型黑色菌落接种到 FTG 培养基,36℃±1℃ 培养 18~24 小时,用于后续的确证试验。

取生长旺盛的 FTG 培养液 1 mL 接种于含铁牛乳培养基,46℃±0.5℃ 水浴中培养 2 小时后,每小时观察一次有无"暴烈发酵"现象,该现象的特点是乳凝结物破碎后快速形成海绵样物质,通常会上升到培养基表面。5 小时内不发酵者为阴性。

用接种针取 FTG 培养液穿刺接种缓冲动力-硝酸盐培养基,36℃±1℃ 培养 24 小时。在透射光下检查细菌沿穿刺线的生长情况,判定有无动力。然后滴加 0.5 mL 试剂甲和 0.2 mL 试剂乙以检查亚硝酸盐的存在。产气荚膜梭菌无动力,能将硝酸盐还原为亚硝酸盐。

用接种针取 FTG 培养液穿刺接种乳糖-明胶培养基,36℃±1℃ 培养 24 小时,观察结果。将试管于 5℃ 左右放置 1 小时,检查明胶液化情况。如果培养基是固态,36℃±1℃ 再培养 24 小时,重复检查明胶是否液化。产气荚膜梭菌能发酵乳糖,使明胶液化。

▶ 结果记录 ◀

1. 典型菌落计数 选取典型菌落数在 20 CFU~200 CFU 之间的平板,计数典型菌落数。如果:①只有一个稀释度平板的典型菌落数在 20 CFU~200 CFU 之间,计数该稀释度平板上的典型菌落;②最低稀释度平板的典型菌落数均小于 20 CFU,计数该稀释度平板上的典型菌落;③某一稀释度平板的典型菌落数均大于 200 CFU,但下一稀释度平板上没有典型菌落,应计数该稀释度平板上的典型菌落;④某一稀释度平板的典型菌落数均大于 200 CFU,且下一稀释度平板上有典型菌落,但其平板上的典型菌落数不在 20 CFU~200 CFU 之间,应计数该稀释度平板上的典型菌落;⑤2 个连续稀释度平板的典型菌落数均在 20 CFU~200 CFU 之间,分别计数 2 个稀释度平板上的典型菌落。

2. 结果计算 计数结果按公式(3-3)计算:

$$T = \frac{\sum \left(A \dfrac{B}{C} \right)}{(n_1 + 0.1 n_2) d} \tag{3-3}$$

式中:T 为样品中产气荚膜梭菌的菌落数;A 为单个平板上典型菌落数;B 为单个平板上经确证试验为产气荚膜梭菌的菌落数;C 为单个平板上用于确证试验的菌落数;n_1 为第一稀释度(低稀释倍数)经确证试验有产气荚膜梭菌的平板个数;n_2 为第二稀释度(高稀释倍数)经确证试验有产气荚膜梭菌的平板个数;0.1 为稀释系数;d 为稀释因子(第一稀释度)。

3. 报告 根据 TSC 琼脂平板上产气荚膜梭菌的典型菌落数,按照上述公式计算,报告每 g(mL)样品中产气荚膜梭菌数,报告单位以 CFU/g(mL)表示;如 T 值为 0,则以小于 1 乘以最低稀释倍数报告。

▶ **注意事项** ◀

(1)严格注意无菌操作。

(2)正确及时做好标记及保存。

(3)尽量缩短样本及细菌在空气中暴露的时间。

▶ **思 考 题** ◀

1. 产气荚膜梭菌形态特征是什么?

2. 如何进行产气荚膜梭菌确证实验?

▶ **课程资源** ◀

[1] 谷康定. 卫生微生物学实验[M]. 北京:科学出版社,2019.

[2] 周长林. 微生物学实验与指导[M]. 第 4 版. 北京:中国医药科技出版社,2021.

(祁小飞)

实验三 空气微生物检测

空气微生物不仅参与空气中一系列物理、化学过程,同时也与疾病传播及人类健康息息相关,如流感病毒、军团菌等病原微生物可通过空气中的飞沫或气溶胶传播,通过呼吸道侵入人体,引起传染性疾病在人群中的快速扩散,真菌孢子及其菌丝是空气中过敏原的主要组分之一。空气微生物的采集与检测是了解空气污染状况、评价空气质量的重要内容。生物气溶胶采样中的关键问题是如何保持微生物的活性,因此空气微生物的检测需要选用恰当的空气微生物采集装置,从空气中捕获携带微生物的粒子。

一、公共场所空气中细菌总数测定(自然沉降法)

▶ **实验目的** ◀

(1)掌握自然沉降法采样原理和方法。

(2)掌握公共场所空气中微生物自然沉降法采样点布置的基本要求。

▶ **实验原理** ◀

将营养琼脂平板暴露在空气中,在一定时间内,所处区域的空气中微生物及微生物气溶胶粒子在重力作用下以垂直的自然沉降方式沉降到营养琼脂培养基上,经实验室培养后得到菌落数,以每培养皿中的菌落形成单位(CFU/皿)表示空气中的细菌总数。

▶材料与器皿◀

（1）培养基：营养琼脂平皿（φ90 mm）（详见附录1）。

（2）试剂：蒸馏水。

（3）仪器设备：高压蒸汽灭菌器、温湿度计与气压表、恒温培养箱、天平、冰箱。

（4）器皿与其他材料：采样支架、无菌方巾（50 cm×50 cm）、采样袋、个人防护装备（工作服、一次性医用口罩、一次性帽子、无菌手套）。

▶方法和步骤◀

1. 采样点的布点与选择

（1）采样点数量：室内面积不足 50 m² 的设置 3 个采样点，50 m² 以上的设置 5 个采样点。

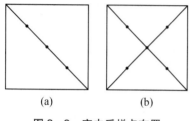

图 3-3　室内采样点布置

(a)3 个采样点；(b)5 个采样点

（2）采样点按均匀布点原则布置：①室内 3 个采样点的设置在室内对角线四等分的 3 个等分点上［图 3-3（a）］；②5 个采样点的设置按梅花状布点［图 3-3(b)］。

（3）采样点距离地面高度 1.2～1.5 m，与墙壁间距离不得小于 1 m。

（4）采样点应避开通风口、通风道等。

2. 采样环境条件　采样时关闭门窗 15～30 分钟，记录室内人员数量、温湿度与天气状况等。

3. 采样方法　采样操作流程见图 3-4。

（1）采样前，做好采样支架安置、采样操作记录等的准备工作；记录室内人员数量，现场采样应有 2 人以上参加；采用温湿度计、气压表测量室内温度、湿度、气压等。

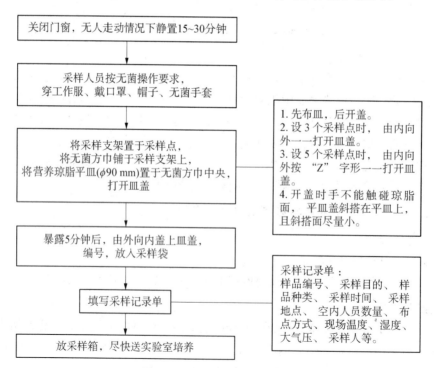

图 3-4　自然沉降法操作流程

（2）关闭检测的公共场所的所有门窗，无人走动情况下静置 15～30 分钟；采样人员按无菌操作要求穿戴好工作服、口罩、帽子、无菌手套。

（3）将采样支架置于采样点，打开无菌方巾铺于采样支架上，将营养琼脂平皿（φ90 mm）琼脂面朝上，放置于无菌方巾中央，各采样点由内向外一一打开皿盖，暴露 5 分钟后，由外向内盖上皿盖；做好编号，放入采样袋，平皿倒置，装入采样箱；填写采样记录单。

4. 实验室细菌总数检测

将采集细菌后的营养琼脂平皿倒置，置 35～37℃培养 48 小时后，进行菌落计数。

▶ **结果记录** ◀

计数每块平板上生长的菌落数，求出全部采样点的平均菌落数，检验结果以每平皿的菌落形成单位（CFU/皿）报告。

▶ **注意事项** ◀

（1）温湿度计、气压表等仪器需通过计量检定，如果不在计量检定有效期内，需及时更换。

（2）采样全过程应严格遵守无菌操作规范。

二、公共场所空气中 β-溶血性链球菌测定（固体撞击法）

▶ **实验目的** ◀

（1）掌握固体撞击法采样原理和方法。

（2）熟悉固体撞击法空气微生物采样器的使用。

（3）掌握公共场所空气中微生物固体撞击法采样点布置的基本要求。

（4）熟悉空气中溶血性链球菌检测的主要步骤和方法。

▶ **实验原理** ◀

利用固体撞击式采样器，以每分钟恒定气流量，使空气通过狭小喷嘴，使空气和悬浮于空气中的微生物气溶胶粒子形成高速气流，在离开喷嘴时气流射向血琼脂平板固体采集面，气体沿采集面拐弯离开，微生物气溶胶粒子则按惯性继续直线前进，撞击并黏附于血琼脂平板固体采集面上被捕获。

单级撞击式采样器将空气中不同粒径的微生物气溶胶粒子撞击于一个血琼脂平板固体采集面，只能测定空气中细菌浓度，经实验室培养后得到菌落数，以每立方米空气中的菌落形成单位（CFU/m³）表示；多级撞击式采样器将空气中不同粒径的微生物气溶胶粒子采集于不同的血琼脂平板固体采集面上，可测定空气中微生物的浓度，也可了解微生物气溶胶粒子的大小分布情况。

▶ **材料与器皿** ◀

（1）培养基：血琼脂平皿（φ90 mm）（详见附录 32）。

（2）试剂：蒸馏水、革兰染色液（详见附录 33～35）。

（3）仪器设备：六级筛孔撞击式微生物采样器（含三脚架）、采样操作平台（如小型推车）、高压蒸汽灭菌器、光学显微镜、温湿度计与气压表、恒温培箱、天平、冰。

（4）器皿与其他材料：采样支架、无菌方巾（50 cm×50 cm）、采样袋、个人防护装备（工作服、一次性医用口罩、一次性帽子、无菌手套、5%乙醇棉球/棉片）。

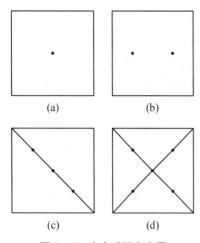

图 3-5　室内采样点布置

(a) 1 个采样点　(b) 2 个采样点　(c) 3 个采样点　(d) 5 个采样点

▶**方法和步骤**◀

1. 采样点的布点与选择

(1) 室内面积不足 50 m² 的设置 1 个采样点，50～200 m² 的设置 2 个采样点，200 m² 以上的设置 3～5 个采样点。

(2) 采样点按均匀布点原则布置：①室内 1 个采样点的设置在中央[图 3-5(a)]；②2 个采样点的设置在室内对称点上[图 3-5(b)]；③3 个采样点的设置在室内对角线四等分的 3 个等分点上[图 3-5(c)]；④5 个采样点的设置按梅花状布点[图 3-5(d)]；⑤其他的按均匀布点原则布置。

(3) 采样点距离地面高度 1.2～1.5 m，与墙壁间距离不得小于 1 m。

(4) 采样点应避开通风口、通风道等。

2. 采样环境条件　采样时关闭门窗 15～30 分钟，记录室内人员数量、温湿度与天气状况等。

3. 采样方法

(1) 采用六级筛孔撞击式微生物采样器，整体仪器由采样头、抽气泵、流量计、橡胶连接管以及采样用平皿组成(图 3-6)。采样头由 6 个带有微细孔眼的金属撞击圆盘组成，盘下

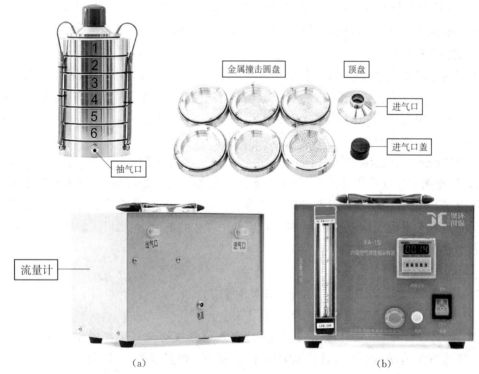

图 3-6　六级筛孔撞击式微生物采样器

(a) 采样头　(b) 主机(流量计、计时器)

放置营养琼脂平皿(无平皿盖),每个圆盘有 400 个环型排列小孔,由上到下孔径逐级减小,气流速度由此逐级增大,将微生物气溶胶粒子逐级撞击在采样用平皿上。

(2)六级筛孔撞击式微生物采样器工作环境温度为 0～40℃,相对湿度为 20％～95％。采样前,安置采样操作平台于采样点,做好三脚架高度调整、仪器设备调试、采样操作记录等的准备工作;记录室内人员数量,现场采样应有 2 人以上参加;采用温湿度计、气压表测量室内温度、湿度、气压等。

(3)进行仪器流量校正,其操作步骤如下(图 3-7)。

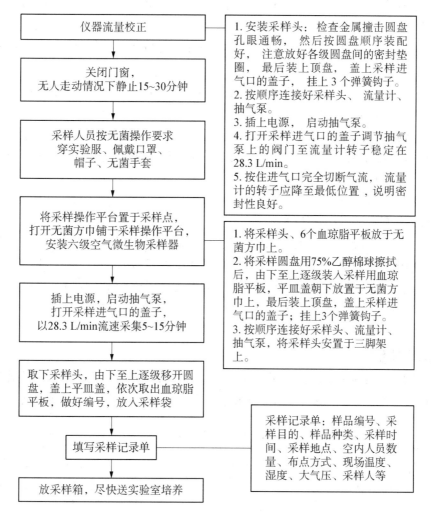

图 3-7 固体撞击法操作流程

1)安装采样头:检查并确定 6 个金属撞击圆盘孔眼通畅,然后按圆盘顺序装配好(由上到下圆盘编号依次为 1、2、3、4、5、6),注意放好各级圆盘间的密封垫圈,最后装上顶盘,盖上采样进气口的盖子,将底座(设有抽气口)上 3 个弹簧钩子挂在顶盘上对应的凹口。

2)按顺序连接好采样头、流量计、抽气泵,抽气泵常与流量计组合成主机,用橡胶连接管连接采样头抽气口和主机进气口即可。

3）插上电源,启动抽气泵。

4）打开采样进气口的盖子,调节抽气泵上的阀门,直到流量计的转子稳定在 28.3 L/min。

5）按住采样头上方的进气口,完全切断气流,此时流量计的转子应降至最低位置,说明密封性良好,标定流量正确,否则应重新装配再校正。

（4）关闭检测的公共场所的所有门窗,无人走动情况下静置 15～30 分钟;采样人员按无菌操作要求穿戴好工作服、口罩、帽子、无菌手套。

（5）打开无菌方巾铺于采样操作平台,将采样头、6 个制备好的血琼脂平板放于无菌方巾上,将采样圆盘用 75％乙醇棉球擦拭后,由下至上逐级装入采样用血琼脂平板,打开的平皿盖朝下放置于无菌方巾上;注意放好各级圆盘间的密封垫圈,最后装上顶盘,盖上采样进气口的盖子;挂上 3 个弹簧钩子;按顺序连接好采样头、流量计、抽气泵,将采样头安置于三脚架上。

（6）插上电源,启动抽气泵,打开采样进气口的盖子,以 28.3 L/min 流量采集 5～15 分钟(采样时间根据空气环境的污染程度而定)。

（7）使用撞击式微生物采样器采集结束后,从三脚架上取下采样头,取下弹簧钩子,由下至上逐级移开圆盘,盖上平皿盖,依次取出血琼脂平板,做好编号,放入采样袋,平皿倒置,装入采样箱;填写采样记录单。

4. 实验室细菌总数检测

（1）将采集后的血琼脂平板倒置,置 35～37℃培养 48 小时后。

（2）结果观察:在血琼脂平板上形成呈灰白色、表面突起、直径为 0.5～0.7 mm 的细小菌落,菌落透明或半透明,表面光滑有乳光。菌落周围有明显的 2～4 mm 界限分明、完全透明的无色溶血环;镜检为革兰阳性无芽胞球菌,圆形或卵圆形,呈链状排列,受培养与操作条件影响,链的长度在 4～8 个细菌至几十个细胞之间。符合上述特征的菌落为 β-溶血性链球菌。

▶ **结果记录** ◀

1. 采样点 β-溶血性链球菌结果计算　菌落计数,记录结果(表 3-6)并根据采气体积换算成 CFU/m³(每立方米空气中菌落形成单位),采气体积＝流量×采集时间。

表 3-6　结果记录表

6 级筛板		采气体积		β-溶血性链球菌	
捕获粒子范围	采集流量/(L/min)	采集时间/min	菌落数/CFU	浓度/(CFU/m³)	
第一级	>7.0 μm				
第二级	4.7～7.0 μm				
第三级	3.3～4.7 μm				
第四级	2.1～3.3 μm				
第五级	1.1～2.1 μm				
第六级	0.65～1.1 μm				

2. 一个区域 β-溶血性链球菌测定结果　一个区域空气中细菌总数的测定结果按该区

域全部采样点中细菌总数测定值中的最大值给出。

▶注意事项◀

（1）六级筛孔撞击式微生物采样器流量应校准,误差＞5％的采样器应暂停使用,需要检查维修、排除故障,并重新经计量部门检定。

（2）温湿度计、气压表等仪器需通过计量检定,如果不在计量检定有效期内,需及时更换。

（3）采样全过程应严格遵守无菌操作规范。

三、公共场所空气中嗜肺军团菌检测

▶实验目的◀

（1）掌握液体冲击法采样原理和方法。

（2）熟悉液体冲击法空气微生物采样器的使用。

（3）掌握公共场所空气中微生物固体撞击法采样点布置的基本要求。

（4）熟悉公共场所空气中嗜肺军团菌检测的主要步骤和方法。

▶实验原理◀

本实验所用生物气溶胶采样器采集原理是气旋法加液体冲击法。液体冲击法是利用喷射气流的方式将空气中的微生物粒子收集在小体积的液体中。应用此原理典型的代表是全玻璃液体冲击式采样器(all-glass-impinger,AGI),AGI采样介质具有缓冲作用,采样方式温和,能够更好地保存病毒粒子的活性,主要包括 AGI-30 和 AGI-4 这 2 种主要类型,其冲击距离分别为 30 mm 和 4 mm,AGI-30 是国际空气生物学会议推荐使用的采样器。BioSampler 采样装置工作原理类似 AGI,区别在于其有 3 个切线式弯度的喷嘴头,运用了旋转液体方法,可减低粒状物胶合,并降低了所捕获粒子再次气溶胶化、降低微粒回弹,可提高捕集效率。气旋法利用微生物粒子在气流旋转过程中的离心力,将微生物从气流中分离并捕集于采样介质中。

▶材料与器皿◀

（1）培养基:GVPC 琼脂平板(φ90 mm)、BCYE 琼脂平板(φ90 mm)、BCYE-CYE 琼脂平板(φ90 mm)、GVPC 液体培养基(详见附录 36)。

（2）试剂:酵母提取液、盐酸氯化钾溶液、氢氧化钾溶液(1 mol/L)、革兰染色液、军团菌分型血清试剂(详见附录 33～35,37～38)。

（3）仪器设备:便携式采样器(带转接头、采样流量≥100 L/min、对于 0.5 μm 以上粒子的捕集效率≥90％)、气溶胶采样头、采样操作平台(如小型推车)、高压蒸汽灭菌器、二氧化碳培养箱、漩涡振荡器、普通光学显微镜、荧光显微镜、水浴箱、温湿度计与气压表。

（4）器皿与其他材料:移液器、一次性移液管(5 mL)、马尿酸盐生化反应管、无菌含滤芯加样头、冻存管(2 mL)、紫外灯、个人防护装备(工作服、一次性医用口罩、一次性帽子、一次性手套)。

▶方法和步骤◀

1. 采样点的布点与选择

（1）室内面积不足 50 m^2 的设置 1 个采样点,50～200 m^2 的设置 2 个采样点,200 m^2 以上的设置 3～5 个采样点。

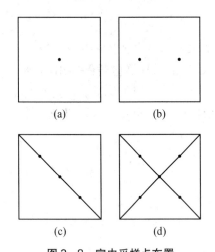

图 3-8 室内采样点布置

(a) 1 个采样点　(b) 2 个采样点　(c) 3 个采样点　(d) 5 个采样点

（2）采样点按均匀布点原则布置：①室内 1 个采样点的设置在中央[3-8(a)]；②2 个采样点的设置在室内对称点上[图 3-8(b)]；③3 个采样点设置在室内对角线四等分的 3 个等分点上[图 3-8(c)]；④5 个采样点的设置按梅花状布点[图 3-8(d)]；⑤其他的按均匀布点原则布置。

（3）采样点距离地面高度 1.2～1.5 m，与墙壁间距离不得小于 1 m。

（4）采样点应避开通风口、通风道等。

2. 采样方法

（1）采用大流量生物气溶胶采样系统（图 3-9），由便携式采样器、软质橡胶转接头、生物气溶胶采集头组成。便携式采样器采样流量大、时间短，可在短时间内实现特定场所的生物气溶胶富集；适用于公共场所开展大流量生物气溶胶采集。

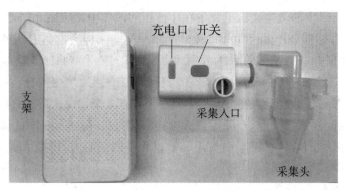

图 3-9 大流量生物气溶胶采样系统各组成部分

（2）采样前准备：

1）做好便携式采样器充电：采用 USB mini 接口充电，充电时显示指示灯为红色，充电完成为绿色，充电后累计运行时间约为 40 分钟。

2）检查采样系统是否完整，连接处是否密封良好。

（3）采样前，安置采样操作平台于采样点，做好仪器设备调试、采样操作记录等的准备工作；记录室内人员数量，现场采样应有 2 人以上参加；采用温湿度计、气压表测量室内温度、湿度、气压等。

（4）打开无菌方巾铺于采样操作平台，在操作平台取采集液 1GVPC 液体培养基 3 mL 加入气溶胶采集头，然后用吸管加入矿物油 1～2 滴；将加好采集液的气溶胶采集头通过软质橡胶转接头装接到便携式采样器上，检查连接的密封性。

（5）点按便携式采样器侧壁的白色按钮启动电源，开始采集气溶胶样本并计时。

（6）每个气溶胶样品采气体积为 1～2 m³，根据便携式采样器采样流量估算，采集 10 分钟后，再次点按便携式采样器侧壁的白色按钮，停止采样。

（7）取下气溶胶采集头，分离采集头上下两部分，转移富集在采集液中的生物气溶胶样品分装到冻存管中，做好编号，放入采样袋，装入采样箱中。

（8）取采集液 2 酵母提取液 3 mL 加入新的气溶胶采集头，然后用吸管加入矿物油 1～2 滴，在相同的采样点重复上述步骤。

（9）采集的样品不必冷冻，但要避光和防止受热，4 小时内送实验室检验。

3. 实验室检测

（1）样品的酸处理：对采样后含生物气溶胶的 GVPC 液体培养基、酵母提取液样品各取 1 mL，分别加入盐酸氯化钾溶液充分混合，调整 pH 值至 2.2，静置 15 分钟。

（2）样品的接种：在酸处理后的 2 种样品中分别加入 1 mol/L 氢氧化钾溶液，中和至 pH 值为 6.9，各取悬液 0.2～0.3 mL 分别接种 GVPC 平板。

（3）样品的培养：将接种后的 GVPC 平板置于 5% CO_2、35～37℃ 的二氧化碳培养箱中，孵育 10 天，从孵育第 3 天开始观察菌落。

（4）菌落观察：军团菌的菌落颜色多样，通常呈白色、灰色、蓝色或紫色，也能显深褐色、灰绿色、深红色；菌落整齐，表面光滑，呈典型毛玻璃状，在紫外灯下，部分菌落有荧光。

（5）菌落验证：从平皿上挑取 2 个可疑菌落，接种 BCYE 琼脂平板和 L-半光氨酸缺失的 CYE 琼脂平板，5% CO_2、35～37℃ 培养 2 天，凡在 BCYE 琼脂平板上生长而在 L-半光氨酸缺失的 BCYE 琼脂平板不生长的为军团菌菌落。

（6）菌型确定：进行生化培养与血清学实验确定嗜肺军团菌。

1）生化培养：氧化酶（－/弱＋），硝酸盐还原（－），尿素酶（－），明胶液化（＋），水解马尿酸。

2）血清学实验：用嗜肺军团菌诊断血清，进行分型。

▶**结果记录**◀

（1）采样点测定结果：2 种采样吸收液中至少有一种采集液培养出嗜肺军团菌，即为该采样点嗜肺军团菌阳性。

（2）一个区域测定结果：一个区域中任意一个采样点嗜肺军团菌阳性，即该区域空气中嗜肺军团菌的测定结果为阳性。

▶**注意事项**◀

（1）温湿度计、气压表等仪器需通过计量检定，如果不在计量检定有效期内，需及时更换。

（2）采样全过程应严格遵守无菌操作规范。

（3）单次样品采集时间不可超过 10 分钟。

▶**思　考　题**◀

1. 假设你将对某宾馆开展空气卫生状况监测（空气微生物），需要做哪些前期准备？

2. 如果由你对学生宿舍开展空气卫生状况监测（空气微生物），请自行设定监测目的，并据此设计采样环节。

▶**课程资源**◀

[1] 中国标准出版社. 公共场所卫生检验方法：空气环境（GB/T 18204.3—2013）

[M].北京:中国标准出版社,2013.

[2] 吴彦,王旭初,王兵,等.空气中流感病毒气溶胶采样技术研究进展[J].中国卫生检验杂志,2019,29(11):1406—1408.

[3] 王建明,倪春辉.公共卫生实践技能[M].北京:人民卫生出版社,2021.

（蒋露芳　熊海燕）

实验四　食品微生物检测

近年来,随着我国食品生产、加工技术的迅猛发展,多样化的食品不断流向市场,与此同时食品安全事故频发。食品污染一大部分是由微生物污染造成的,食品中常见的微生物有细菌、病毒、酵母、霉菌和寄生虫等,其中,细菌性食物中毒占食物中毒总数的 50% 左右,以胃肠道症状为主,常伴有发热。相对于化学性食物中毒,细菌性食物中毒潜伏期长,有明显季节性,好发于气温、湿度较高的夏秋季,常为集体突然暴发,发病率高,病死率低。常见的细菌性食物中毒的病原菌有沙门菌、葡萄球菌、副溶血弧菌、肉毒梭菌、致病性大肠埃希菌等。

食品安全关系到广大人民群众的身体健康和生命安全,已成为衡量人民生活质量、社会管理水平和国家法制建设的一个重要方面。随着食品安全问题日趋严峻,我国正在不断加强食品安全的管理与控制,建立相关法律、法规。此外,食品加工企业也要自觉遵守并提高杀菌效率,从根源上杜绝食品安全事故发生。此外,对食品中微生物的检验技术存在的问题必须重视,提高检测技术水平,高效地完成检测工作,为广大消费者提供安全保障。

一、样品采集与处理

▶实验目的◀

（1）掌握食品的采样原则,设计适合的采样方案。

（2）熟悉各类食品的采样及处理的过程和方法。

（3）了解食品的采样和处理对检测结果的重要性。

▶实验原理◀

根据检验目的、食品特点、批量、检验方法、微生物危害程度等确定采样适合的方法。采用随机原则进行采样,确保所采集的样品具有代表性。采样过程严格执行无菌操作程序,防止一切可能的外来微生物造成样品污染。在保存和运输的过程中,采取必要措施防止样品中原有微生物数量发生变化,保持样品原有状态。

▶材料与器皿◀

（1）仪器设备:天平、高压灭菌锅、过滤除菌装置、超净工作台、pH 计、pH 试纸、均质器(剪切式或拍打式均质器)、均质袋、离心机、移液器、恒温培养箱、恒温水浴锅、显微镜、放大镜、游标卡尺、冰箱、冷冻柜、生物安全柜、菌采样容器、棉签、涂抹棒、采样规格板、转运管等。

（2）器皿和其他材料：平皿、锥形瓶、微孔板、广口瓶、量筒、玻棒及 L 形玻棒、记号笔、接种环(针)、酒精灯、镊子、剪刀、药匙、消毒棉球、硅胶(棉)塞、吸管、吸球、试管等。

▶ **方法和步骤** ◀

1. 采样原则　样品的采集应遵循随机性、代表性的原则，采样过程严格按照无菌操作程序，尽可能防止一切可能的外来污染。

2. 采样方案

（1）根据检验目的、食品特点、批量、检验方法、微生物的危害程度等确定采样方案。

（2）采样方案分为二级和三级采样方案。二级采样方案设有 n、c 和 m 值，三级采样方案设有 n、c、m 和 M 值。

n：同一批次产品应采集的样品件数。

c：最大可允许超出 m 值的样品数。

m：微生物指标可接受水平限量值(三级采样方案)或最高安全限量值(二级采样方案)。

M：微生物指标的最高安全限量值。

注 1：按照二级采样方案设定的指标，在 n 个样品中，允许有小于或等于 c 个样品相应的微生物指标检验值大于 m 值。按照三级采样方案设定的指标，在 n 个样品中，允许全部样品中相应微生物指标检验值小于或等于 m 值；允许有小于或等于 c 个样品相应的微生物指标检验值在 m 值和 M 值之间；不允许有样品相应的微生物指标检验值大于 M 值。

例如，$n=5$，$c=2$，$m=100\,CFU/g$，$M=1\,000\,CFU/g$。含义是从一批产品中采集 5 个样品，若 5 个样品的检验结果均小于或等于 m 值($\leqslant100\,CFU/g$)，则这种情况是允许的。若小于等于 2 个样品的结果(X)位于 m 值和 M 值之间($100\,CFU/g<X\leqslant1\,000\,CFU/g$)，则这种情况也是允许的。若有 3 个及以上样品的检验结果位于 m 值和 M 值之间，则这种情况是不允许的。若有任一样品的检验结果大于 M 值($>1\,000\,CFU/g$)，则这种情况也是不允许的。

（3）各类食品的采样方案按食品安全相关标准的规定执行。

（4）食品安全事故中食品样品的采集。

1）由批量生产加工的食品污染导致的食品安全事故，食品样品的采集和判定原则按（2）和（3）执行，重点采集同批次食品样品。

2）由餐饮单位或家庭烹调加工的食品导致的食品安全事故，重点采集现场剩余食品样品，以满足食品安全事故病因判定和病原确证的要求。

3. 各类食品的采样方法

（1）预包装食品：

1）应采集相同批次、独立包装、适量件数的食品样品，每件样品的采样量应满足微生物指标检验的要求。

2）独立包装≤1 000 g 的固态食品或≤1 000 mL 的液态食品，取相同批次的包装。

3）独立包装>1 000 mL 的液态食品，应在采样前摇动或用无菌棒搅拌液体，达到均质后采集适量样品放入同一个无菌采样容器内作为一件食品样品，若>1 000 g 的固态食品，应用无菌采样器从同一包装的不同部位分别采集适量样品，放入同一个无菌采样容器内作为一份食品样品。

（2）散装食品或现场制作食品：用无菌采样工具从 n 个不同部位现场采集样品，放入 n 个无菌采样容器内作为 n 件食品样品。每件样品的采样量应满足微生物指标检验单位的要求。

4. 采集样品的标记 应对采集的样品进行及时、准确的记录和标记，其内容包括采样人、采样地点、采样时间、样品名称、来源、批号、数量、保存条件等信息。

5. 采集样品的贮存和运输 应尽快将样品送往实验室检测，在运输过程中需保持样品完整，应在接近原有贮存温度下贮存样品，或采取必要措施防止样品中微生物数量的变化。

6. 采集样品的检验

（1）样品处理：实验室接到送检样品后应认真核对登记，确保样品相关信息完整并符合检验要求，并按要求尽快检验。若不能及时检验，需采取必要的措施防止样品中原有微生物因客观条件的干扰发生变化。各类食品样品处理应按相关食品安全标准检验方法规定执行。

（2）样品检验：按食品安全相关标准的规定进行检验。

7. 生物安全与质量控制

（1）实验室生物安全要求应符合 GB 19489 的规定。

（2）质量控制：实验室应根据需要设置阳性对照、阴性对照和空白对照，定期对检验过程进行质量控制，定期对实验人员进行技术考核。

▶ **结果记录** ◀

（1）采样后，立即对样本进行准确记录和标记，内容应包括采样人、采样地点、采样时间、样品名称、来源、批号、数量、保存条件等信息。

（2）实验室检验过程中应即时、客观地记录观察到的现象、结果和数据等信息。按照检验方法中规定的要求，准确、客观地报告检验结果。

▶ **注意事项** ◀

（1）采集、运送和保存的过程中要防止一切外来因素的污染。

（2）检验结果报告后，被检样品方能处理。

（3）检出致病菌的样品要经过无害化处理。

（4）检验结果报告后，剩余样品和同批产品不进行微生物项目的复检。

▶ **思考题** ◀

1. 食物样品采样原则有哪些？在采样过程中需要注意些什么？

2. 食品污染的种类和来源有哪些？

▶ **课程资源** ◀

[1] 许雅欣，宋明翰，高敏，等.我国食品安全满意度调查研究流程、现存问题和改善措施[J].食品安全质量检测学报，2018，9(9)：2223—2230.

[2] 陈斌洪，陈敏，陆琳瑜，等.探索运用社会共治模式进行食品安全监管[J].中国卫生法制，2020，28(2)：75—77.

[3] 姬莉莉，闫雪.食品中微生物限量要求及检测技术发展趋势[J].食品安全质量检测学报，2021，12(2)：459—465.

［4］国家食品药品监督管理总局科技和标准司.微生物检验方法食品安全国家标准实操指南［M］.北京：中国医药科技出版社，2017.

［5］吕京.GB 19489—2008 实验室生物安全通用要求理解与实施［M］.北京：中国标准出版社，2010.

［6］崔富强.卫生微生物学教程［M］.北京：北京大学医学出版社，2020.

二、食品中沙门菌和志贺菌的检测

（一）食品中沙门菌的检测

▶实验目的◀

（1）熟悉食品中沙门菌的检测原理。

（2）掌握食品中沙门菌的检测方法和步骤以及结果判定。

▶实验原理◀

沙门菌是一种肠道致病菌，分布广泛，血清型多，是引起细菌性食物中毒的常见菌，在我国内陆地区，由沙门菌引起的食物中毒屡居首位。沙门菌大小一般为$(0.7～1.5)\mu m×(2.0～5.0)\mu m$，无芽胞，除鸡沙门菌外都有周身鞭毛，能运动，多数有菌毛，营养要求不高。不液化明胶、不分解尿素、不产生吲哚、不发酵乳糖和蔗糖，能发酵葡萄糖、甘露醇、麦芽糖和卫芽糖，大多产酸产气，少数只产酸不产气，VP 试验呈阴性。抗原主要由 O 抗原和 H 抗原组成，部分菌株有类似大肠杆菌 K 抗原的表面抗原与细菌的毒力有关，故称 Vi 抗原。可根据沙门菌的生物学特性，通过预增菌、增菌、分离、生化实验、血清学鉴定、血清学分型实现对沙门菌的分离及鉴定。

▶材料与器皿◀

1. 培养基　缓冲蛋白胨水（BPW）、四硫磺酸钠煌绿（TTB）增菌液、亚硒酸盐胱氨酸（SC）增菌液、亚硫酸铋（BS）琼脂、HE 琼脂、木糖赖氨酸脱氧胆盐（XLD）琼脂、沙门菌属显色培养基、三糖铁（TSI）琼脂、蛋白胨水、靛基质试剂、尿素琼脂（pH7.2）、氰化钾（KCN）培养基、赖氨酸脱羧酶试验培养基、糖发酵管、邻硝基酚 β-D 半乳糖苷（ONPG）培养基、半固体琼脂、丙二酸钠培养基、沙门菌 O、H 和 Vi 诊断血清、生化鉴定试剂盒（详见附录 2，6～7，11～12，39～46，53～54）。

2. 仪器设备　冰箱（2～5℃）、恒温培养箱（36±1℃；42±1℃）、均质器、振荡器、电子天平（感量 0.1 g）、全自动微生物生化鉴定系统。

3. 器皿和其他材料　无菌锥形瓶（容量 500 mL；250 mL）、无菌吸管（1 mL 具 0.01 mL刻度；10 mL 具 0.1 mL 刻度）或微量移液器及吸头、无菌培养皿（直径 60 mm；90 mm）、无菌试管（3 mm×50 mm；10 mm×75 mm）、pH 计或 pH 比色管或精密 pH 试纸、无菌毛细管。

▶方法和步骤◀

1. 样品处理及预增菌　按沙门菌的检验程序（图 3-10），无菌操作准确称取 25 g（mL）食品样品置于盛有 225 mL BPW 的无菌均质杯或其他合适容器内，以 8 000～10 000 r/min均质 1～2 分钟，或置于盛有 225 mL BPW 的无菌均质袋中，用拍击式均质器拍打 1～2 分钟。若样品为液态，振荡混匀即可。如样品需调整 pH 值，用 1 mol/L 无菌 NaOH 或 HCL

调整 pH 值至 6.8±0.2。无菌操作将样品转至 500 mL 锥形瓶或其他合适容器内(如均质杯本身具有无孔盖,可不转移样品),如使用均质袋,可直接进行培养,放入摇床中,于 36±1℃培养 8～18 小时。

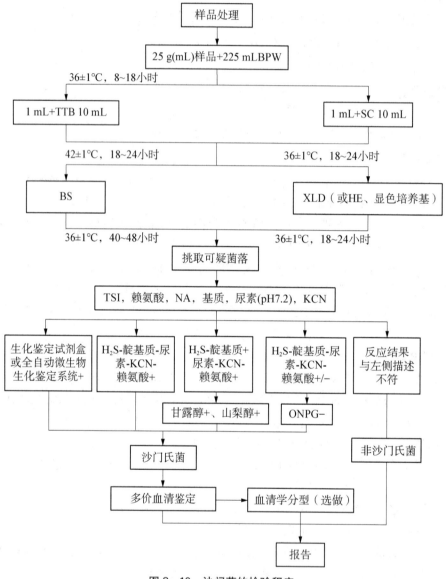

图 3－10　沙门菌的检验程序

2. 增菌　轻摇上述培养样品混合物,移取 1 mL 转种于 10 mL TTB 培养基内,于 42±1℃培养 18～24 小时。同时,另取 1 mL 转种于 10 mL SC 培养基内,于 36±1℃培养 18～24 小时。

3. 选择性平皿分离　用接种环分别取增菌液 1 环,划线接种于一个 BS 琼脂平板和一个 XLD 琼脂平板(或 HE 琼脂平板或沙门菌属显色培养基平板),BS 平皿于 36±1℃培养 40～48 小时,XLD、HE 琼脂平板培养 18～24 小时。观察 BS、XLD 琼脂平板、HE 琼脂平板、沙门菌属显色培养基平板上生长的菌落,沙门菌在各平板上的菌落特征见表3-7。

表3-7 沙门菌属在不同选择性琼脂平板上的菌落特征

选择性琼脂平板	沙门菌
BS琼脂	菌落为黑色有金属光泽、棕褐色或灰色, 菌落周围培养基可呈黑色或棕色; 有些菌株形成灰绿色的菌落,周围培养基不变
HE琼脂	蓝绿色或蓝色,多数菌落中心黑色或几乎全黑色; 有些菌株为黄色,中心黑色或几乎全黑色
XLD琼脂	菌落呈粉红色,带或不带黑色中心,有些菌株可呈现大的带光泽的黑色中心或 呈现全部黑色的菌落; 有些菌株为黄色菌落,带或不带黑色中心
沙门菌属显色培养基	按照显色培养基的说明进行判定

4. 生化试验

(1)自选择性琼脂平板上分别挑取2个以上典型或可疑菌落,接种三糖铁(TSI)琼脂斜面,先在斜面划线,再于底层穿刺。接种针不要灭菌,直接接种赖氨酸脱羧酶试验培养基和营养琼脂平板,于36±1℃培养18~24小时,必要时可延长至48小时,观察结果。在TSI琼脂和赖氨酸脱羧酶试验培养基内,沙门菌属的反应结果见表3-8。

表3-8 沙门菌属在TSI琼脂和赖氨酸脱羧酶试验培养基内的反应结果

三糖铁琼脂				赖氨酸脱羧酶试验 培养基	初步判断
斜面	底层	产气	硫化氢		
K	A	+(-)	+(-)	+	可疑沙门菌属
K	A	+(-)	+(-)	-	可疑沙门菌属
A	A	+(-)	+(-)	+	可疑沙门菌属
A	A	+/-	+/-	-	非沙门菌
K	K	+/-	+/-	+/-	非沙门菌

注:K表示产碱、A表示产酸、+表示阳性、-表示阴性、+(-)表示多数阳性、少数阴性、+/-表示阳性或阴性。

(2)接种TSI琼脂和赖氨酸脱羧酶试验培养基的同时,接种蛋白胨水(供做靛基质试验)、尿素琼脂(pH 7.2)、氰化钾(KCN)培养基,于36±1℃培养18~24小时,必要时可延长至48小时,按表3-9判定结果。

表3-9 沙门菌属生化反应初步鉴别表

反应序号	硫化氢	靛基质	pH7.2尿素	氰化钾	赖氨酸脱羧酶
A	+	-	-	-	+
B	+	+	-	-	+
C	-	-	-	-	+/-

注:+阳性、-阴性、+/-阳性或阴性。

1) 反应序号 A：典型反应判定为沙门菌属。如尿素、氰化钾和赖氨酸脱羧酶 3 项中有 1 项异常，按表 3-10 可判定为沙门菌。如有 2 项异常则判定为非沙门菌。

表 3-10 沙门菌属生化反应初步鉴别表

pH7.2 尿素	氰化钾	赖氨酸脱羧酶	判 定 结 果
−	−	−	甲型副伤寒沙门菌（要求血清学鉴定结果）
−	+	+	沙门菌（要求符合本群生化特性）
+	−	+	沙门菌个别变体（要求血清学鉴定结果）

注：＋阳性、－阴性。

2) 反应序号 B：补做甘露醇和山梨醇试验，沙门菌靛基质阳性变体两项试验结果均为阳性，但需要结合血清学鉴定结果进行判定。

3) 反应序号 C：补做 ONPG。ONPG 阴性为沙门菌，同时赖氨酸脱羧酶阳性，甲型副伤寒沙门菌为赖氨酸脱羧酶阴性。

4) 必要时按表 3-11 进行沙门菌生化群的鉴别。

表 3-11 沙门菌属各生化群的鉴别

项目	I	II	III	IV	V	VI
卫矛醇	+	+	−	−	+	−
山梨醇	+	+	+	+	+	−
水杨苷	−	−	−	+	−	−
ONPG	−	−	+	−	+	−
丙二酸盐	−	+	−	−	−	−
KCN	−	−	−	+	+	−

注：＋阳性、－阴性。

（3）如选择生化鉴定试剂盒或全自动微生物生化鉴定系统，可根据（1）初步判断结果，从营养琼脂平板上挑取可疑菌落，用生理盐水制备成浊度适当的菌悬液，使用生化鉴定试剂盒或全自动微生物生化鉴定系统进行鉴定。

5. 血清学鉴定

（1）检查培养物有无自凝性：采用 1.2%～1.5% 琼脂培养物作为玻片凝集试验用的抗原，需排除自凝集反应。在洁净的玻片上滴加一滴生理盐水，将待测培养物混合于生理盐水滴内，使其成为均一性的混浊悬液，然后将玻片轻轻摇动 30～60 秒，在黑色背景下观察反应（必要时用放大镜观察），若出现可见的菌体凝集，即认为有自凝性，反之无自凝性。无自凝的培养物方可参照以下方法进行血清学鉴定。

（2）多价菌体抗原(O)鉴定：在玻片上划出 2 个约 1 cm×2 cm 的区域，挑取 1 环待测菌，各放 1/2 环于玻片上每一区域上部，在其中一个区域下部加 1 滴多价菌体(O)抗血清，在另一区域下部加入 1 滴生理盐水，作为对照。再用无菌的接种环或针分别将 2 个区域内的菌苔研成乳状液。将玻片倾斜摇动混合 1 分钟，并对着黑暗背景进行观察，任何程度的凝集现象皆为阳性反应。O 血清不凝集时,将菌株接种在琼脂量较高(如 2‰~3‰)的培养基上再检查,如果是由于 Vi 抗原的存在而阻止了 O 凝集反应,可挑取菌苔于 1 mL 生理盐水中做成浓菌液,于酒精灯火焰上煮沸后再检查。

(3) 多价鞭毛抗原(H)鉴定:在玻片上划出 2 个约 1 cm×2 cm 的区域,挑取 1 环待测菌,各放 1/2 环于玻片上每一区域上部,在其中一个区域下部加 1 滴多价菌体(H)抗血清,在另一区域下部加入 1 滴生理盐水,作为对照。再用无菌的接种环或针分别将 2 个区域内的菌苔研成乳状液。将玻片倾斜摇动混合 1 分钟,并对着黑暗背景进行观察,任何程度的凝集现象皆为阳性反应。H 抗原发育不良时,将菌株接种在 0.55‰~0.65‰ 半固体琼脂平板的中央,待菌落蔓延生长时,在其边缘部分取菌检查,或将菌株通过接种装有 0.3‰~0.4‰ 半固体琼脂的小玻管 1~2 次,自远端取菌培养后再检查。

6. 血清学分型(选做项目)

(1) O 抗原的鉴定:用 A~F 多价 O 血清做玻片凝集试验,同时用生理盐水做对照。在生理盐水中自凝者为粗糙型菌株,不能分型,不发生自凝方可继续实验。取 A~F 多价 O 血清于玻片上,再取少许实验菌与之混合,若对照组均匀混合而实验组数分钟内出现肉眼可见颗粒状凝集物,则为阳性。被 A~F 多价 O 血清凝集者,依次用 O4、O3、O10、O7、O8、O9、O2 和 O11 因子血清做凝集试验。根据试验结果,判定 O 群。被 O3、O10 血清凝集的菌株,再用 O10、O15、O34、O19 单因子血清做凝集试验,判定 E1、E4 各亚群,每一个 O 抗原成分的最后确定均应根据 O 单因子血清的检查结果,没有 O 单因子血清的要用 2 个 O 复合因子血清进行核对。不被 A~F 多价 O 血清凝集者,先用 9 种多价 O 血清检查,如有其中一种血清凝集,则用这种血清所包括的 O 群血清逐一检查,以确定 O 群。每种多价 O 血清所包括的 O 因子如下:

O 多价 1:A, B, C, D, E, F 群(并包括 6, 14 群)。

O 多价 2:13, 16, 17, 18, 21 群。

O 多价 3:28, 30, 35, 38, 39 群。

O 多价 4:40, 41, 42, 43 群。

O 多价 5:44, 45, 47, 48 群。

O 多价 6:50, 51, 52, 53 群。

O 多价 7:55, 56, 57, 58 群。

O 多价 8:59, 60, 61, 62 群。

O 多价 9:63, 65, 66, 67 群。

(2) H 抗原的鉴定:属于 A~F 各 O 群的常见菌型,依次用表 3-12 所述 H 因子血清检查第 1 相和第 2 相的 H 抗原。

表 3-12 A~F 群常见菌型 H 抗原表

O 群	第 1 相	第 2 相
A	a	无
B	g, f, s	无

续　表

O群	第1相	第2相
B	i, b, d	2
C1	k, v, r, c	5, z15
C2	b, d, r	2, 5
D(不产气)	d	无
D(产气)	g, m, p, q	无
E1	h, v	6, w, x
E4	g, s, t	无
E4	i	无

　　不常见的菌型先用8种多价H血清检查,如有其中一种或两种血清凝集,则再用这一种或两种血清所包括的各种H因子血清逐一检查,以第1相和第2相的H抗原。8种多价H血清所包括的H因子如下:

　　H多价1:a, b, c, d, i。

　　H多价2:eh, enx, enz$_{15}$, fg, gms, gpu, gp, gq, mt, gz$_{51}$。

　　H多价3:k, r, y, z, z$_{10}$, 1v, 1w, 1z$_{13}$, 1z$_{28}$, 1z$_{40}$。

　　H多价4:1, 2; 1, 5; 1, 6; 1,7; z$_6$。

　　H多价5:z$_4$z$_{23}$, z$_4$z$_{24}$, z$_4$z$_{32}$, z$_{29}$, z$_{35}$, z$_{36}$, z$_{38}$。

　　H多价6:z$_{39}$, z$_{41}$, z$_{42}$, z$_{44}$。

　　H多价7:z$_{52}$, z$_{53}$, z$_{54}$, z$_{55}$。

　　H多价8:z$_{56}$, z$_{57}$, z$_{60}$, z$_{61}$, z$_{62}$。

　　每一个H抗原成分均应根据H单因子血清的检查结果最后确定,没有H单因子血清的要用2个H复合因子血清进行核对。检出第1相H抗原而未检出第2相H抗原的或检出第2相H抗原而未检出第1相H抗原的,可在琼脂斜面上移种1~2代后再检查。如仍只检出一个相的H抗原,要用位相变异的方法检查其另一个相。单相菌不必做位相变异检查。位相变异试验方法如下:

　　简易平板法:将0.35%~0.4%半固体琼脂平板烘干表面水分,挑取因子血清1环,滴在半固体平板表面,放置片刻,待血清吸收到琼脂内,在血清部位的中央点种待检菌株培养后,在形成蔓延生长的菌苔边缘取菌检查。

　　小玻管法:将半固体管(每管1~2 mL)在酒精灯上熔化并冷却至50℃,取已知相的H因子血清0.05~0.1 mL,加入熔化的半固体内,混匀后,用毛细吸管吸取分装于供位相变异试验的小玻管内,待凝固后,用接种针挑取待检菌,接种于一端。将小玻管平放在平皿内,并在其旁放一团湿棉花,以防琼脂中水分蒸发而干缩,每天检查结果,待另一相细菌解离后,可以从另一端挑取细菌进行检查。培养基内血清的浓度应有适当的比例,过高时细菌不能生长,过低时同一相细菌的动力不能抑制。一般按原血清1:200~1:800的量加入。

　　小倒管法:将两端开口的小玻管(下端开口要留一个缺口,不要平齐)放在半固体管内,小玻管的上端应高出培养基的表面,灭菌后备用。临用时在酒精灯上加热熔化,冷至50℃,

挑取因子血清1环,加入小套管中的半固体内,略加搅动,使其混匀,待凝固后,将待检菌株接种于小套管中的半固体表层内,每天检查结果,待另一相细菌解离后,可从套管外的半固体表面取菌检查,或转种1‰软琼脂斜面,于36℃培养后再做凝集试验。

(3)Vi抗原的鉴定:用Vi因子血清检查,已知具有Vi抗原的菌型有伤寒沙门菌、丙型副伤寒沙门菌、都柏林沙门菌。

(4)菌型的判定:根据血清学分型鉴定的结果,按照GB 4789.4—2016附录B或有关沙门菌属抗原表判定菌型。

▶结果记录◀

(1)将不同选择性琼脂平板上的菌落特征记录于表3-13。

表3-13 在不同选择性琼脂平板上的菌落特征记录表

菌落序号	1	2	3	4	5
BS琼脂					
HE琼脂					
XLD琼脂					
沙门菌属显色培养基					

(2)生化试验结果记录于表3-14。

表3-14 生化反应结果记录表

菌落序号	TSI琼脂和赖氨酸脱羧酶试验培养基结果	生化反应初步鉴别结果	生化群鉴别结果	判定结果
1				
2				
3				

(3)血清学鉴定结果记录于表3-15。

表3-15 血清学分型结果

菌落编号	O抗原	H抗原		Vi抗原
		第一相	第二相	
1				
2				
3				
4				
5				

(4)报告:综合以上生化试验和血清学鉴定的结果,报告25 g(mL)样品中检出或未检出沙门菌。

▶**注意事项**◀

（1）检测过程中进行严格的无菌操作。

（2）样本采集要有代表性，检验要及时。

（3）前增菌样品如为冷冻产品，应在 45℃以下不超过 15 分钟，或 2～5℃不超过 18 小时解冻。

（4）血清血检验过程中，加样要细致、判断需准确。

▶**思 考 题**◀

1. 沙门菌的致病因子有哪些？会对健康造成什么危害？

2. 沙门菌的生化反应应该从哪些方面开展？

3. 如何进行沙门菌血清型分型，原理是什么？

▶**课程资源**◀

［1］彭海滨，吴德峰，孔繁德，等. 我国沙门菌污染分布概况［J］. 中国国境卫生检疫杂志，2006(2)：125—128.

［2］覃湘婕，孙宁与，李春尧，等. 食品中沙门菌检测方法研究进展［J］. 中国酿造，2020，39(9)：18—24.

［3］国家食品药品监督管理总局科技和标准司. 微生物检验方法食品安全国家标准实操指南［M］. 北京：中国医药科技出版社，2017.

［4］谷康定. 卫生微生物学实验［M］. 北京：科学出版社，2019.

（二）食品中志贺菌的检测

▶**实验目的**◀

（1）熟悉志贺菌的生物学特性、致病性及其检验的基本原理。

（2）掌握志贺菌的检测方法和步骤、实验结果的判断。

（3）通过本次实验，培养学生耐心、认真细致的实验态度。

▶**实验原理**◀

志贺菌是人类细菌性痢疾的病原菌，耐寒，在牛奶、水果和蔬菜中可生存 1～2 周，被污染的衣物、用具等可带菌数月，严重危害人们的身体健康。志贺菌食物中毒全年均有发生，以夏秋两季多见，中毒食品以冷盘和凉拌菜为主，在较高温度下存放较长时间是中毒的主要原因。每年由志贺菌引起的疾病占食源细菌性疾病总数的 8.5%，其死亡病例占食源性疾病死亡病例的 5.9%。志贺菌为革兰阴性短小杆菌，大小为 $(2～3)\mu m×(0.5～0.7)\mu m$，无荚膜，无芽胞，无鞭毛，有菌毛，营养要求不高。能分解葡萄糖，产酸不产气。除宋内志贺菌的个别菌株迟缓发酵乳糖外，均不分解乳糖。抗原主要有 O 抗原，无鞭毛抗原，个别菌型及新分离菌株有 K 抗原。O 抗原是分类的依据，分群特异抗原和型特异抗原。根据志贺菌生物学特性通过增菌、分离、生化试验、血清学鉴定实现对沙门菌的分离及鉴定。

1. 培养基　志贺菌增菌肉汤-新生霉素、麦康凯（MAC）琼脂、木糖赖氨酸脱氧胆酸盐（XLD）琼脂、志贺菌显色培养基、三糖铁（TSI）琼脂、营养琼脂斜面、半固体琼脂、葡萄糖铵培养基、尿素琼脂、β-半乳糖苷酶培养基、氨基酸脱羧酶试验培养基、糖发酵管、西蒙氏柠檬酸盐培养基、黏液酸盐培养基、蛋白胨水、靛基质试剂、志贺菌属诊断血清、生化鉴定试剂盒（详见附录 4，41～42，47～54)。

2. 仪器设备　恒温培养箱(36±1℃)、冰箱(2～5℃)、膜过滤系统、厌氧培养装置(41.5± 1℃)、电子天平(感量 0.1 g)、显微镜、均质器、振荡器、pH 计或 pH 比色管或精密 pH 试纸、全自动微生物生化鉴定系统。

3. 器皿和其他材料　无菌吸管(1 mL 具 0.01 mL 刻度、10 mL 具 0.1 mL 刻度)或微量移液器及吸头、无菌均质杯或无菌均质袋(容量 500 mL)、无菌培养皿(直径 90 mm)。

▶**方法和步骤**◀

1. 样品处理及增菌　按志贺菌检验程序(图 3-11)，无菌操作取检样 25 g(mL)，加入装有灭菌 225 mL 志贺菌增菌肉汤的均质杯，用旋转刀片式均质器以 8 000～10 000 r/min 均质或加入装有 225 mL 志贺菌增菌肉汤的均质袋中，用拍击式均质器连续均质 1～2 分钟，液体样品振荡混匀即可。于厌氧培养装置(41.5±1℃)厌氧培养 16～20 小时。

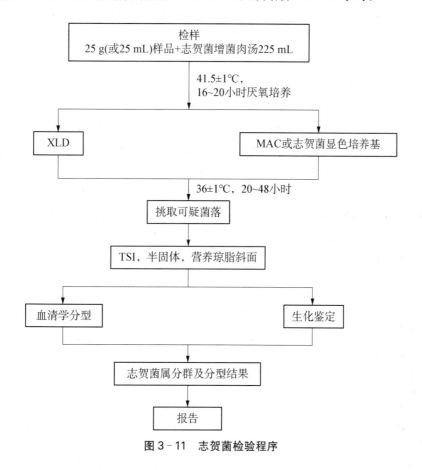

图 3-11　志贺菌检验程序

2. 分离　取增菌后的志贺增菌液分别划线接种于 XLD 琼脂平板和 MAC 琼脂平板或志贺菌显色培养基平板上，于 36±1℃ 培养 20～24 小时，观察各个平板上生长的菌落形态。宋内志贺菌的单个菌落直径大于其他志贺菌。若出现的菌落不典型或菌落较小不易观察，则继续培养至 48 小时再进行观察。志贺菌在不同选择性琼脂平板上的菌落特征见表 3-16。

表 3-16　志贺菌在不同选择性琼脂平板上的菌落特征

选择性琼脂平板	志贺菌的菌落特征
MAC 琼脂	无色至浅粉红色， 半透明、光滑、湿润、圆形、边缘整齐或不齐
XLD 琼脂	粉红色至无色， 半透明、光滑、湿润、圆形、边缘整齐或不齐
志贺菌显色培养基	按照显色培养基的说明进行判定

3. 初步生化试验

（1）自选择性琼脂平板上分别挑取 2 个以上典型或可疑菌落，分别接种 TSI、半固体和营养琼脂斜面各一管，于 36±1℃恒温培养箱培养 20～24 小时，分别观察结果。

（2）三糖铁琼脂中斜面产碱、底层产酸（发酵葡萄糖，不发酵乳糖、蔗糖）、不产气（福氏志贺菌 6 型可产生少量气体）、不产硫化氢、半固体管中无动力的菌株，挑取其已培养的营养琼脂斜面上生长的菌苔，进行生化试验和血清学分型。

4. 生化试验及附加生化试验

（1）生化试验：用已培养的营养琼脂斜面上生长的菌苔进行生化试验，包括 β-半乳糖苷酶、尿素、赖氨酸脱羧酶、鸟氨酸脱羧酶以及水杨苷和七叶苷的分解试验。除宋内志贺菌、鲍氏志贺菌 13 型的鸟氨酸阳性，宋内志贺菌、痢疾志贺菌 1 型和鲍氏志贺菌 13 型的 β-半乳糖苷酶为阳性以外，其余生化试验中，志贺菌属的培养物均为阴性结果。另外，由于福氏志贺菌 6 型的生化特性和痢疾志贺菌或鲍氏志贺菌相似，必要时还需加做靛基质、甘露醇、棉子糖、甘油试验，也可做革兰染色检查和氧化酶试验，应为氧化酶阴性的革兰阴性杆菌。生化反应不符合的菌株，即使能与某种志贺菌分型血清发生凝集，仍不能判定为志贺菌属。志贺菌属生化特性见表 3-17。

表 3-17　志贺菌属 4 个群的生化特征

生化反应	A 群	B 群	C 群	D 群
β-半乳糖苷酶	−a	−	−a	＋
尿素	−	−	−	−
赖氨酸脱羧酶	−	−	−	−
鸟氨酸脱羧酶	−	−	−b	＋
水杨苷	−	−	−	−
七叶苷	−	−	−	−
靛基质	−/＋	（＋）	−/＋	−
甘露醇	−	＋c	＋	＋
棉子糖	−	＋	−	＋
甘油	（＋）		（＋）	d

注：A 群表示痢疾志贺菌、B 群表示福氏志贺菌、C 群表示鲍氏志贺菌、D 群表示宋内志贺菌。＋表示阳性、−表示阴性、−/＋表示多数阴性、＋/−表示多数阳性、（＋）表示迟缓阳性。d 表示有不同生化型、a 表示痢疾志贺 1 型和鲍氏 13 型为阳性、b 表示鲍氏 13 型为鸟氨酸阳性、c 表示福氏 4 型和 6 型常见甘露醇阴性变种。

（2）附加生化实验：由于某些不活泼的大肠埃希菌（*anaerogenic E. coli*）、A－D（*Alkalescens-Disparbiotypes*，碱性-异型）菌的部分生化特征与志贺菌相似，并能与某种志贺菌分型血清发生凝集，因此前面生化试验符合志贺菌属生化特性的培养物还需另加葡萄糖胺、西蒙氏柠檬酸盐、黏液酸盐试验（36℃培养 24～48 小时）。志贺菌属和不活泼大肠埃希菌、A－D菌的生化特性区别见表 3－18。

表 3－18　志贺菌属和不活泼大肠埃希菌、A－D菌的生化特性区别

生化反应	A 群	B 群	C 群	D 群	大肠埃希菌	A－D菌
葡萄糖胺	－	－	－	－	＋	＋
西蒙氏柠檬酸盐	－	－	－	－	d	d
黏液酸盐	－	－	－	d	＋	d

注：＋表示阳性、－表示阴性、d表示有不同生化型。在葡萄糖胺、西蒙氏柠檬酸盐、黏液酸盐试验三项反应中志贺菌一般为阴性，而不活泼的大肠埃希菌、A－D（碱性-异型）菌至少有一项反应为阳性。

（3）如选择生化鉴定试剂盒或全自动微生物生化鉴定系统，可根据初步判断结果，用已培养的营养琼脂斜面上生长的菌苔，使用生化鉴定试剂盒或全自动微生物生化鉴定系统进行鉴定。

5. 血清学鉴定

（1）抗原的准备：志贺菌属没有动力，所以没有鞭毛抗原，主要有菌体（O）抗原。菌体（O）抗原又可分为型和群的特异性抗原。一般采用 1.2%～1.5%琼脂培养物作为玻片凝集试验用的抗原（一些志贺菌如果因为 K 抗原的存在而不出现凝集反应时，可挑取菌苔于1 mL 生理盐水做成浓菌液，100℃煮沸 15～60 分钟去除 K 抗原后再检查。此外 D 群志贺菌既可能是光滑型菌株也可能是粗糙型菌株，与其他志贺菌群抗原不存在交叉反应。与肠杆菌科不同，宋内志贺菌粗糙型菌株不一定会自凝。宋内志贺菌没有 K 抗原）。

（2）凝集反应：在玻片上划出 2 个约 1 cm×2 cm 的区域，挑取一环待测菌，各放 1/2 环于玻片上的每一区域上半部，在其中一个区域下半部加 1 滴抗血清，在另一区域下半部滴加1 滴生理盐水，作为对照。再用无菌的接种环或针分别将 2 个区域内的菌落研成乳状液。将玻片倾斜摇动混合 1 分钟，并在黑色背景下进行观察，如抗血清中出现凝结成块的颗粒，同时对照组没有发生自凝现象，表示凝集反应为阳性。若将对照组中出现的凝集视为自凝，应挑取同一培养基上的其他菌落继续试验。如待测菌的生化特征与志贺菌符合，而其血清学试验为阴性，则挑取菌苔于 1 mL 生理盐水做成浓菌液，100℃煮沸 15～60 分钟去除 K 抗原后再检测。

（3）血清学分型（选做项目）：首先，用 4 种志贺菌多价血清检查，如果呈现凝集，再用相应各群多价血清分别实验。先用 B 群福氏志贺菌多价血清进行实验，如出现凝集，再用其群和型因子血清分别检查。如果 B 群多价血清不凝集，则用 D 群宋内志贺菌血清进行实验，如出现凝集，则用其Ⅰ相和Ⅱ相血清检查；如果 B、D 群多价血清都不凝集，则用 A 群痢疾志贺菌多价血清及 1～12 各型因子血清检查，如果上述 3 种多价血清都不凝集，可用 C 群鲍氏志贺菌多价检查，并进一步用 1～18 各型因子血清检查。福氏志贺菌各型和亚型的型抗原

和群抗原的鉴别见表3-19。

表3-19 福氏志贺菌各型和亚型的型抗原和群抗原的鉴别表

型和亚型	型抗原	群抗原	在群因子血清中的凝集		
			3,4	6	7,8
1a	Ⅰ	4	+	−	−
1b	Ⅰ	(4),6	(+)	+	−
2a	Ⅱ	3,4	+	−	−
2b	Ⅱ	7,8	−	−	+
3a	Ⅲ	(3,4),6,7,8	(+)	+	+
3b	Ⅲ	(3,4),6	(+)	+	−
4a	Ⅳ	3,4	+	−	−
4b	Ⅳ	6	−	+	−
4c	Ⅳ	7,8	−	−	+
5a	Ⅴ	(3,4)	(+)	−	−
5b	Ⅴ	7,8	−	−	+
6	Ⅵ	4	+	−	−
X	−	7,8	−	−	+
Y	−	3,4	+	−	−

注：+表示凝集、−表示不凝集、()表示有或无。

▶结果记录◀

(1) 将在不同选择性琼脂平板上的菌落特征记录于表3-20。

表3-20 菌落在不同选择性琼脂平板上的菌落特征记录表

菌落序号	1	2	3	4	5
MAC 琼脂					
XLD 琼脂					
志贺菌属显色培养基					

(2) 生化试验结果记录于表3-21。

表3-21 生化试验结果

生化反应	菌落1	菌落2	菌落3	菌落4	菌落5
β-半乳糖苷酶					
尿素					
赖氨酸脱羧酶					
鸟氨酸脱羧酶					
水杨苷					
七叶苷					

续 表

生化反应	菌落1	菌落2	菌落3	菌落4	菌落5
靛基质					
甘露醇					
棉子糖					
甘油					
判定结果					

(3) 血清学鉴定结果记录于表3-22。

表3-22 血清学分型结果

菌落编号	1	2	3	4	5
血清学分型结果					

(4) 报告：综合以上生化试验和血清学鉴定的结果，报告25 g(mL)样品中检出或未检出志贺菌。

▶注意事项◀

(1) 检测过程中进行严格的无菌操作。

(2) 样本采集要有代表性，检验要及时。

(3) 前增菌样品如为冷冻产品，应在45℃以下不超过15分钟，或2～5℃不超过18小时解冻。

(4) 在血清学检验过程中，加样要细致，判断需准确。

▶思考题◀

1. 志贺菌分为几个群，生化特性有何不同？

2. 志贺菌血清学分型的原理及步骤是什么？

3. 志贺菌对健康的危害包括哪些方面？

▶课程资源◀

[1] Barry E, Cassels F, Riddle M, et al. Vaccines Against Shigella and Enterotoxigenic Escherichia coli: A summary of the 2018 VASE Conference [C]. Vaccine, 2019,37(34):4768 - 4774.

[2] Golovliov I, Sjostedt A, Mokrievich A, et al. A method for allelic replacement in Francisella tularensis [J]. FEMS Microbiol Lett, 2003,222(2):273 - 280.

[3] 赵怀龙,付留杰,唐功臣. 我国主要的食源性致病菌[J]. 医学动物防制,2012,28(11):1212—1216.

[4] 国家食品药品监督管理总局科技和标准司. 微生物检验方法食品安全国家标准实操指南[M]. 北京:中国医药科技出版社,2017.

[5] 谷康定. 卫生微生物学实验[M]. 北京:科学出版社,2019.

三、变质食品中蜡样芽胞杆菌检测

▶实验目的◀

(1) 熟悉蜡样芽胞杆菌的生物学特性和致病特点。

(2) 掌握蜡样芽胞杆菌的检测方法和步骤、结果判定。

(3) 培养学生团队意识和实事求是的科学态度,使学生勇于探索,学会甄别和创新。

▶实验原理◀

蜡样芽胞杆菌是一种可导致细菌性食物中毒和食源性疾病的常见致病菌,引发蜡样芽胞杆菌食物中毒的食品多为加热不彻底或保存不当的剩米饭,污染产毒的食品一般无腐败变质的异味,不易被发觉。腊样芽胞杆菌为条件致病菌,产生的肠毒素有呕吐型和腹泻型两类,菌体大小为$(1.0\sim1.2)\mu m\times(3.0\sim5.0)\mu m$,革兰氏阳性,无荚膜,运动。菌体呈杆状,末端方,成短或长链,产芽胞,芽胞圆形或柱形,胞囊无明显膨大。营养需求不高,在普通琼脂平板培养基上。在葡萄糖肉汤中厌氧培养产酸,从阿拉伯糖、甘露醇、木糖不产酸,分解碳水化合物不产气。大多数菌株还原硝酸盐,50℃时不生长。可根据蜡样芽胞杆菌生物学特性,通过分离培养、染色镜检和生化实验实现对沙门菌的分离及鉴定,同时通过平板计数法进行定量检测。

▶材料与器皿◀

(1) 培养基:磷酸盐缓冲液(PBS)、甘露醇卵黄多黏菌素(MYP)琼脂、胰酪胨大豆多黏菌素肉汤、营养琼脂、过氧化氢溶液、动力培养基、硝酸盐肉汤、酪蛋白琼脂、硫酸锰营养琼脂培养基、0.5%碱性复红、糖发酵管、V-P培养基、胰酪胨大豆羊血(TSSB)琼脂、溶菌酶营养肉汤、西蒙氏柠檬酸盐培养基、明胶培养基(详见附录1,8,55~69)。

(2) 仪器设备:冰箱(2~5℃)、恒温培养箱(30±1℃;36±1℃)、均质器、电子天平(感量0.1g)。

(3) 器皿和其他材料:无菌锥形瓶(100 mL;500 mL)、无菌吸管(1 mL 具0.01 mL 刻度;10 mL 具0.1 mL 刻度)或微量移液器及吸头、无菌平皿(直径90 mm)、无菌试管(18 mm×180 mm)、显微镜(10~100 倍)、L涂布棒。

▶方法和步骤◀

1. **样品处理** 按蜡样芽胞杆菌检验程序(图3-12),冷冻样品应在45℃以下不超过15分钟或在2~5℃不超过18小时解冻,若不能及时检验,应放于-10~-20℃保存。非冷冻而易腐的样品应及时检验,若不能及时检验,应置于2~5℃冰箱内保存,24小时内检验。

2. **样品制备** 称取变质食品样品25 g,放入盛有225 mL PBS 或生理盐水的无菌均质杯中,用旋转刀片式均质器以8 000~10 000 r/min 均质1~2分钟,或放入盛有225 mL PBS 或生理盐水的无菌均质袋中,用拍击式均质器拍打1~2分钟。若样品为液态,吸取25 mL 样品至盛有225 mL PBS 或生理盐水的无菌锥形瓶中,瓶内可预置适当数量的无菌玻璃珠,振荡混匀,作为1:10的样品匀液。

3. **样品的稀释** 吸取1:10的样品匀液1 mL 加至盛有9 mL PBS 或生理盐水的稀释管中,充分混匀制成1:100的样品匀液。根据对样品污染状况的估计,按上述操作,依次制成10倍递增系列稀释样品匀液(每递增稀释1次,更换1次无菌吸管或吸头)。

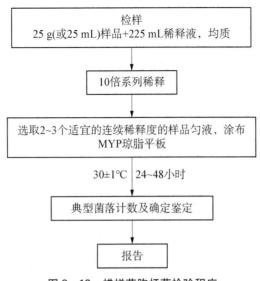

图 3-12 蜡样芽胞杆菌检验程序

4. 样品接种 根据对样品污染状况的估计,选择 2～3 个适宜稀释度的样品匀液(液体样品可包括原液),每个稀释度吸取 1 mL 以 0.3 mL、0.3 mL、0.4 mL 接种量分别加入 3 块 MYP 琼脂平板中,迅速用无菌 L 棒涂布整个平板,注意不要触及平板边缘或把平板压破。如 MYP 琼脂平板表面有水珠,可放置于 25～50℃的培养箱中干燥后使用。

5. 分离、培养

(1) 分离:涂布后静置 MYP 琼脂平板 10 分钟,如样液不易干燥,可将平板放置于培养箱 30±1℃培养 1 小时,待样品匀液吸收后翻转平皿,30±1℃倒置培养 24±2 小时。如果菌落不典型,可继续培养 24±2 小时再观察。典型菌落为微粉红色(表示不发酵甘露醇),周围有白色至淡粉红色沉淀环(表示产卵磷脂酶)。

(2) 纯培养:从每个 MYP 琼脂平板中挑取至少 5 个典型菌落(小于 5 个全选),分别划线接种于营养琼脂平板做纯培养,30±1℃培养 24±2 小时,进行确证实验。在营养琼脂平板上,典型菌落为灰白色,偶有黄绿色,不透明,表面粗糙似毛玻璃状或融蜡状,边缘常呈扩展状,直径为 4～10 mm。

6. 确认鉴定

(1) 染色镜检:挑取纯培养的单个菌落进行革兰氏染色镜检,蜡样芽胞杆菌为革兰氏阳性芽胞杆菌,大小为(1～1.3)μm×(3～5)μm,芽胞呈椭圆形位于菌体中央或偏端,不膨大于菌体,菌体两端较平整,多呈短链或长链状排列。

(2) 生化鉴定:挑取纯培养的单个菌落,进行过氧化氢酶试验、动力试验、硝酸盐还原试验、酪蛋白分解试验、溶菌酶耐性试验、V-P 试验、葡萄糖利用(厌氧)试验、根状生长试验、溶血试验、蛋白质毒素结晶试验。

1) 过氧化氢酶试验:用细玻璃棒或一次性接种针挑取单个菌落置于洁净试管内,滴加 3% 过氧化氢溶液 2 mL,观察结果。于 30 秒内产生气泡为阳性,不产生气泡为阴性。

2) 动力试验:用接种针挑取培养物穿刺接种于动力培养基中,30℃培养 24 小时。有动力的蜡样芽胞杆菌应沿穿刺线呈扩散生长,而蕈状芽胞杆菌常呈"绒毛状"生长。

3)硝酸盐还原试验:将待检菌接种于硝酸盐培养基中,在 36 ± 1℃培养 $24\sim72$ 小时。加甲液和乙液各 1 滴,观察结果,阳性反应立即或数分钟内显红色。如为阴性,可再加入锌粉少许,如出现红色,表示硝酸盐未被还原,为阴性。反之,则表示硝酸盐已被还原,为阳性。

4)酪蛋白分解试验:用接种环挑取可疑菌落,点种于酪蛋白琼脂培养基上,36 ± 1℃培养 48 ± 2 小时,菌落周围培养基出现澄清透明区(产生酪蛋白酶)为阳性反应。阴性反应时应继续培养 72 小时再观察。

5)溶菌酶耐性试验:用接种环取纯菌悬液一环,接种于溶菌酶肉汤中,36 ± 1℃培养 24 小时。蜡样芽胞杆菌在本培养基(含 0.001% 溶菌酶)中能生长。如出现阴性反应,应继续培养 24 小时。巨大芽胞杆菌不生长。

6)卵黄反应:卵黄琼脂平皿使用前于 37℃开盖保温使表面干燥 20 分钟,平皿划格标记菌号,取新鲜斜面培养物点涂于卵黄琼脂平皿表面,37℃培养过夜后检查,必要时延长培养时间。在菌苔周围有透明晕带,表明该菌溶解卵黄,即阳性(+),其晕带宽度超过 2 mm 为(++),未见透明晕带为阴性(-)。

7)葡萄糖利用(厌氧):挑取可疑菌落接种于葡萄糖发酵管中,厌氧条件下 36 ± 1℃培养 24 ± 2 小时。培养基由红色变为黄色,表明该菌在厌氧条件下能发酵葡萄糖。

8)V-P 试验:用营养琼脂培养物接种于本培养基中,36 ± 1℃培养 $48\sim72$ 小时。加入 6% α-萘酚-乙醇溶液 0.5 mL 和 40% 氢氧化钾溶液 0.2 mL,充分振摇试管,观察结果。立即或于数分钟内出现红色为阳性反应。如为阴性,应放于 36 ± 1℃培养 4 小时再观察。

9)溶血试验:挑取纯培养的单个可疑菌落接种于 TSSB 琼脂平板上,30 ± 1℃培养 24 ± 2 小时。蜡样芽胞杆菌菌落为浅灰色,不透明,似白色毛玻璃状,有草绿色溶血环或完全溶血环。苏云金芽胞杆菌和蕈状芽胞杆菌呈现弱的溶血现象,而多数炭疽芽胞杆菌为不溶血,巨大芽胞杆菌为不溶血。

10)根状生长试验:挑取单个可疑菌落按间隔 $2\sim3$ cm 距离划平行直线于经室温干燥 $1\sim2$ 天的营养琼脂平板上,30 ± 1℃培养 $24\sim48$ 小时,不能超过 72 小时。用蜡样芽胞杆菌和蕈状芽胞杆菌标准株作为对照进行同步试验。蕈状芽胞杆菌呈根状生长的特征。蜡样芽胞杆菌菌株呈粗糙山谷状生长的特征。

11)蛋白质毒素结晶试验:挑取纯培养的单个可疑菌落接种于硫酸锰营养琼脂平板上,30 ± 1℃培养 24 ± 2 小时,并于室温放置 $3\sim4$ 天,挑取培养物少许于载玻片上,滴加蒸馏水混匀并涂成薄膜。经自然干燥,微火固定后,加甲醇作用 30 秒后倾去,再通过火焰干燥,于载玻片上滴满 0.5% 碱性复红,放火焰上加热(微见蒸气,勿使染液沸腾)持续 $1\sim2$ 分钟,移去火焰,再更换染色液加温染色 30 秒,倾去染色液,用洁净自来水彻底清洗、晾干后镜检。观察有无游离芽胞(浅红色)和染成深红色的菱形蛋白结晶体。如发现游离芽胞形成得不丰富,应再将培养物置室温 $2\sim3$ 天后进行检查。除苏云金芽胞杆菌外,其他芽胞杆菌不产生蛋白结晶体。

▶ 结果记录 ◀

1. **蜡样芽胞杆菌典型菌落计数**　选择有典型蜡样芽胞杆菌菌落的平板,且同一稀释度

3 个平板所有菌落数合计在 20～200 CFU 的平板,计数典型菌落数。如果出现第(1)～第(6)条现象按公式(3-4)计算,如果出现第 7)条现象则按公式(3-5)计算。

(1) 只有 1 个稀释度的平板菌落数在 20～200 CFU 且有典型菌落,计数该稀释度平板上的典型菌落。

(2) 2 个连续稀释度的平板菌落数均在 20～200 CFU,但只有一个稀释度的平板有典型菌落,应计数该稀释度平板上的典型菌落。

(3) 所有稀释度的平板菌落数均小于 20 CFU 且有典型菌落,应计数最低稀释度平板上的典型菌落。

(4) 某一稀释度的平板菌落数大于 200 CFU 且有典型菌落,但下一稀释度平板上没有典型菌落,应计数该稀释度平板上的典型菌落。

(5) 所有稀释度的平板菌落数均大于 200 CFU 且有典型菌落,应计数最高稀释度平板上的典型菌落。

(6) 所有稀释度的平板菌落数均不在 20～200 CFU 且有典型菌落,其中一部分小于 20 CFU 或大于 200 CFU 时,应计数最接近 20 CFU 或 200 CFU 的稀释度平板上的典型菌落。

(7) 2 个连续稀释度的平板菌落数均在 20～200 CFU 且均有典型菌落。

2. 计算公式 菌落计算公式(3-4)如下:

$$T = \frac{AB}{Cd} \tag{3-4}$$

式中:T 为样品中蜡样芽胞杆菌菌落数;A 为某一稀释度蜡样芽胞杆菌典型菌落的总数;B 为鉴定结果为蜡样芽胞杆菌的菌落数;C 为用于蜡样芽胞杆菌鉴定的菌落数;d 为稀释因子。

菌落计算公式(3-5)如下:

$$T = \frac{\dfrac{A_1 B_1}{C_1} + \dfrac{A_2 B_2}{C_2}}{1.1d} \tag{3-5}$$

式中:T 为样品中蜡样芽胞杆菌菌落数;A_1 为第一稀释度(低稀释倍数)蜡样芽胞杆菌典型菌落的总数;A_2 为第二稀释度(高稀释倍数)蜡样芽胞杆菌典型菌落的总数;B_1 为第一稀释度(低稀释倍数)鉴定结果为蜡样芽胞杆菌的菌落数;B_2 为第二稀释度(高稀释倍数)鉴定结果为蜡样芽胞杆菌的菌落数;C_1 为第一稀释度(低稀释倍数)用于蜡样芽胞杆菌鉴定的菌落数;C_2 为第二稀释度(高稀释倍数)用于蜡样芽胞杆菌鉴定的菌落数;1.1 为计算系数(如果第二稀释度蜡样芽胞杆菌鉴定结果为 0,计算系数采用 1);d 为稀释因子(第一稀释度)。

将计数结果记录于表 3-23,并选择合适方法进行计算。

3. 蜡样芽胞杆菌典型菌落的确认 从每个平板中至少挑取 5 个典型菌落(小于 5 个全选),划线接种于营养琼脂平板做纯培养,30±1℃培养 24±2 小时,进行染色镜检和生化鉴定,蜡样芽胞杆菌生化特征与其他芽胞杆菌的区别见表 3-24。根据表 3-25 判断菌落确认结果,并将结果填于表 3-23。

表 3-23　菌落计数结果及报告方式

指标	第一稀释度	第二稀释度	第三稀释度
稀释倍数			
菌落数 CFU/g(mL)			
方法选择			
报告 CFU/g(mL)			

表 3-24　蜡样芽胞杆菌生化特征与其他芽胞杆菌的区别

项目	蜡样芽胞杆菌 (*Bacillus cereus*)	苏云金芽胞杆菌 (*Bacillus thuringiensis*)	蕈状芽胞杆菌 (*Bacillus mycoides*)	炭疽芽胞杆菌 (*Bacillus anthracis*)	巨大芽胞杆菌 (*Bacillus megaterium*)
革兰染色	+	+	+	+	+
过氧化氢酶	+	+	+	+	+
动力	+/-	+/-	-	-	+/-
硝酸盐还原	+	+/-	+	+	-/+
酪蛋白分解	+	+	+/-	-/+	+/-
溶菌酶耐性	+	+	+	+	-
卵黄反应	+	+	+	-	-
葡萄糖利用(厌氧)	+	+	+	+	-
V-P 试验	+	+	+	+	-
溶血(羊红细胞)	+	+	+	-/+	-
根状生长	-	-	+	-	-
蛋白质毒素晶体	-	+	-	-	-

注:+表示 90%～100%的菌株阳性、-表示 90%～100%的菌株阴性、+/-表示大多数的菌株阳性、-/+表示大多数的菌株阴性。

表 3-25　菌落确认结果统计

指标		第一稀释度					第二稀释度					第三稀释度				
典型菌落数																
	菌落编号	1	2	3	4	5	1	2	3	4	5	1	2	3	4	5
	革兰染色															
菌落确认	镜下特征															
	生化实验															
	判定结果															
阳性菌落数比例																

4. 结果报告

(1) 根据 MYP 平板上蜡样芽胞杆菌的典型菌落数,按公式(3-4)、公式(3-5)计算,报告每 g(mL)样品中蜡样芽胞杆菌菌数,以 CFU/g(mL)表示;如 T 值为 0,则以小于 1 乘以最低稀释倍数报告。

（2）计算阳性菌落的比例。

▶ **注意事项** ◀

（1）样品处理时注意不要受到外来微生物的污染。

（2）检测过程中要进行严格的无菌操作。

（3）选择合适样品稀释度进行实验,菌落计数要准确。

▶ **思 考 题** ◀

1. 蜡样芽胞杆菌的生物学特性是什么?

2. 蜡样芽胞杆菌污染食物引起的中毒症状有哪些?

3. 日常生活中如何避免食物被蜡样芽胞杆菌污染?

▶ **课程资源** ◀

[1] 赵薇,杨修军,张思文,等. 2011—2019 年吉林省食品中蜡样芽胞杆菌污染状况分析[J].中国食品卫生杂志,2020,32(6):660—663.

[2] 陆湘华,崔昌,王远萍,等. 蜡样芽胞杆菌食物中毒的研究进展[J].传染病信息,2015,28(4):251—254.

[3] 国家食品药品监督管理总局科技和标准司.微生物检验方法食品安全国家标准实操指南[M].北京:中国医药科技出版社,2017.

[4] 谷康定.卫生微生物学实验[M].北京:科学出版社,2019.

四、乳品中金黄色葡萄球菌检测

▶ **实验目的** ◀

（1）熟悉金黄色葡萄球菌的生物学特征和致病特点。

（2）掌握金黄色葡萄球菌检测的方法步骤和结果判定。

（3）熟悉金黄色葡萄球菌的计数方法。

▶ **实验原理** ◀

金黄色葡萄球菌是引起人化脓性感染常见的致病菌,可引起局部化脓感染,亦可引起多发脓肿、感染性心内膜炎、转移性感染、感染性休克、导管相关感染等。容易受金黄色葡萄球菌污染的食品主要为乳制品、蛋及蛋制品、各类熟肉制品,其次是含有乳类的冷冻食品等。金黄色葡萄球菌为革兰阳性球菌,呈葡萄状排列,无芽胞、荚膜及鞭毛,需氧或兼性厌氧,最适生长温度为 35～37℃,最适 pH 值为 7.4,耐盐性较强,在适宜条件下,可产生多种毒素和酶(肠毒素、溶血毒素、杀白细胞毒素、凝固酶、耐热核酸酶、溶纤维蛋白酶、透明质酸酶等),致病性强,因此对食品和化妆品中金黄色葡萄球菌的检测显得尤为重要。可根据金黄色葡萄球菌生物学特性,通过增菌、分离、生化实验实现金黄色葡萄球菌的分离及鉴定,同时通过平板计数法进行定量检测。

▶ **材料与器皿** ◀

（1）培养基:氯化钠肉汤、血琼脂平板、Baird-Parker 琼脂平板、脑心浸出液肉汤(BHI)、兔血浆、稀释液:磷酸盐缓冲液、营养琼脂小斜面、革兰染色液、无菌生理盐水(详见附录 3、13、32、34、55、70～72)。

（2）仪器设备：恒温培养箱（36±1℃）、冰箱（2～5℃）、恒温水浴箱（36～56℃）、天平（感量 0.1 g）、均质器、振荡器。

（3）器皿和其他材料：无菌吸管（1 mL 具 0.01 mL 刻度；10 mL 具 0.1 mL 刻度）或微量移液器及吸头、菌锥形瓶（容量 100 mL 和 500 mL）、无菌培养皿（直径 90 mm）、涂布棒、pH 计或 pH 比色管或精密 pH 试纸。

▶**方法和步骤**◀

（一）金黄色葡萄球菌定性检验

1. 样品的处理　按金黄色葡萄球菌检验程序（图 3 - 13），称取 25 g 乳品样品至盛有 225 mL 7.5％氯化钠肉汤的无菌均质杯内，8 000～10 000 r/min 均质 1～2 分钟，或放入盛有 225 mL 7.5％氯化钠肉汤无菌均质袋中，用拍击式均质器拍打 1～2 分钟。若样品为液态，吸取 25 mL 样品至盛有 225 mL 7.5％氯化钠肉汤的无菌锥形瓶中，可在瓶中预置适当数量的无菌玻璃珠，振荡混匀。

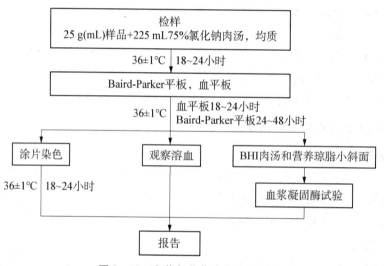

图 3 - 13　金黄色葡萄球菌检验程序

2. 增菌　将上述样品匀液于 36±1℃培养 18～24 小时。金黄色葡萄球菌在氯化钠肉汤中呈混浊生长。

3. 分离　将增菌后的培养物分别划线接种到 Baird-Parker 平板和血平板，Baird-Parker 平板 36±1℃培养 24～48 小时，血平板 36±1℃培养 18～24 小时。

4. 初步鉴定　金黄色葡萄球菌在 Baird-Parker 平板上呈圆形，表面光滑、凸起、湿润，菌落直径为 2～3 mm，颜色呈灰黑色至黑色，有光泽，常有浅色（非白色）的边缘，周围绕以不透明圈（沉淀），其外常有一清晰带，当用接种针触及菌落时具有黄油样黏稠感，有时可见到不分解脂肪的菌株，除没有不透明圈和清晰带外，其他外观基本相同。从长期贮存的冷冻或脱水食品中分离的菌落，其黑色常较典型菌落浅些，且外观可能较粗糙、质地较干燥。在血平板上，形成菌落较大、圆形、光滑凸起、湿润、金黄色（有时为白色），菌落周围可见完全透明溶血圈。

5. 确认鉴定

（1）染色镜检：金黄色葡萄球菌为革兰阳性球菌，排列呈葡萄球状，无芽胞，无荚膜，直径为 $0.5\sim1\ \mu m$。

（2）血浆凝固酶试验：挑取 Baird-Parker 平板或血平板上至少 5 个可疑菌落（小于 5 个全选），分别接种到 5 mL BHI 和营养琼脂小斜面，$36\pm1℃$ 培养 $18\sim24$ 小时。取新鲜配制兔血浆 0.5 mL，放入小试管中，再加入 BHI 培养物 $0.2\sim0.3$ mL，振荡摇匀，置 $36\pm1℃$ 温箱或水浴箱内，每半小时观察一次，观察 6 小时。如呈现凝固（即将试管倾斜或倒置时呈现凝块）或凝固体积大于原体积的一半，则判定为阳性结果。同时以血浆凝固酶试验阳性和阴性葡萄球菌菌株的肉汤培养物作为对照。也可用商品化的试剂，按说明书操作，进行血浆凝固酶试验。若可疑，挑取营养琼脂小斜面的菌落到 5 mL BHI，$36\pm1℃$ 培养 $18\sim48$ 小时，进行重复试验。

（二）金黄色葡萄球菌平板计数法

1. 样品稀释　按金黄色葡萄球菌平板计数法检验程序（图 3-14），按下列稀释方法分别对固体和半固体样品、液体样品进行稀释和均质。

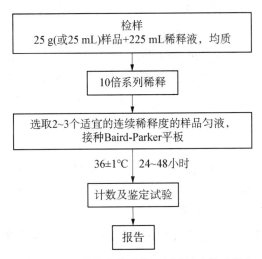

图 3-14　金黄色葡萄球菌平板计数法检验程序

（1）固体和半固体样品：称取 25 g 样品置于盛有 225 mL 磷酸盐缓冲液或生理盐水的无菌均质杯内，$8\,000\sim10\,000$ r/min 均质 $1\sim2$ 分钟，或置于盛有 225 mL 稀释液的无菌均质袋中，用拍击式均质器拍打 $1\sim2$ 分钟，制成 $1:10$ 的样品匀液。

（2）液体样品：以无菌吸管吸取 25 mL 样品置于盛有 225 mL 磷酸盐缓冲液或生理盐水的无菌锥形瓶中，瓶内预置适当数量的无菌玻璃珠以充分混匀，制成 $1:10$ 的样品匀液。

（3）用 1 mL 无菌吸管或微量移液器吸取 $1:10$ 样品匀液 1 mL，沿管壁缓慢注于盛有 9 mL 磷酸盐缓冲液或生理盐水的无菌试管中，吸管或吸头尖端不要触及稀释液面，振摇试管或换用 1 支 1 mL 无菌吸管反复吹打使其混合均匀，制成 $1:100$ 的样品匀液。

（4）初步估计样本污染程度，按上述操作程序制备 10 倍系列稀释样品匀液，每递增稀释一次,换用 1 次 1 mL 无菌吸管或吸头。

2. 样品接种 根据对样品污染状况的估计,选择 2～3 个适宜稀释度的样品匀液(液体样品可包括原液),在进行 10 倍递增稀释的同时,每个稀释度分别吸取 1 mL 样品匀液以 0.3 mL、0.3 mL、0.4 mL 接种量分别加入 3 块 Baird-Parker 平板,然后用无菌涂布棒涂布整个平板,不要触及平板边缘。如 Baird-Parker 平板表面有水珠,可放置于 25～50℃ 的培养箱中干燥,直到平板表面水珠消失方可使用。

3. 培养 涂布后将平板静置 10 分钟,如样液不易吸收可将平板放在培养箱 36±1℃ 培养 1 小时,等样品匀液吸收后翻转平板,倒置后于 36±1℃ 培养 24～48 小时。

4. 典型菌落计数和确认

(1) 金黄色葡萄球菌在 Baird-Parker 平板上呈圆形,表面光滑、凸起、湿润、菌落直径为 2～3 mm,颜色呈灰黑色至黑色、有光泽、常有浅色(非白色)边缘,周围绕以不透明圈(沉淀),其外常有一清晰带。当用接种针触及菌落时具有黄油样黏稠感,有时可见到不分解脂肪的菌株,除没有不透明圈和清晰带外,其他外观基本相同。从长期贮存的冷冻或脱水食品中分离的菌落,其黑色常较典型菌落浅些,且外观可能较粗糙,质地较干燥。

(2) 选择有典型的金黄色葡萄球菌菌落的平板,且同一稀释度 3 个平板所有菌落数合计在 20～200 CFU 的平板,计数典型菌落数。

(3) 从典型菌落中至少选 5 个可疑菌落(小于 5 个全选)进行鉴定试验。分别做染色镜检,血浆凝固酶试验,同时划线接种到血平板,36±1℃ 培养 18～24 小时后观察菌落形态。金黄色葡萄球菌菌落较大、圆形、光滑凸起、湿润、金黄色(有时为白色),菌落周围可见完全透明溶血圈。

▶ **结果记录** ◀

1. 金黄色葡萄球菌定性检验结果 结果判定:初步鉴定和确认鉴定的结果符合,可判定为金黄色葡萄球菌。结果报告为在 25 g(mL)样品中检出或未检出金黄色葡萄球菌。

2. 金黄色葡萄球菌定量检验结果

(1) 若只有一个稀释度平板的典型菌落数在 20～200 CFU,计数该稀释度平板上的典型菌落,按式(3-4)计算。

(2) 若最低稀释度平板的典型菌落数小于 20 CFU,计数该稀释度平板上的典型菌落,按式(3-4)计算。

(3) 若某一稀释度平板的典型菌落数大于 200 CFU,但下一稀释度平板上没有典型菌落,计数该稀释度平板上的典型菌落,按式(3-4)计算。

(4) 若某一稀释度平板的典型菌落数大于 200 CFU,而下一稀释度平板上虽有典型菌落但不在 20～200 CFU 范围内,应计数该稀释度平板上的典型菌落,按式(3-4)计算。

(5) 若 2 个连续稀释度的平板典型菌落数均在 20～200 CFU,按式(3-5)计算。

(6) 计算公式见式(3-4)和式(3-5)。

(7) 报告:根据公式(3-4)和公式(3-5)计算结果,报告每 g(mL)样品中金黄色葡萄球菌数,以 CFU/g(mL)表示,如 T 值为 0,则以小于 1 乘以最低稀释倍数报告。报告数据填入表 3-26 中,确认试验数据填入表 3-27 中。

表 3 - 26　菌落计数结果及报告方式

指标	第一稀释度	第二稀释度	第三稀释度
稀释倍数			
菌落数 CFU/g(mL)			
方法选择			
报告 CFU/g(mL)			

表 3 - 27　菌落确认结果统计

指标		第一稀释度					第二稀释度					第三稀释度				
菌落确认	典型菌落数															
	菌落编号	1	2	3	4	5	1	2	3	4	5	1	2	3	4	5
	镜下特征															
	血浆凝固酶															
	是否为阳性															
阳性菌落数比例																

▶注意事项◀

（1）Baird-Parker 培养基在使用前应采用阳性和阴性菌株进行无菌性检验,平板存储时间不宜超过 48 小时。

（2）检验过程中应该用稀释液做空白对照,用以判定稀释液、培养基、平皿或吸管可能存在的污染。

（3）检验过程中应在工作台上打开一块空白的平板计数琼脂,其暴露时间应与检验时间相当,以了解检样在检验过程中是否受到来自空气的污染。

▶思考题◀

1. 金黄色葡萄球菌的生物学特性是什么?

2. 食物中金黄色葡萄球菌的检测,除本实验所述的 2 种方法外,是否还有其他的检测方法,其检测程序是什么,几种方法检测的异同点是什么?

3. 生活中应该如何避免乳品被金黄色葡萄球菌污染?

▶课程资源◀

[1] Lowy F D. Staphylococcus aureus infections [J]. N Engl J Med，1998,339(8)：520 - 532.

[2] Fowler V G，Miro J M，Hoen B，et al. Staphylococcus aureus endocarditis：a consequence of medical progress [J]. JAMA，2005,293(23):2972 - 2973.

[3] Fowler V G，Olsen M K，Corey G R，et al. Clinical identifiers of complicated Staphylococcus aureus bacteremia [J]. Arch Intern Med，2003,163(17):2066 - 2072.

[4] 国家食品药品监督管理总局科技和标准司.微生物检验方法食品安全国家标准实操指南[M].北京:中国医药科技出版社,2017.

[5] 谷康定.卫生微生物学实验[M].北京:科学出版社,2019.

五、海产品中副溶血弧菌检测

▶**实验目的**◀

(1) 熟悉副溶血弧菌的生物学特性和致病特点。

(2) 掌握副溶血弧菌的分离鉴定方法步骤和结果判定。

▶**实验原理**◀

副溶血弧菌是一种主要的食源性致病菌,广泛分布于沿海、河口环境及鱼、虾、贝等海产品中,在含盐分较高的腌制食品,如咸菜、腌肉等也存在。进食含有副溶血弧菌食物可导致食物中毒,临床上以急性起病、腹痛、呕吐、腹泻及水样便为主要症状。本病多在夏秋季发生于沿海地区,常造成集体发病。副溶血弧菌为革兰阴性菌,随培养基不同菌体形态差异较大,有卵圆形、棒状、球杆状、梨状、弧形等多种形态。菌体一端有单鞭毛,运动活泼。无芽胞、无荚膜。营养要求不高,在普通培养基中加入适量 NaCl 即能生长,在无盐或 100 g/L NaCl 培养基中不生长,生长所需 pH 值为 7.0~9.5。可根据副溶血弧菌生物学特性通过样品的增菌、分离、生化实验、血清学实验、神奈川试验实现对副溶血弧菌的分离及鉴定。

▶**材料与器皿**◀

(1) 培养基:3‰氯化钠碱性蛋白胨水、硫代硫酸盐-柠檬酸盐-胆盐-蔗糖(TCBS)琼脂、3‰氯化钠胰蛋白胨大豆琼脂、3‰氯化钠三糖铁琼脂、嗜盐性试验培养基、3‰氯化钠甘露醇试验培养基、3‰氯化钠赖氨酸脱羧酶试验培养基、3‰氯化钠 MR - VP 培养基、3‰氯化钠溶液、我妻氏血琼脂、氧化酶试剂、革兰染色液、ONPG 试剂、Voges-Proskauer(V - P)试剂、弧菌显色培养基、生化鉴定试剂盒(详见附录 10,34,73~85)。

(2) 仪器设备:恒温培养箱(36±1℃)、冰箱(2~5℃;7~10℃)、恒温水浴箱(36±1℃)、均质器或无菌乳钵、天平(感量 0.1 g)。

(3) 器皿和其他材料:无菌试管(18 mm×180 mm;15 mm×100 mm)、无菌吸管(1 mL 具 0.01 mL 刻度;10 mL 具 0.1 mL 刻度)或微量移液器及吸头、无菌锥形瓶(容量 250 mL;500 mL;1000 mL)、无菌培养皿(直径 90 mm)、全自动微生物生化鉴定系统、无菌手术剪、镊子。

▶**方法和步骤**◀

1. 样品制备

按副溶血弧菌检验程序(图 3 - 15),对非冷冻样品、鱼类和头足类动物取表面组织、肠或鳃进行处理和稀释。

(1) 非冷冻样品采集后立即置于 7~10℃冰箱保存,及早检验。冷冻样品应在 45℃以下不超过 15 分钟或在 2~5℃不超过 18 小时解冻,解冻过程中尽可能防止外界污染。

(2) 鱼类和头足类动物取表面组织、肠或鳃。贝类取全部内容物,包括贝肉和体液。甲壳类取整个动物,或者动物的中心部分,包括肠和鳃。如为带壳贝类或甲壳类,则应先在自来水中洗刷外壳并甩干表面水分,然后以无菌操作打开外壳,按上述要求取相应部分。

(3) 以无菌操作取样品 25 g(mL),加入 3‰氯化钠碱性蛋白胨水 225 mL,用旋转刀片式均质器以 8 000 r/min 均质 1 分钟,或拍击式均质器拍打 2 分钟,制备成 1∶10 的样品匀液。如无均质器,则将样品放入无菌乳钵,自 225 mL 3‰氯化钠碱性蛋白胨水中取少量稀释液加入无菌乳钵,样品磨碎后放入 500 mL 无菌锥形瓶,再用少量稀释液冲洗乳钵中的残留样品 1～2 次,洗液放入锥形瓶,最后将剩余稀释液全部放入锥形瓶,充分振荡,制备 1∶10 的样品匀液。

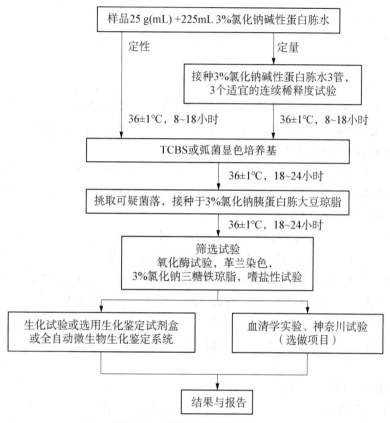

图 3-15　副溶血性弧菌检验程序

2. 增菌

（1）定性检测:将上述制备的 1∶10 样品匀液于 36±1℃培养 8～18 小时。

（2）定量检测:

1）用无菌吸管吸取 1∶10 样品匀液 1 mL,注入含有 9 mL 3% 氯化钠碱性蛋白胨水的试管内,振摇试管混匀,制备 1∶100 的样品匀液。

2）另取 1 mL 无菌吸管,按上步操作程序,依次制备 10 倍系列稀释样品匀液,每递增稀释一次,换用一支 1 mL 无菌吸管。

3）根据对检样污染情况的估计,选择 3 个适宜的连续稀释度,每个稀释度接种 3 支含有 9 mL 3% 氯化钠碱性蛋白胨水的试管,每管接种 1 mL。置 36±1℃恒温箱内,培养 8～18 小时。

3. 分离

（1）对所有显示生长的增菌液,用接种环在距离液面以下 1 cm 内沾取一环增菌液,于 TCBS 平板或弧菌显色培养基平板上划线分离。一支试管划线一块平板。于 36±1℃培养

18～24 小时。

（2）典型的副溶血弧菌在 TCBS 上呈圆形、半透明、表面光滑的绿色菌落,用接种环轻触,有类似口香糖的质感,直径为 2～3 mm。从培养箱取出 TCBS 平板后,应尽快(不超过 1小时)挑取菌落或标记要挑取的菌落。典型的副溶血弧菌在弧菌显色培养基上的特征按照产品说明进行判定。

4. 纯培养 挑取 3 个或以上可疑菌落,划线接种 3‰氯化钠胰蛋白胨大豆琼脂平板,36±1℃培养 18～24 小时。

5. 初步鉴定

（1）氧化酶试验:挑选纯培养的单个菌落进行氧化酶试验,副溶血弧菌为氧化酶阳性。

（2）涂片镜检:将可疑菌落涂片,进行革兰染色,镜检观察形态。副溶血弧菌为革兰阴性,呈棒状、弧状、卵圆状等多形态,无芽胞,有鞭毛。

（3）挑取纯培养的单个可疑菌落,转种 3‰氯化钠三糖铁琼脂斜面并穿刺底层,36±1℃培养 24 小时观察结果。副溶血弧菌在 3‰氯化钠三糖铁琼脂中的反应为底层变黄不变黑,无气泡,斜面颜色不变或红色加深,有动力。

（4）嗜盐性试验:挑取纯培养的单个可疑菌落,分别接种 0‰、6‰、8‰和 10‰不同氯化钠浓度的胰胨水,36±1℃培养 24 小时,观察液体混浊情况。副溶血弧菌在无氯化钠和 10‰氯化钠的胰胨水中不生长或微弱生长,在 6‰氯化钠和 8‰氯化钠的胰胨水中生长旺盛。

6. 确定鉴定 取纯培养物分别接种含 3‰氯化钠的甘露醇试验培养基、赖氨酸脱羧酶试验培养基、MR‐VP 培养基,36±1℃培养 24～48 小时后观察结果,在 3‰氯化钠三糖铁琼脂隔夜培养物上进行 ONPG 试验。可选择生化鉴定试剂盒或全自动微生物生化鉴定系统。

7. 血清学分型(选做项目)

（1）制备:接种两管 3‰氯化钠胰蛋白胨大豆琼脂试管斜面,36±1℃培养 18～24 小时。用含 3‰氯化钠的 5‰甘油溶液冲洗 3‰氯化钠胰蛋白胨大豆琼脂斜面培养物,获得浓厚的菌悬液。

（2）K 抗原的鉴定:取一管上步制备好的菌悬液,首先用多价 K 抗血清进行检测,出现凝集反应时再用单个的抗血清进行检测。用蜡笔在一块玻片上划出适当数量的间隔和一个对照间隔。在每个间隔内各滴加一滴菌悬液,并对应加入一滴 K 抗血清。在对照间隔内加一滴 3‰氯化钠溶液。轻微倾斜玻片,使各成分混合,再前后倾动玻片 1 分钟。阳性凝集反应可以立即观察到。

（3）O 抗原的鉴定:将另外一管的菌悬液转移到离心管内,121℃灭菌 1 小时。灭菌后4 000 r/min 离心 15 分钟,弃去上层液体,沉淀用生理盐水洗 3 次,每次 4 000 r/min 离心15 分钟,最后一次离心后留少许上层液体,混匀制成菌悬液。用蜡笔将玻片划分成相等的间隔。在每个间隔内加入一滴菌悬液,将 O 群血清分别加一滴到间隔内,最后一个间隔加一滴生理盐水作为自凝对照。轻微倾斜玻片,使各成分混合,再前后倾动玻片 1 分钟。阳性凝集反应可以立即观察到。如果未见到与 O 群血清的凝集反应,将菌悬液 121℃再次高压1 小时后,重新检测。如果仍为阴性,则培养物的 O 抗原属于未知。

8. 神奈川试验(选做项目) 神奈川试验是在我妻氏琼脂上测试是否存在特定溶血素。

神奈川试验阳性结果与副溶血弧菌分离株的致病性显著相关。用接种环将测试菌株的 3％ 氯化钠胰蛋白胨大豆琼脂 18 小时培养物点种于表面干燥的我妻氏血琼脂平板。每个平板上可以环状点种几个菌。36±1℃培养不超过 24 小时，并立即观察。阳性结果为菌落周围呈半透明环的 β 溶血。

▶结果记录◀

（1）副溶血弧菌菌落生化性状和与其他弧菌的鉴别情况，分别见表 3-28 及表 3-29。

表 3-28　副溶血弧菌的生化性状

试验项目	结果	试验项目	结果
革兰染色镜检	阴性，无芽胞	分解葡萄糖产气	－
氧化酶	＋	乳糖	－
动力	＋	硫化氢	－
蔗糖	－	赖氨酸脱羧酶	＋
葡萄糖	＋	V-P	－
甘露醇	＋	ONPG	－

注：＋表示阳性；－表示阴性。

表 3-29　副溶血弧菌主要性状与其他弧菌的鉴别

名称	氧化酶	赖氨酸	精氨酸	鸟氨酸	明胶	脲酶	V-P	42℃生长	蔗糖	D-纤维二糖	乳糖	阿拉伯糖	D-甘露糖	D-甘露醇	ONPG	0	3	6	8	10
副溶血弧菌 (V. parahaemolyticus)	＋	＋	－	＋	＋	V	－	－	V	－	＋	－	－	＋	＋	－	＋	＋	＋	－
创伤弧菌 (V. vulnificus)	＋	＋	－	＋	＋	－	＋	＋	＋	－	＋	＋	－	V	＋	－	＋	＋	＋	－
溶藻弧菌 (V. alginolyticus)	＋	＋	－	＋	＋	－	＋	＋	＋	－	－	－	＋	＋	－	－	＋	＋	＋	＋
霍乱弧菌 (V. cholerae)	＋	＋	－	＋	＋	－	V	＋	＋	－	－	－	＋	＋	＋	＋	＋	－	－	－
拟态弧菌 (V. mimicus)	＋	＋	－	＋	＋	－	＋	＋	－	－	＋	－	＋	＋	＋	＋	＋	－	－	－
河弧菌 (V. fluvialis)	＋	－	＋	－	＋	－	－	V	＋	＋	－	＋	＋	＋	V	－	＋	＋	＋	V
弗氏弧菌 (V. furnissii)	＋	－	＋	－	＋	－	－	＋	＋	－	－	＋	＋	＋	－	－	＋	＋	＋	＋
梅氏弧菌 (V. metschnikovii)	－	＋	＋	－	＋	－	＋	V	＋	－	－	－	＋	＋	V	－	＋	＋	V	－
霍利斯弧菌 (V. hollisae)	－	－	－	－	－	－	－	nd	－	＋	－	＋	－	－	－	－	＋	＋	－	－

注：＋表示阳性、－表示阴性、nd 表示未试验、V 表示可变。

（2）抗原鉴定结果：副溶血弧菌血清学分型根据表 3-30 报告血清学分型结果，并将结果填入表 3-31。

表 3-30　副溶血弧菌的抗原

O 群	K 型
1	1，5，20，25，26，32，38，41，56，58，60，64，69
2	3，28
3	4，5，6，7，25，29，30，31，33，37，43，45，48，54，56，57，58，59，72，75
4	4，8，9，10，11，12，13，34，42，49，53，55，63，67，68，73
5	15，17，30，47，60，61，68
6	18，46
7	19
8	20，21，22，39，41，70，74
9	23，44
10	24，71
11	19，36，40，46，50，51，61
12	19，52，61，66
13	65

表 3-31　副溶血弧菌血清学分型结果

菌落编号	1	2	3	4	5
血清学分型结果					

（3）报告：根据检出的可疑菌落生化性状，报告 25 g(mL) 样品中检出副溶血弧菌。如果进行定量检测，根据证实为副溶血弧菌阳性的试管管数，查最可能数（MPN）检索表 3-32，报告每 g(mL) 副溶血弧菌的 MPN 值。

表 3-32　副溶血弧菌最可能数（MPN）检索表

阳性管数			MPN	95% 可信限		阳性管数			MPN	95% 可信限	
0.10	0.01	0.001		下限	上限	0.10	0.01	0.001		下限	上限
0	0	0	<3.0	—	9.5	2	2	0	21	4.5	42
0	1	1	3.0	0.15	9.6	2	2	1	28	8.7	94
0	1	0	3.0	0.15	11	2	2	2	35	8.7	94
0	1	1	6.1	1.2	18	2	3	0	29	8.7	94
0	2	0	6.2	1.2	18	2	3	1	36	8.7	94
0	3	0	9.4	3.6	38	3	0	0	23	4.6	94
1	0	0	3.6	0.17	18	3	0	1	38	8.7	110
1	0	1	7.2	1.3	18	3	0	2	64	17	180
1	0	2	11	3.6	38	3	1	0	43	9	180
1	1	0	7.4	1.3	20	3	1	1	75	17	200
1	1	1	11	3.6	38	3	1	2	120	37	420

阳性管数			MPN	95％可信限		阳性管数			MPN	95％可信限	
0.10	0.01	0.001		下限	上限	0.10	0.01	0.001		下限	上限
1	2	0	11	3.6	42	3	1	3	160	40	420
1	2	1	15	4.5	42	3	2	0	93	18	420
1	3	0	16	4.5	42	3	2	1	150	37	420
2	0	0	9.2	1.4	38	3	2	2	210	40	430
2	0	1	14	3.6	42	3	2	3	290	90	1 000
2	0	2	20	4.5	42	3	3	0	240	42	1 000
2	1	0	15	3.7	42	3	3	1	460	90	2 000
2	1	1	20	4.5	42	3	3	2	1 100	180	4 100
2	1	2	27	8.7	94	3	3	3	>1 100	420	—

注　1. 本表采用 3 个稀释度[0.1 g(mL)、0.01 g(mL)和 0.001 g(mL)],每个稀释度接种 3 管。

2. 表内所列检样量如改用 1 g(mL)、0.1 g(mL)和 0.01 g(mL)时,表内数字应相应降低 10 倍;如改用 0.01 g(mL)、0.001 g(mL)、0.000 1 g(mL)时,则表内数字应相应增加 10 倍,其余类推。

▶ 注意事项 ◀

(1) 检测过程中进行严格的无菌操作。

(2) 副溶血弧菌血清学分型判断需准确。

(3) 实验过程中使用的培养基应该做阳性验证,确保不被污染。

▶ 思 考 题 ◀

1. 副溶血弧菌的生物学特性有哪些?

2. 副溶血弧菌血清学鉴定的依据是什么? 类型有哪些?

▶ 课程资源 ◀

[1] 赵宏群,刁保卫,杜小莉,等.副溶血弧菌分子分型数据库建立与分析[J].疾病监测,2016,31(11):920—924.

[2] 刘伟,王菊光,谢利军,等.2009—2012 年北京市海淀区细菌性食物中毒检测结果分析[J].预防医学情报杂志,2014,30(10):857—860.

[3] 国家食品药品监督管理总局科技和标准司.微生物检验方法食品安全国家标准实操指南[M].北京:中国医药科技出版社,2017.

[4] 谷康定.卫生微生物学实验[M].北京:科学出版社,2019.

(邹　伟　熊海燕)

六、食品中乳酸菌数量检测

乳酸菌(Lacticacidbacteria)是一类革兰阳性、无芽胞,发酵糖类主要产生大量乳酸的细菌的统称,主要包括乳杆菌属(Lactobacillus)、双歧杆菌属(Bifidobacterium)和嗜热链球菌属(Streptococcus)等,是一类有益人群健康的细菌。

▶ 实验目的 ◀

(1) 掌握乳酸菌的概念和种类。

（2）掌握乳酸菌的检测和计数方法。

▶实验原理◀

应用相应的培养基和条件对食品中的乳酸菌进行检验。

▶材料与器皿◀

（1）培养基：MRS(Man Rogosa Sharpe)培养基、莫匹罗星锂盐(Li-Mupirocin)和半胱氨酸盐酸盐(Cysteine Hydrochloride)改良 MRS 培养基、MC 培养基(Modified Chalmers)培养基（详见附录 13,86～88）。

（2）仪器设备：厌氧箱培养设备、恒温培养箱、冰箱。

（3）器皿和其他材料：均质器及无菌均质袋、均质杯或灭菌乳钵、无菌锥形瓶、天平、试管、吸管、微量移液器。

▶方法和步骤◀

1. 样品处理 样品的全部制备过程均应遵循无菌操作程序。

冷冻样品 2～5℃条件下解冻，时间不超过 18 小时或温度不超过 45℃解冻不超过 15 分钟。

固体和半固体食品无菌操作称取 25 g 样品，置于装有 225 mL 生理盐水的无菌均质杯内，于 8 000～10 000 r/min 均质 1～2 分钟，制成 1∶10 样品匀液；或置于 225 mL 生理盐水的无菌均质袋中，用拍击式均质器拍打 1～2 分钟制成 1∶10 的样品匀液。液体样品将其充分摇匀后以无菌吸管吸取样品 25 mL 放入装有 225 mL 生理盐水的无菌锥形瓶（内有适当数量的无菌玻璃珠）中，充分振摇制成 1∶10 的样品匀液。

2. 稀释 将以上样品匀液做 10 倍递增稀释。用无菌吸管或微量移液器吸取以上样品匀液 1 mL 注入装有无菌 9 mL 生理盐水的试管中，振摇混匀，为 1∶100 的样品匀液，再以此样品匀液中吸取 1 mL 注入另一支装有无菌 9 mL 生理盐水的试管中，振摇混匀，为 1∶1000 的样品匀液，以此方法进行连续稀释。根据待检样品中活菌总数的估计，选择 2～3 个连续的适宜稀释度进行后续计数。

每递增稀释一次应立即更换 1 次 1 mL 灭菌吸管或吸头。

3. 乳酸菌培养及计数

（1）乳杆菌培养计数：选择 2～3 个连续的适宜稀释度，每个稀释度吸取 1 mL 样品匀液于灭菌平皿内，每个稀释度同时做 2 个平皿。稀释液移入平皿后，将冷却至 48℃的 MRS 琼脂培养基倾注入平皿约 15 mL，轻微转动平皿使混合均匀。培养基冷却凝固后置 36±1℃厌氧培养 72±2 小时，培养后计数。从样品稀释到平板倾注要求在 15 分钟内完成。

（2）嗜热链球菌培养计数：选择 2～3 个连续的适宜稀释度，每个稀释度吸取 1 mL 样品匀液于灭菌平皿内，每个稀释度同时做 2 个平皿。稀释液移入平皿后，将冷却至 48℃的 MC 琼脂培养基倾注入平皿约 15 mL，轻微转动平皿使混合均匀。培养基冷却凝固后置 36±1℃需氧培养 72±2 小时，培养后计数。从样品稀释到平板倾注要求在 15 分钟内完成。

（3）双歧杆菌培养计数：选择 2～3 个连续的适宜稀释度，每个稀释度吸取 1 mL 样品匀液于灭菌平皿内，每个稀释度同时做 2 个平皿。稀释液移入平皿后，将冷却至 48℃的莫匹罗星锂盐和半胱氨酸盐酸盐改良的 MRS 培养基倾注入平皿约 15 mL，轻微转动平皿使混合均匀。培养基冷却凝固后置 36±1℃厌氧培养 72±2 小时，培养后计数。从样品稀释到平板倾注要求在15分钟内完成。

（4）计数方法：选取菌落数在30 CFU～300 CFU之间、无蔓延菌落生长的平板计数菌落总数。低于30 CFU的平板记录具体菌落数，大于300 CFU的可记录为多不可计。每个稀释度的菌落数应采用2个平板的平均数。其中一个平板有较大片状菌落生长时，则不宜采用，而应以无片状菌落生长的平板作为该稀释度的菌落数；若片状菌落不到平板的一半，而其余一半中菌落分布又很均匀，即可计算半个平板后乘以2，代表一个平板菌落数。当平板上出现菌落间无明显界线的链状生长时，则将每条单链作为一个菌落计数。

▶ 结果记录 ◀

（1）若只有一个稀释度平板上的菌落数在适宜计数范围内，计算2个平板菌落数的平均值，再将平均值乘以相应稀释倍数，作为每克或每毫升中菌落总数结果。

（2）若有2个连续稀释度的平板菌落数在适宜计数范围内时，按以下公式（3-6）计算：

$$N = \frac{\sum C}{(n_1 + 0.1 n_2)d} \qquad (3-6)$$

式中：N 为样品中菌落数；$\sum C$ 为平板（含适宜范围菌落数的平板）菌落数之和；n_1 为第一稀释度（低稀释倍数）平板个数；n_2 为第二稀释度（高稀释倍数）平板个数；d 为稀释因子（第一稀释度）。

（3）若所有稀释度的平板上菌落数均大于300 CFU，则对稀释度最高的平板进行计数，其他平板可记录为多不可计，结果按平均菌落数乘以最高稀释倍数计算。

（4）若所有稀释度的平板菌落数均小于30 CFU，则应按稀释度最低的平均菌落数乘以稀释倍数计算。

（5）若所有稀释度（包括液体样品原液）平板均无菌落生长，则以小于1乘以最低稀释倍数计算。

（6）若所有稀释度的平板菌落数均不在30 CFU～300 CFU，则以最接近30 CFU或300 CFU的平均菌落数乘以稀释倍数计算。

菌落数的报告：根据菌落计数结果出具报告，报告单位以 CFU/g(mL) 表示。

菌落数小于100 CFU时，按"四舍五入"原则修约，以整数报告；菌落数大于或等于100 CFU时，第3位数字采用"四舍五入"原则修约后，取前2位数字，后面用0代替位数，也可用10的指数形式来表示，按"四舍五入"原则修约后，采用两位有效数字报告。

▶ 注意事项 ◀

（1）样品的全部制备过程均应遵循无菌操作要求。

（2）在样品处理稀释过程中，每次稀释要更换无菌吸管或吸头。

（3）乳酸菌中乳杆菌、双歧杆菌为厌氧培养，嗜热链球菌为需氧培养。

（4）在计数过程中，菌落过小可用放大镜观察。

▶ 思考题 ◀

1. 乳酸菌的培养需要什么特殊条件？

2. 平板上生长的菌落如何鉴定属于乳酸菌？

国家食品药品监督管理总局科技和标准司. 微生物检验方法食品安全国家标准实操指南[M]. 北京：中国医药科技出版社，2017.

（朱献忠　熊海燕）

七、粮食内部霉菌的检测

粮食内部霉菌的检测参考国标 GB 4789.15—2016。

▶实验目的◀

（1）掌握粮食内部霉菌的平板计数法。

（2）掌握霉菌与酵母菌菌落的鉴别。

（3）熟悉常见霉菌的形态特征。

▶实验原理◀

粮食、粮食加工产品及饲料上都有大量微生物存在，其中对粮食危害最严重的是霉菌及其代谢产物。使用适宜霉菌生长的培养基对粮食中的霉菌进行分离培养与纯化，通过菌落形态与镜检所观察到的个体形态初步鉴定粮食中主要霉菌的种类，并确定霉菌的总量。

▶材料与器皿◀

1. 培养基

（1）马铃薯葡萄糖琼脂：将 300 g 马铃薯去皮切块，加 1 000 mL 蒸馏水，煮沸 10～20 分钟。用纱布过滤，补加蒸馏水至 1 000 mL。加入 20.0 g 葡萄糖和 20.0 g 琼脂，加热溶解，分装后，121℃灭菌 15 分钟，备用。

（2）孟加拉红琼脂：将 5.0 g 蛋白胨、10.0 g 葡萄糖、1.0 g 磷酸二氢钾、0.5 g 硫酸镁（无水）、20.0 g 琼脂、0.033 g 孟加拉红、0.1 g 氯霉素加入蒸馏水中，加热溶解，补足蒸馏水至 1 000 mL，分装后，121℃灭菌 15 分钟，2～8℃冷藏避光保存，以不超过 3 个月为宜。

2. 试剂　生理盐水、磷酸盐缓冲液贮存液及稀释液（详见附录 13、55）。

3. 仪器设备　霉菌培养箱（28±1℃）、拍击式均质器及均质袋、电子天平（感量 0.1 g）、旋涡混合器、恒温水浴箱（46±1℃）、显微镜。

4. 器皿及其他材料　容量 500 mL 无菌锥形瓶、无菌吸管（1 mL 具 0.01 mL 刻度、10 mL 具 0.1 mL 刻度）、18 mm×180 mm 无菌试管、直径 90 mm 无菌平皿、微量移液器及枪头（1.0 mL）。

▶方法和步骤◀

霉菌平板计数法的检验程序见图 3-16。

1. 样品的稀释

（1）称取 25 g 样品，加入 225 mL 无菌稀释液（蒸馏水或生理盐水或磷酸盐缓冲液），充分振摇，或用拍击式均质器拍打 1～2 分钟，制成 1∶10 的样品匀液。

（2）液体样品以无菌吸管吸取 25 mL 至盛有 225 mL 无菌稀释液（蒸馏水或生理盐水或磷酸盐缓冲液）的适宜容器内（可在瓶内预置适当数量的无菌玻璃珠）或无菌均质袋中，充分振摇或用拍击式均质器拍打 1～2 分钟，制成 1∶10 的样品匀液。

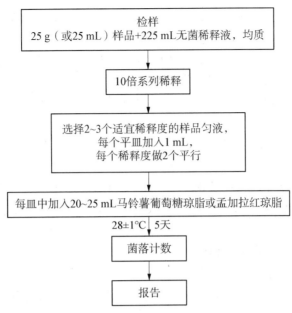

图 3-16　霉菌平板计数法的检验程序

（3）取 1 mL 上述 1：10 的样品匀液注入盛有 9 mL 无菌稀释液的试管中，另换一支 1 mL 无菌吸管反复吹吸，或在旋涡混合器上混匀，则此液为 1：100 的样品匀液。

（4）按上述操作制备 10 倍递增系列稀释样品匀液。每递增稀释一次换用 1 支 1 mL 无菌吸管。

（5）根据对样品污染状况的估计，选择 2～3 个适宜稀释度的样品匀液（液体样品可包括原液），在进行 10 倍递增稀释的同时，每个稀释度分别吸取 1 mL 样品匀液注入 2 个无菌平皿内。同时分别取 1 mL 无菌稀释液加入 2 个无菌平皿作为空白对照。

（6）及时将 20～25 mL 冷却至 46℃的马铃薯葡萄糖琼脂或孟加拉红琼脂（可放置于 46±1℃恒温水浴箱中保温）倾注平皿，并转动平皿使其混合均匀。置于水平台面待培养基完全凝固。

2. 培养　琼脂凝固后，正置平板，置于 28±1℃培养箱中培养，观察并记录培养至第 5 天的结果。

3. 菌落计数　用肉眼观察，必要时可用放大镜或低倍镜记录稀释倍数和霉菌菌落数。以菌落形成单位表示。选取菌落数在 10 CFU～150 CFU 的平板，根据菌落形态计数霉菌。霉菌蔓延生长覆盖整个平板的可记录为菌落蔓延。

▶**结果记录**◀

（1）结果：

1）计算同一稀释度的 2 个平板菌落数的平均值，再将平均值乘以相应稀释倍数。

2）若有 2 个稀释度平板上菌落数均在 10 CFU～150 CFU，则按照式（3-7）进行计算。

$$N = \frac{\sum C}{(n_1 + 0.1n_2)d} \qquad (3-7)$$

式中：N 为样品中霉菌菌落数；C 为平板（含适宜范围菌落数的平板）菌落数之和；n_1 为第一

稀释度(低稀释倍数)平板个数;n_2 为第二稀释度(高稀释倍数)平板个数;d 为稀释因子(第一稀释度)。

3)若所有平板上菌落数均大于 150 CFU,则对稀释度最高的平板进行计数,其他平板可记录为多不可计,结果按平均菌落数乘以最高稀释倍数计算。

4)若所有平板上菌落数均小于 10 CFU,则应按稀释度最低的平均菌落数乘以稀释倍数计算。

5)若所有稀释度(包括液体样品原液)平板均无菌落生长,则以小于 1 乘以最低稀释倍数计算。

6)若所有稀释度的平板菌落数均不在 10 CFU～150 CFU,其中一部分小于 10 CFU 或大于 150 CFU 时,则以最接近 10 CFU 或 150 CFU 的平均菌落数乘以稀释倍数计算。

(2)报告:

1)菌落数按"四舍五入"原则修约。菌落数在 10 以内时,采用一位有效数字报告;菌落数在 10～100 时,采用两位有效数字报告。

2)菌落数大于或等于 100 时,前第 3 位数字采用"四舍五入"原则修约后,取前两位数字,后面用 0 代替位数来表示结果;也可用 10 的指数形式来表示,此时也按"四舍五入"原则修约,采用两位有效数字报告。

3)称重取样以 CFU/g 为单位报告。

▶ **注意事项** ◀

若空白对照平板上有菌落出现,则此次检测结果无效。

▶ **思 考 题** ◀

1. 若所有平板上菌落数均大于 150 CFU,对稀释倍数最高的平板计数后得到的结果是否准确?若不准确,请说明理由并提出解决措施。

2. 若所有平板上菌落数均小于 10 CFU,对稀释倍数最小的平板计数后得到的结果是否准确?若不准确,请说明理由并提出解决措施。

▶ **课程资源** ◀

[1] 程水明,刘仁荣. 微生物学实验[M]. 武汉:华中科技大学出版社,2014.

[2] 谷康定. 卫生微生物学实验[M]. 北京:科学出版社,2019.

[3] 蔡信之,黄君红. 微生物学实验[M]. 第 4 版. 北京:科学出版社,2019.

[4] 国家食品药品监督管理总局科技和标准司. 微生物检验方法食品安全国家标准实操指南[M]. 北京:中国医药科技出版社,2017.

八、粮食中黄曲霉素的检测

粮食中黄曲霉素的检测参考国标 GB 5009.22—2016。

▶ **实验目的** ◀

掌握酶联免疫法检测粮食中黄曲霉毒素的原理和方法。

▶ **实验原理** ◀

试样中的黄曲霉毒素 B_1 用甲醇水溶液提取,经均质、涡旋、离心(过滤)等处理获取上清液。被辣根过氧化物酶标记或固定在反应孔中的黄曲霉毒素 B_1 与试样上清液或标准品中的

黄曲霉毒素 B_1 竞争性结合特异性抗体。在洗涤后加入相应显色剂显色,经无机酸终止反应,于 450 nm 或 630 nm 波长下检测。样品中的黄曲霉毒素 B_1 与吸光度在一定浓度范围内呈反比。

▶材料与器皿◀

(1) 培养基:营养琼脂(详见附录 1)。

(2) 试剂:蒸馏水。

(3) 仪器设备:微孔板酶标仪(带 450 nm 与 630 nm 可选滤光片)、研磨机、振荡器、试剂盒所要求的仪器、离心机(转速≥6 000 r/min)、电子天平(感量 0.01 g)。

(4) 器皿与其他材料:快速定量滤纸(孔径 11 μm)、筛网(1～2 mm 孔径)。

▶方法和步骤◀

1. **样品前处理** 称取至少 100 g 样品,固体样品用研磨机进行粉碎,粉碎后的样品过 1～2 mm 孔径试验筛。取 5.0 g 固体/液体样品于 50 mL 离心管中,加入试剂盒所要求的提取液,按照试剂盒说明书所述方法进行检测。

2. **样品检测** 按照酶联免疫试剂盒所述操作步骤对待测试样(液)进行定量检测。

3. **酶联免疫试剂盒定量检测的标准工作曲线绘制** 按照试剂盒说明书提供的计算方法或者计算机软件,根据标准品浓度与吸光度变化关系绘制标准工作曲线。

4. **待测液浓度计算** 按照试剂盒说明书提供的计算方法以及计算机软件,将待测液吸光度代入下面的公式(3-8),计算得到待测液浓度(ρ)。

$$X = \frac{\rho \times V \times f}{m} \qquad\qquad (3-8)$$

式中:X 为试样中 AFT B_1 的含量,单位为微克每千克($\mu g/kg$);ρ 为待测液中黄曲霉毒素 B_1 的浓度,单位为微克每升($\mu g/L$);V 为提取液体积(固态样品为加入提取液体积,液态样品为样品和提取液总体积),单位为升(L);f 为在前处理过程中的稀释倍数;m 为试样的称样量,单位为千克(kg)。

▶注意事项◀

(1) 每个试样称取 2 份进行平行测定,以其算术平均值为分析结果。其分析结果的相对差应不大于 20%。

(2) 若样品孔吸光度值未落在标准曲线范围内,应当适当稀释或浓缩样品溶液,使之落入标准曲线范围内。

▶思 考 题◀

1. 除酶联免疫法外,还有什么方法可以检测出粮食中的黄曲霉毒素?

2. 若该方法检出黄曲霉毒素为阳性,就能断定样品中含有黄曲霉毒素了吗? 为什么?

3. 若样品孔吸光度值未落在标准曲线范围内,会对得到的样品黄曲霉毒素含量有什么影响?

▶课程资源◀

[1] 程水明,刘仁荣. 微生物学实验[M]. 武汉:华中科技大学出版社,2014.

[2] 谷康定. 卫生微生物学实验[M]. 北京:科学出版社,2019.

[3] 蔡信之,黄君红. 微生物学实验[M]. 第 4 版, 北京:科学出版社,2019.

[4] 国家食品药品监督管理总局科技和标准司. 微生物检验方法食品安全国家标准实操指南[M]. 北京:中国医药科技出版社,2017.

（熊成龙　熊海燕）

实验五　化妆品微生物检测

化妆品在生产、运输、贮藏和使用过程中都可能受到微生物的污染,从卫生学的角度出发,了解化妆品中微生物污染的来源、种类以及对使用者可能造成的危害,掌握化妆品微生物检测方法,对保证化妆品的质量、效用和使用安全至关重要。化妆品微生物检测指标包括细菌菌落总数、霉菌和酵母菌总数以及特定菌等。

铜绿假单胞菌在自然界分布广泛,空气、水、土壤中均有存在,其对人有致病力,常引起皮肤化脓性感染,特别是烧伤、烫伤、眼部疾病患者被感染后,常使病情恶化,并可引起败血症。在化妆品微生物检验中,铜绿假单胞菌是国标规定不得检出的特定菌之一。

一、样品采集

所采集的样品应具有代表性,一般根据每批化妆品数量大小,随机抽取相应数量的包装单位。当检测时,应分别从 2 个包装单位以上的样品中共取 10 g 或 10 mL。对于小包装的样品,取样量可酌情减少。

待检样品,应严格保持原有的包装状态。容器不应有破裂,在检验前不得开启,以防再污染。收到样品后,应立即登记,编写检验序号,并按要求尽快检验,如不能及时检验,应放置于室温阴凉干燥处,不要冷藏或冷冻。

若只有一个样品而同时需要做多种分析,如细菌、化学、毒理等,则宜先取出部分样品做微生物检验,再将剩余样品做其他分析。

二、铜绿假单胞菌检测

▶实验目的◀

（1）掌握铜绿假单胞菌检测的方法。

（2）掌握铜绿假单胞菌检测的主要步骤。

（3）了解化妆品其他相关致病菌的检测。

▶实验原理◀

铜绿假单胞菌为革兰阴性杆菌,氧化酶阳性,能产生水溶性绿脓菌素、液化明胶、还原硝酸盐为亚硝酸盐,在 42℃培养条件下能生长,根据这些菌体及生化特性可将其与类似细菌区分开来。除了传统的鉴定方法,也可选用全自动微生物生化鉴定系统进行鉴定。

▶材料与器皿◀

（1）培养基:SCDLP 液体培养基、十六烷基三甲基溴化铵琼脂、乙酰胺培养基、绿脓色素测定培养基、明胶培养基、硝酸盐蛋白胨水培养基、营养琼脂斜面培养基(详见附录 3,90～94)。

（2）试剂：蒸馏水、生理盐水、氯仿、盐酸、镜油。

（3）仪器设备：培养箱、酒精灯、显微镜、高压灭菌器。

（4）器皿与其他材料：锥形瓶、试管、培养皿、灭菌移液管、接种环、接种针、载玻片、擦镜纸、氧化酶试纸。

▶**方法和步骤**◀

检测程序见图3-17。

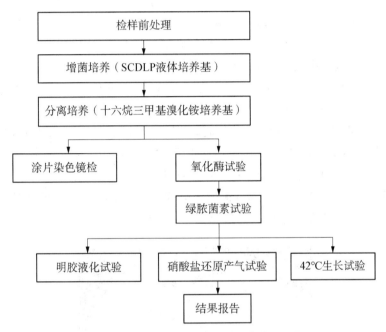

图3-17　化妆品中铜绿假单胞菌检测程序

1. 样品的前处理

（1）亲水性样品（水包油型）：可取10 g加到90 mL带玻璃珠的灭菌生理盐水中，如样品量少于10 mL，仍按10倍稀释法进行。如为5 mL则加45 mL灭菌生理盐水，混匀后，制成1:10稀释液。

（2）疏水性样品（油包水型）：取样品10 g，先加10 mL灭菌液状石蜡混匀，再加10 mL灭菌的吐温80，在40～44℃水中振荡混合10分钟，加入灭菌生理盐水70 mL，在40～44℃水浴中乳化，制成1:10悬液。或用均质器，将加有助溶剂、稀释液的样品放入均质器，均质3～5分钟后，取上清液待检（上清液的稀释倍数为1:10）。

（3）膏、霜、乳剂半固体状样品

1）亲水性的样品称取10 g，加到灭菌的90 mL生理盐水的锥形瓶（内带玻璃珠）中，充分振荡混匀，放30～32℃水浴中静置15分钟，用其上清液作为1:10的稀释液。如有均质器，可称10 g样品加90 mL灭菌生理盐水，均质1～2分钟。

2）疏水性的样品称取10 g，放到灭菌的研钵中，加10 mL灭菌液状石蜡，研磨成黏稠状，再加10 mL灭菌吐温80，研磨待溶解后，加70 mL灭菌生理盐水，在40～44℃水浴中充分混合,制成1:10稀释液。如有均质器,称10 g样品加90 mL SCDLP液体培养基,或1 g样品加1 mL灭菌液体石蜡、1 mL灭菌吐温80、7 mL灭菌生理盐水,均质3～5分钟。

(4) 固体样品:称取10 g,加到灭菌的90 mL生理盐水稀释瓶中,振荡混匀,使其分散混悬后,放30～32℃水浴中,15分钟后取出,充分振荡混合,再放到30～32℃水浴中静置15分钟,取上清液作为1:10稀释液。如有均质器,称10 g样品加90 mL SCDLP液体培养基,或1 g样品加1 mL灭菌液体石蜡、1 mL灭菌吐温80、7 mL灭菌生理盐水,均质3～5分钟。

2. 增菌培养 取1:10样品稀释液10 mL加到90 mL SCDLP液体培养基中,置于37℃培养18～24小时。如有铜绿假单胞菌生长,培养液表面多有一层薄菌膜。培养液呈黄绿色或蓝绿色。如无SCDLP液体培养基,可用普通肉汤培养基,检验含防腐剂的化妆品时,在每1000 mL普通肉汤中加1 g卵磷脂。

3. 分离培养 从培养液的薄膜处挑取培养物,划线接种于十六烷基三甲基溴化铵琼脂平板上,置于37℃培养18～24小时。在此平板上,铜绿假单胞菌菌落呈灰白色,扁平而边缘不整齐,向周边扩散或略有蔓延,表面湿润,菌落周围培养基常扩散有水溶性绿色色素(图3-18)。此培养基具有强选择性,大肠埃希菌不能生长,革兰阳性菌生长较差。

当缺乏十六烷基三甲基溴化铵琼脂培养基时,也可用乙酰胺培养基进行分离,将菌液划线接种于平皿,置于37℃培养24小时,铜绿假单胞菌在此培养基上生长良好,菌落扁平,边缘不整齐,菌落周围培养基略带粉红色,其他菌不生长。

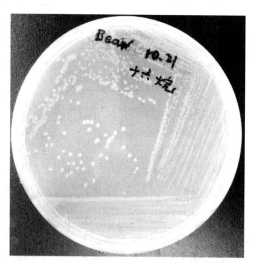

图3-18 铜绿假单胞菌于十六烷基三甲基溴化
铵琼脂培养基生长24小时

4. 染色镜检 挑取可疑菌落,涂片后进行革兰染色,镜检为革兰阴性者再继续下一步实验。

5. 氧化酶试验 取一条氧化酶试纸,用无菌接种环挑取适量可疑菌落涂在试纸上,在15～30秒内,出现粉红色或紫红色为氧化酶阳性,若培养物不变色,则氧化酶试验为阴性。

6. 绿脓菌素测定试验 取可疑菌落2～3个,分别接种在绿脓菌素测定培养基上,置37℃培养24小时后,加入氯仿3～5 mL,充分振荡使培养物中的绿脓菌素溶解于氯仿中,再加入 1 mol/L 的盐酸 1 mL 左右,振荡混匀后静置 1～2 分钟(图 3-19)。如上层盐酸液内出现粉红色到紫红色时为阳性,表示其中含有绿脓菌素。

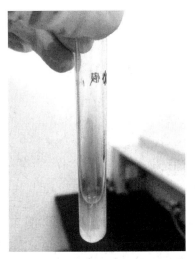 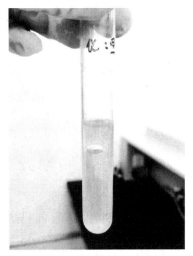

图 3-19　铜绿假单胞菌于绿脓菌素　　　　图 3-20　铜绿假单胞菌于硝酸盐蛋
　　　　　测定培养基生长 24 小时　　　　　　　　　　白胨水培养基生长 24 小时

7. **硝酸盐还原试验**　挑取被检的纯培养物,接种在硝酸盐蛋白胨水培养基中,置 37℃培养 24 小时,观察结果(图 3-20)。在培养基内的小倒管中有气体者,即为阳性,表明该菌能还原硝酸盐,并将亚硝酸盐进一步还原产生氨气。

8. **明胶液化试验**　挑取被检的纯培养物,穿刺接种在明胶培养基中,置于 37℃培养 24小时,取出观察结果,明胶呈可流动液态即为阳性。

9. **42℃生长试验**　挑取被检的纯培养物,接种在营养琼脂斜面上,置于 42±1℃培养24～48 小时。若铜绿假单胞菌能生长,为阳性,而荧光假单胞菌则不能生长。

▶结果记录◀

被检样品经过增菌和分离培养后,如在分离平板上有典型或可疑菌落生长,革兰染色为阴性杆菌,且氧化酶及绿脓菌素试验皆为阳性,可报告被检样品中有铜绿假单胞菌检出;若绿脓菌素试验阴性,而明胶液化、硝酸盐还原产气和 42℃生长试验皆为阳性,仍可报告被检样品中检出铜绿假单胞菌。

▶注意事项◀

(1) 在检测过程中,从开封到全部检测操作结束,每个环节均需防止微生物的再污染和扩散,所有器皿及材料均应事先灭菌,全部操作应按无菌操作规范进行。

(2) 如检出粪大肠菌群或其他致病菌,自报告发出之日起,该菌种及被检样品应保存 1个月备查。

▶思考题◀

1. 化妆品微生物检验的特点是什么?

2. 化妆品微生物检测有何卫生学意义?

▶课程资源◀

[1] 轻工业标准化编辑出版委员会.中国轻工业标准汇编.化妆品卷[M].第2版,北京:中国轻工业出版社,2012.

[2] 中华人民共和国.化妆品微生物标准检验方法部分(GB/T 7918—1987)[M].北京:中国标准出版社,1987.

[3] 张朝武.卫生微生物学[M].第5版,北京:人民卫生出版社,2012.

(熊海燕)

实验六　药品微生物检测

对药品生产的最终产品进行各项微生物学检验是药品微生物污染预防的关键环节之一,是《药品生产质量管理规范》(Good Manufacturing Practices for Drugs,GMP)的重要内容。药品微生物检测包括规定灭菌制剂、无菌制剂的无菌检查、细菌内毒素和热原质检查,以及非无菌制剂的微生物限度检查、细菌内毒素和热原质检查,从而评估药品受微生物污染的状况,最终达到控制药品微生物污染,维护药品疗效和保障用药安全的目的。

一、无菌制剂的无菌检验法

▶实验目的◀

(1)掌握规定灭菌制剂的无菌检查方法。
(2)熟悉无菌制剂供试品的处理方法。

▶实验原理◀

无菌检查法是一种用于检查药典要求无菌的药品、生物制品、医疗器具原料、辅料及其他品种是否无菌的方法。如果供试样品符合无菌检查法的规定,仅表明了供试样品在该检验条件下未发现微生物污染。

无菌检查应在无菌条件下进行,试验环境必须达到无菌检查的要求,检验全过程应严格遵守无菌操作,防止微生物污染,且防止污染的措施不得影响供试样品中微生物的检出。单向流空气区、工作台面及环境应定期按《医药工业洁净室(区)悬浮粒子、浮游菌和沉降菌的测试方法》的现行国家标准进行洁净度确认。隔离系统应定期按相关的要求进行验证,其内部环境的洁净度必须符合无菌检查的要求。日常检验还需对试验环境进行监控。

▶材料与器皿◀

(1)菌种:金黄色葡萄球菌[CMCC(B)26003]、铜绿假单胞菌[CMCC(B)10104]、枯草芽胞杆菌[CMCC(B)63501]、生孢梭菌[CMCC(B)64641]、白色念珠菌[CMCC(F)98001]、黑曲霉[CMCC(F)98003]、大肠埃希菌[CMCC(B)44102]。

(2)培养基:硫乙醇酸盐流体培养基、胰酪大豆胨液体培养基、胰酪大豆胨琼脂培养基、沙氏葡萄糖液体培养基、沙氏葡萄糖琼脂培养基(详见附录15,28,95~97)。

(3)试剂:0.1%无菌蛋白胨水溶液、pH7.0无菌氯化钠-蛋白胨缓冲液(详见附录98~

99）。

(4) 仪器设备：封闭式薄膜过滤器、滤膜（0.45 μm）。

▶方法和步骤◀

1. 无菌检查的抽样与供试品处理

(1) 检验数量：检验数量是指一次试验所用供试品最小包装容器的数量。除另有规定外，出厂产品按表 3-33 规定，上市产品监督检验按表 3-34 规定。表 3-33 和表 3-34 中最少检验数量不包括阳性对照试验的供试品用量。

表 3-33　批出厂产品及生物制品的原液和半成品最少检验数量

供试品	批产量 N（个）	接种每种培养基的最少检验数量
注射剂	≤100	10%或 4 个（取较多者）
	100<N≤500	10 个
	>500	2%或 20 个（取较少者），20 个（生物制品）
大体积注射剂（>100 mL）		2%或 10 个（取较少者），20 个（生物制品）
冻干血液制品		
>5 mL	每柜冻干≤200	5 个
	每柜冻干>200	10 个
≤5 mL	≤100	5 个
	100<N≤500	10 个
	>500	20 个
眼用及其他非注射产品	≤200	5%或 2 个（取较多者）
	>200	10 个
桶装无菌固体原料	≤4	每个容器
	4<N≤50	20%或 4 个容器（取较多者）
	>50	2%或 10 个容器（取较多者）
抗生素固体原料药（≥5 g）		6 个容器
生物制品原液或半成品		每个容器（每个容器制品的取样量为总量的 0.1%或不少于 10 mL，每开瓶一次，应如上法抽验）
体外用诊断制品半成品		每批（抽验量应不少于 3 mL）
医疗器具	≤100	10%或 4 件（取较多者）
	100<N≤500	10 件
	>500	2%或 20 件（取较少者）

注：若供试品每个容器内的装量不够接种 2 种培养基，则表中的最少检验数量应增加相应倍数。

表 3-34　上市抽验

供试品	供试品最少检验数量（瓶或支）	供试品	供试品最少检验数量（瓶或支）
液体制剂	10	血液制品	
固体制剂	10	V<50 mL	6
医疗器具	10	V≥50 mL	2

注：1. 若供试品每个容器内的装量不够接种 2 种培养基，则表中的最少检验数量应增加相应倍数。

　　2. 抗生素粉针剂（≥5 g）及抗生素原料药（≥5 g）的最少检验数量为 6 瓶（或支）。桶状固体原料的最少检验数量为 4 个包装。

(2) 检验量:检验量是指供试品每个最小包装接种至每份培养基的最小量(g 或 mL)。除另有规定外,供试品检验量按表 3-35 规定。若每支(瓶)供试品的装量按规定足够接种 2 种培养基,则应分别接种硫乙醇酸盐流体培养基和胰酪大豆胨液体培养基。采用薄膜过滤法时,只要供试品特性允许,应将所有容器内的全部内容物过滤。

表 3-35　供试品的最少检验量

供试品	供试品装量	每支供试品接种每种培养基的最少量
液体制剂	≤1 mL	全量
	1 mL<V≤40 mL	半量,但不得少于 1 mL
	40 mL<V≤100 mL	20 mL
	>100 mL	10%但不少于 20 mL
固体制剂	<50 mg	全量
	50 mg≤M<300 mg	半量
	300 mg≤M<5 g	150 mg
	≥5 g	500 mg,半量(生物制品)
生物制品的原液及半成品		半量
医疗器具	外科用敷料棉花及纱布	取 100 mg 或 1 cm×3 cm
	缝合线、一次性医用材料	整个材料[1]
	带导管的一次性医疗器具(如输液袋)	1/2 内表面积
	其他医疗器具	整个器具[1](切碎或拆散开)

注 1:如果医用器械体积过大,培养基用量可在 2 000 mL 以上,将其完全浸没。

(3) 供试样品取样:用适宜的消毒液(如 75%乙醇)对供试品容器表面进行彻底消毒,再按无菌操作开启容器取出内容物;如果供试品容器内有一定的真空度,可用适宜的无菌器材(如带有除菌过滤器的针头)向容器内导入无菌空气,然后再按无菌操作开启容器取出内容物。

(4) 供试品处理:除另有规定外,按下列方法进行供试品处理。

供试品处理方法包括薄膜过滤法和直接接种法。只要供试品性质允许,应采用薄膜过滤法。

1) 薄膜过滤法:薄膜过滤法一般应采用封闭式薄膜过滤器。无菌检查用的滤膜孔径应不大于 0.45 μm,直径约为 50 mm。根据供试品及其溶剂的特性选择滤膜材质。使用时,应保证滤膜在过滤前后的完整性。

水溶性供试液过滤前先将少量的冲洗液过滤,以润湿滤膜。油类供试品,其滤膜和过滤器在使用前应充分干燥。为发挥滤膜的最大过滤效率,应注意保持供试品溶液及冲洗液覆盖整个滤膜表面。供试液经薄膜过滤后,若需要用冲洗液冲洗滤膜,每张滤膜每次冲洗量一般为 100 mL,且总冲洗量不得超过 1 000 mL,以避免滤膜上的微生物受损伤。

水溶液供试品:取规定量,直接过滤,或混合至含不少于 100 mL 适宜稀释液的无菌容器内,混匀,立即过滤。如果供试品具有抑菌作用或含防腐剂,必须用冲洗液冲洗滤膜,冲洗次数一般不少于 3 次,所用的冲洗量、冲洗方法同适用性试验。一般样品(除外生物制品),冲洗后,1 份滤器中加入 100 mL 硫乙醇酸盐流体培养基,1 份滤器中加入 100 mL 胰酪大豆胨液体培养基;生物制品样品冲洗后,2 份滤器中加入 100 mL 硫乙醇酸盐流体培养基,1 份滤器中加入 100 mL 胰酪大豆胨液体培养基。

水溶性固体供试品:取规定量,加适宜的稀释液溶解或按标签说明复溶,然后按照水溶液供试品操作。

非水溶性供试品:取规定量,直接过滤;或混合溶于适量含吐温 80 或其他适宜乳化剂的稀释液中,充分混合,立即过滤。用含 0.1‰~1‰吐温 80 的冲洗液冲洗滤膜至少 3 次。加入含或不含吐温 80 的培养基。接种培养基按照水溶液供试品操作。

可溶于十四烷酸异丙酯的膏剂和黏性油剂供试品:取规定量,混合至适量的无菌十四烷酸异丙酯中,剧烈振摇,使供试品充分溶解,如果需要可适当加热,但温度不得超过 44℃,趁热迅速过滤。对仍然无法过滤的供试品,于含有适量的无菌十四烷酸异丙酯中的供试液中加入不少于 100 mL 的稀释液,充分振摇萃取,静置,取下层水相作为供试液过滤。过滤后滤膜冲洗及接种培养基按照非水溶性制剂供试品操作。

无菌气(喷)雾剂供试品:取规定量,将各容器置-20℃或其他适宜温度冷冻约 1 小时,取出,以无菌操作迅速在容器上端钻一小孔,释放抛射剂后再无菌开启容器,并将供试品转移至无菌容器中混合,供试品也可采用其他适宜的方法取出。接着,按照水溶液或非水溶液供试品操作。

装有药物的注射器供试品:取规定量,将注射器中的内容物(若需要可吸入稀释液或标签所示的溶剂溶解)直接过滤,或混合至含适宜稀释液的无菌容器内,然后按照水溶性供试品或非水溶性供试品操作。同时应采用直接接种法进行包装中所配带的无菌针头的无菌检查。

具有导管的医疗器具(输血、输液袋等)供试品:取规定量,每个最小包装用 50~100 mL 冲洗液分别冲洗内壁,收集冲洗液于无菌容器中,然后按照水溶液供试品操作。同时,应采用直接接种法进行包装中所配带的针头的无菌检查。

2) 直接接种法:直接接种法适用于无法用薄膜过滤法进行无菌检查的供试品,即取规定量供试品分别等量接种至硫乙醇酸盐流体培养基和胰酪大豆胨液体培养基中。除生物制品外,一般样品无菌检查时 2 种培养基接种的瓶或支数相等;生物制品无菌检查时硫乙醇酸盐流体培养基和胰酪大豆胨液体培养基接种的瓶或支数为 2∶1。除另有规定外,每个容器中培养基的用量应符合接种的供试品体积不得大于培养基体积的 10%,同时,硫乙醇酸盐流体培养基每管装量不少于 15 mL,胰酪大豆胨液体培养基每管装量不少于 10 mL。当供试品检查时,培养基的用量和高度同方法适用性试验。

混悬液等非澄清水溶液供试品:取规定量,等量接种至各管培养基中。

固体供试品:取规定量,直接等量接种至各管培养基中;或加入适宜的溶剂溶解,或按标签说明复溶后,取规定量等量接种至各管培养基中。

非水溶性供试品:取规定量,混合,加入适量的吐温 80 或其他适宜的乳化剂及稀释剂使其乳化,等量接种至各管培养基中;或直接等量接种至含吐温 80 或其他适宜乳化剂的各管培养基中。

敷料供试品:取规定数量,以无菌操作拆开每个包装,于不同部位剪取约 100 mg 或 1 cm×3 cm 的供试品,等量接种于各管足以浸没供试品的适量培养基中。

肠线、缝合线等供试品:肠线、缝合线及其他一次性使用的医用材料按规定量取最小包装,无菌拆开包装,等量接种于各管足以浸没供试品的适量培养基中。

灭菌医用器具供试品:取规定量,必要时应将其拆散或切成小碎段,等量接种于各管足以浸没供试品的适量培养基中。

放射性药品:取供试品1瓶(支),等量接种于装量为7.5 mL的硫乙醇酸盐流体培养基和胰酪大豆胨液体培养基中,每管接种量为0.2 mL。

2. 培养基的适用性检查　无菌检查用的硫乙醇酸盐流体培养基、胰酪大豆胨液体培养基等应符合培养基的无菌性检查和灵敏度检查的要求。培养基的适用性检查可在供试样品的无菌检查前进行,也可与供试样品的无菌检查同时进行。

(1) 培养基的无菌性检查

1) 每批培养基随机取不少于5支(瓶),置于各培养基规定的培养温度培养14天,逐日观察结果。

2) 结果判定:各培养基无菌生长,则判定该批次培养基无菌性检查符合规定。

(2) 培养基灵敏度检查

1) 菌种:培养基灵敏度检查所用的菌株传代次数不得超过5代(从菌种保藏中心获得的冷冻干燥菌种为第0代),试验用菌种采用适宜的菌种保藏技术进行保存,以保证试验菌株的生物学特性。

2) 菌液制备:接种金黄色葡萄球菌、铜绿假单胞菌、枯草芽胞杆菌的新鲜培养物至胰酪大豆胨液体培养基,接种生孢梭菌的新鲜培养物至硫乙醇酸盐流体培养基中,30～35℃培养18～24小时;接种白色念珠菌的新鲜培养物至沙氏葡萄糖液体培养基或沙氏葡萄糖琼脂培养基上,23～28℃培养24～48小时;上述培养物用pH 7.0无菌氯化钠-蛋白胨缓冲液或0.9%无菌氯化钠溶液制成每1 mL含菌数小于100 CFU的菌悬液。

接种黑曲霉的新鲜培养物至沙氏葡萄糖琼脂斜面培养基上,20～25℃培养5～7天,加入3～5 mL含0.05%(v/v)吐温80的pH 7.0无菌氯化钠-蛋白胨缓冲液或0.9%无菌氯化钠溶液,将孢子洗脱。然后,采用适宜的方法吸出孢子悬液至无菌试管内,用含0.05%(v/v)吐温80的pH7.0无菌氯化钠-蛋白胨缓冲液或0.9%无菌氯化钠溶液制成每1 mL含孢子数小于100 CFU的孢子悬液。

菌悬液若在室温下放置,应在2小时内使用;若保存在2～8℃可在24小时内使用。黑曲霉孢子悬液可保存在2～8℃,在验证过的贮存期内使用。

3) 培养基接种:取每管装量为12 mL的硫乙醇酸盐流体培养基7支,分别接种小于100 CFU的金黄色葡萄球菌、铜绿假单胞菌、生孢梭菌各2支,另1支不接种作为空白对照,培养3天。

取每管装量为9 mL的胰酪大豆胨液体培养基7支,分别接种小于100 CFU的枯草芽胞杆菌、白色念珠菌、黑曲霉各2支,另1支不接种作为空白对照,培养5天。

逐日观察结果。

4) 结果判定:空白对照管应无菌生长,若加菌的培养基管均生长良好,则判定该培养基的灵敏度检查符合规定。

3. 方法适用性试验　进行产品无菌检查时,应进行无菌检查方法适用性试验,以确认所采用的方法适合于该产品的无菌检查。若检验程序或产品发生变化可能影响检验结果时,应重新进行方法适用性试验。方法适用性试验也可与供试品的无菌检查同时进行。

方法适用性试验按"供试品的无菌检查"的规定及如下要求进行操作。对每一试验菌应逐一进行方法确认。

(1)菌种及菌液制备:除大肠埃希菌外,金黄色葡萄球菌、枯草芽胞杆菌、生孢梭菌、白色念珠菌、黑曲霉的菌株及菌液制备同上述培养基灵敏度检查。大肠埃希菌的菌液制备同金黄色葡萄球菌。

(2)薄膜过滤法:取每种培养基规定接种的供试品总量按薄膜过滤法过滤,冲洗,在最后一次的冲洗液中加入小于100 CFU的试验菌,过滤。加硫乙醇酸盐流体培养基或胰酪大豆胨液体培养基至滤筒内;另取一装有同体积培养基的容器,加入等量试验菌,作为对照。置于规定温度培养,培养时间不得超过5天,各试验菌同法操作。

(3)直接接种法:取符合直接接种法培养基用量要求的硫乙醇酸盐流体培养基6管分别接入小于100 CFU的金黄色葡萄球菌、大肠埃希菌、生孢梭菌各2管;取符合直接接种法培养基用量要求的胰酪大豆胨液体培养基6管,分别接入小于100 CFU的枯草芽胞杆菌、白色念珠菌、黑曲霉各2管;上述2管中,1管接入每支培养基规定的供试品接种量,另1管作为对照,置于规定的温度培养,培养时间不得超过5天。

(4)结果判定:与对照管相比,如果含供试品各容器中的试验菌均生长良好,则说明供试品的检验量在该检验条件下的无抑菌作用或其抑菌作用可以忽略不计,照此检查方法和检查条件进行供试品的无菌检查。如果含供试品的任一容器中的试验菌生长微弱、缓慢或不生长,则说明供试品的该检验量在该检验条件下有抑菌作用,应采用增加冲洗量、增加培养基的用量、使用中和剂或灭活剂、更换滤膜品种等方法,消除供试品的抑菌作用,并重新进行方法适用性试验。

4. 供试品的无菌检查 供试品无菌检查所采用的检查方法和检验条件应与方法适用性试验确认的方法相同。在无菌检查过程中,如果需要使用表面活性剂、灭活剂、中和剂等试剂,应证明其有效性且对微生物无毒性。

(1)抽样与供试品处理见前。

(2)阳性对照:应根据供试品特性选择阳性对照菌:无抑菌作用及抗革兰阳性菌为主的供试品,以金黄色葡萄球菌作为对照菌;抗革兰阴性菌为主的供试品以大肠埃希菌作为对照菌;抗厌氧菌的供试品,以生孢梭菌作为对照菌;抗真菌的供试品,以白色念珠菌作为对照菌。

阳性对照试验的菌液制备同方法适用性试验,加菌量小于100 CFU,供试品用量同供试品无菌检查时每份培养基接种的样品量。

阳性对照管培养72小时内应生长良好。

(3)阴性对照:供试品无菌检查时,应取相应溶剂和稀释液、冲洗液同法操作,作为阴性对照。阴性对照不得有菌生长。

(4)培养及观察:将供试品处理后,接种供试品后的培养基容器分别按照各培养基规定的温度培养14天。接种生物制品供试品的硫乙醇酸盐流体培养基的容器应分成两等分,一份置于30~35℃培养,一份置于20~25℃培养。

培养期间应逐日观察并记录是否有菌生长。如果在加入供试品后或在培养过程中,培养基出现浑浊,培养14天后,不能从外观上判断有无微生物生长,可取该培养液适量转种至同种新鲜培养基中,培养3天,观察接种的同种新鲜培养基是否再出现浑浊;或取培养液涂片、染色、镜检,判断是否有菌。

(5)结果判断:

1)阳性对照管应生长良好,阴性对照管不得有菌生长。否则,试验无效。

2)若供试品管均澄清,或虽显浑浊但经确证无菌生长,判供试品符合规定;若供试品管中任何一管显浑浊并确证有菌生长,判供试品不符合规定,除非能充分证明试验结果无效,即生长的微生物非供试品所含。试验结果若经确认无效,应重试。重试时,重新取同量供试品,依法检查,若无菌生长,判供试品符合规定;若有菌生长,判供试品不符合规定。

3)当符合下列至少一个条件时方可判定试验结果无效:

① 无菌检查试验所用的设备及环境的微生物监控结果不符合无菌检查法的要求。

② 回顾无菌试验过程,发现有可能引起微生物污染的因素。

③ 供试品管中生长的微生物经鉴定后,确证是因无菌试验中所使用的物品和(或)无菌操作技术不当引起的。

▶**结果记录**◀

(1)培养基的无菌性检查:记录逐日观察结果,各培养基应无菌生长。

(2)培养基灵敏度检查:记录逐日观察结果,空白对照管应无菌生长,加菌的培养基管均应生长良好。

(3)方法适用性试验:记录逐日观察结果,与对照管比较,含供试品各容器中的试验菌均生长良好,可照此检查方法和检查条件进行供试品的无菌检查。

(4)供试品的无菌检查:记录逐日观察结果,做结果判断。

▶**注意事项**◀

(1)培养基的贮藏:自配的培养基应标记名称、批号、配制日期等信息,并在已验证的条件下贮藏。商品化的成品培养基标签上应标有名称、批号、生产日期、失效期及培养基的有关特性,生产商和使用者应根据培养基使用说明书上的要求进行保存,所采用的保藏和运输条件应使成品培养基最低限度地失去水分并提供机械保护。

(2)药品微生物检验用的试验菌应来自认可的国内或国外菌种收藏机构的标准菌株,或使用与标准菌株所有相关特性等效的商业派生菌株。实验室菌种的处理和保藏的程序应标准化,使尽可能减少菌种污染和生长特性的改变,按统一操作程序制备的菌株是微生物试验结果一致性的重要保证。

(3)对实验结果应进行充分和全面的评价,所有影响结果观察的微生物条件和因素应完全考虑,不但要假设被污染,而且要考虑微生物在原料、辅料或试验环境中存活的可能性。此外,还应考虑微生物生长特性。

二、非无菌制剂微生物限度检查:沙门菌污染检查法

▶**实验目的**◀

(1)掌握规定非无菌制剂微生物限度检查中控制菌检查方法。

（2）熟悉非无菌制剂供试液制备方法。

▶ **实验原理** ◀

微生物限度检查法是检查非规定灭菌制剂及其原料、辅料受微生物污染程度的方法。检查项目包括细菌数、霉菌数、酵母菌数及控制菌检查。

微生物计数法用于能在有氧条件下生长的嗜温细菌和真菌的计数，但不适用于活菌制剂的检查。计数方法包括平皿法、薄膜过滤法和最可能数法（most-probable-number method，MPN）。供试品检查时，应根据供试品理化特性和微生物限度标准等因素选择计数方法，检测的样品量应能保证所获得的试验结果能够判断供试品是否符合规定，所选方法的适用性必须经过确认。

控制菌检查法是用于在规定的试验条件下，检查供试品中是否存在特定的微生物。供试品检出控制菌或其他致病菌时，按一次检出结果为准，不再复试。

微生物限度检查试验环境，应在环境洁净度 10 000 级下的局部洁净度 100 级的单向流空气区域内进行。检查全过程必须严格遵守无菌操作，防止再污染，防止污染的措施不得影响供试品中微生物的检出。单向流空气区域、工作台面及环境应定期进行监测，按《医药工业洁净室（区）悬浮粒子、浮游菌和沉降菌的测试方法》的现行国家标准进行洁净度验证。

▶ **材料与器皿** ◀

（1）菌种：乙型副伤寒沙门菌［CMCC（B）50094］、金黄色葡萄球菌［CMCC（B）26003］。

（2）培养基：胰酪大豆胨液体培养基、胰酪大豆胨琼脂培养基、RV 沙门菌增菌液体培养基、木糖赖氨酸脱氧胆酸盐琼脂培养基、三糖铁琼脂培养基（详见附录 41～42，95～96，100）。

（3）试剂：无菌氯化钠-蛋白胨缓冲液、磷酸盐缓冲液（详见附录 55，99）。

（4）仪器设备：封闭式薄膜过滤器、滤膜（0.45 μm）。

▶ **方法和步骤** ◀

1. 培养基适用性检查 供试品控制菌检查中所使用的培养基应进行适用性检查，控制菌检查用的成品培养基、由脱水培养基或按培养基处方配制的培养基均应进行培养基的适用性检查。

控制菌检查用培养基的适用性检查项目包括促生长能力、抑制能力及指示特性的检查。沙门菌培养基的检查项目及所用菌株见表 3-36。

表 3-36 沙门菌检查用培养基的促生长能力、抑制能力及指示特性

控制菌检查	培养基	特性	试验菌株
沙门菌	RV 沙门菌增菌液体培养基	促生长能力 抑制能力	乙型副伤寒沙门菌 金黄色葡萄球菌
	木糖赖氨酸脱氧胆酸盐琼脂培养基	促生长能力＋指示特性	乙型副伤寒沙门菌
	三糖铁琼脂培养基	指示能力	乙型副伤寒沙门菌

（1）菌种：试验用菌株的传代次数不得超过 5 代（从菌种保藏中心获得的冷冻干燥菌种为第 0 代），并采用适宜的菌种保藏技术进行保存，以保证试验菌株的生物学特性。

(2) 菌液制备:将金黄色葡萄球菌、乙型副伤寒沙门菌分别接种于胰酪大豆胨液体培养基上或在胰酪大豆胨琼脂培养基上,30～35℃培养 18～24 小时;上述培养物用 pH 7.0 无菌氯化钠-蛋白胨缓冲液或 0.9% 无菌氯化钠溶液制成适宜浓度的菌悬液。

菌悬液若在室温下放置,应在 2 小时内使用;若保存在 2～8℃可在 24 小时内使用。

(3) 阴性对照:为确认试验条件是否符合要求,应进行阴性对照试验,阴性对照试验应无菌生长。如阴性对照有菌生长,应进行偏差调查。

(4) RV 沙门菌增菌液体培养基促生长能力检查:分别接种不大于 100 CFU 的乙型副伤寒沙门菌于被检培养基和对照培养基中,在沙门菌检查规定的培养温度(30～35℃)及不大于规定的最短培养时间下(18～24 小时)培养。与对照培养基管比较,被检培养基管试验菌应生长良好。

(5) 木糖赖氨酸脱氧胆酸盐琼脂培养基促生长能力检查:用涂布法分别接种不大于 100 CFU 的乙型副伤寒沙门菌于木糖赖氨酸脱氧胆酸盐琼脂培养基和对照培养基平板上,在沙门菌检查规定的培养温度(30～35℃)及不大于规定的最短培养时间下(18～48 小时)培养,被检培养基与对照培养基上生长的菌落大小、形态特征应一致。

(6) RV 沙门菌增菌液体培养基抑制能力检查:接种不少于 100 CFU 的金黄色葡萄球菌于被检培养基和对照培养基中,在沙门菌检查规定的培养温度(30～35℃)及不小于规定的最长培养时间下(18～24 小时)培养,试验菌应不得生长。

(7) 木糖赖氨酸脱氧胆酸盐琼脂培养基、三糖铁琼脂培养基指示特性检查:用涂布法分别接种不大于 100 CFU 的乙型副伤寒沙门菌于木糖赖氨酸脱氧胆酸盐琼脂培养基、三糖铁琼脂培养基被检培养基和对照培养基平板上,在沙门菌检查规定的培养温度(30～35℃)及不大于规定的最短培养时间下(18～48 小时、18～24 小时)培养,被检培养基上试验菌生长的菌落大小、形态特征、指示剂反应情况等应与对照培养基一致。

2. 沙门菌检查方法适用性试验　适用性试验也可与供试品的控制菌检查同时进行。

(1) 菌种与菌液制备:同培养基适用性检查。

(2) 阳性对照试验:供试品进行控制菌检查时,应做阳性对照试验,对照菌的加菌量应不大于 100 CFU,方法同供试品的沙门菌检查。阳性对照试验应检出沙门菌。

(3) 阴性对照试验:以稀释剂代替供试液,按照沙门菌检查法检查,阴性对照试验应无菌生长。如果阴性对照有菌生长,应进行偏差调查。

(4) 供试液制备:根据供试品的理化特性与生物学特性,采取适宜的方法制备供试液。供试液制备若需加温时,应均匀加热,且温度不应超过 45℃。供试液从制备至加入检验用培养基,不得超过 1 小时。

常用的供试液制备方法如下。如果下列供试液制备方法经确认均不适用,应建立其他适宜的方法。

1) 水溶性供试品:取供试品,用 pH 7.0 无菌氯化钠-蛋白胨缓冲液或 pH 7.2 磷酸盐缓冲液,或胰酪大豆胨液体培养基溶解或稀释制成 1:10 供试液。必要时,用同一稀释液将供试液进一步 10 倍系列稀释。水溶性液体制剂也可用混合的供试品原液作为供试液。

2) 水不溶性非油脂类供试品:取供试品,用 pH 7.0 无菌氯化钠-蛋白胨缓冲液或 pH7.2 磷酸盐缓冲液,或胰酪大豆胨液体培养基溶解或稀释制成 1:10 供试液。分散力较差的供试品,可在稀释液中加入表面活性剂,如 0.1%的吐温 80,使供试品分散均匀。必要时,用同一稀释液将供试液进一步 10 倍系列稀释。

3)油脂类供试品:取供试品,加入无菌十四烷酸异丙酯使溶解,或与最少量并能使供试品乳化的无菌吐温 80 或其他无抑菌性的无菌表面活性剂充分混匀。表面活性剂的温度一般不超过 40℃(特殊情况下,最多不超过 45℃),小心混合,如需要可在水浴中进行,然后加入预热的稀释液使成 1：10 供试液,保温,混合,并在最短时间内形成乳状液。必要时,用同一稀释液或含上述表面活性剂的稀释液进一步 10 倍系列稀释。

4)需用特殊方法制备供试液的供试品:

① 膜剂供试品:取供试品,剪碎,加 pH 7.0 无菌氯化钠-蛋白胨缓冲液,或 pH 7.2 磷酸盐缓冲液,或胰酪大豆胨液体培养基,浸泡,振摇,制成 1：10 的供试液。必要时,用同一稀释液将供试液进一步 10 倍系列稀释。

② 肠溶及结肠溶制剂供试品:取供试品,加 pH 6.8 无菌磷酸盐缓冲液(用于肠溶制剂)或 pH 7.6 无菌磷酸盐缓冲液(用于结肠溶制剂),置 45℃水浴中,振摇,使溶解,制成 1：10 的供试液。必要时,用同一稀释液将供试液进一步 10 倍系列稀释。

③ 气雾剂、喷雾剂供试品:取供试品,置于－20℃或其他适宜温度冷冻约 1 小时,取出,迅速消毒供试品开启部位,用无菌钢锥在该部位钻一小孔,放至室温,并轻轻转动容器,使抛射剂缓缓全部释出。供试品也可采用其他适宜的方法取出。用无菌注射器从每一容器中吸出药液于无菌容器中混合,然后取样检查。

④ 贴膏剂供试品:取供试品,去掉防粘层,将粘贴面朝上放置在无菌玻璃或塑料器皿上,在粘贴面上覆盖一层适宜的无菌多孔材料(如无菌纱布),避免贴膏剂粘贴在一起。将处理后的贴膏剂放入盛有适宜体积并含有表面活性剂(如吐温 80 或卵磷脂)的稀释剂的容器中,振荡至少 30 分钟。必要时,用同一稀释液将供试液进一步 10 倍系列稀释。

(5)适用性试验:按沙门菌检查法取规定量供试液及不大于 100 CFU 的试验菌乙型副伤寒沙门菌接入规定的培养基中;采用薄膜过滤法时,取规定量供试液,过滤,冲洗,在最后一次冲洗液中加入试验菌乙型副伤寒沙门菌,过滤后,注入规定的培养基或取出滤膜接入规定的培养基中。

按照沙门菌检查法,在规定的温度和最短的时间下培养,应能检出所加试验菌乙型副伤寒沙门菌相应的反应特征。

(6)结果判断:上述试验如果检出试验菌乙型副伤寒沙门菌,按此供试液制备法和沙门菌检查法进行供试品检查;如果未检出试验菌,应消除供试品的抑菌活性,并重新进行方法验证。

3. 供试品检查　供试品的沙门菌检查应按照经方法适用性试验确认的方法进行。

(1)阳性对照试验:阳性对照试验方法同供试品的沙门菌检查,对照菌的加菌量应不大于 100 CFU,阳性对照试验应检出沙门菌。

(2)阴性对照试验:以稀释剂代替供试液,按照沙门菌检查法检查,阴性对照试验应无菌生长。如果阴性对照有菌生长,应进行偏差调查。

(3)供试液制备和增菌培养:取供试品 10 g 或 10 mL,直接或处理后接种至适量(经方法适用性试验确定)的胰酪大豆胨液体培养基中,混匀,30～35℃培养 18～24 小时。

（4）选择和分离培养：取上述培养物 0.1 mL，接种于 10 mL RV 沙门菌增菌液体培养基中，30～35℃培养 18～24 小时。取少量 RV 沙门菌增菌液体培养物划线接种于木糖赖氨酸脱氧胆酸盐琼脂培养基平板上，30～35℃培养 18～48 小时。沙门菌在木糖赖氨酸脱氧胆酸盐琼脂培养基平板上生长良好，菌落为淡红色或无色、透明或半透明、中心有或无黑色。用接种针挑选疑似菌落于三糖铁琼脂培养基高层斜面上进行斜面和高层穿刺接种，培养 18～24 小时，或采用其他适宜方法进行进一步鉴定。

（5）结果判断：如果木糖赖氨酸脱氧胆酸盐琼脂培养基平板上有疑似菌落生长，且三糖铁琼脂培养基的斜面为红色，底层为黄色，或斜面黄色、底层黄色或黑色，应进一步进行适宜的鉴定试验，确证是否沙门菌。如果平板上没有菌落生长，或虽有菌落生长但鉴定结果为阴性，或三糖铁琼脂培养基的斜面未见红色，底层未见黄色，或斜面黄色、底层未见黄色或黑色，判断供试品未检出沙门菌。

▶结果记录◀

（1）培养基适用性检查：记录逐日观察结果，做各培养基促生长能力、抑制能力及指示特性的检查结果判断。

（2）方法适用性试验：记录逐日观察结果，如果检出试验菌乙型副伤寒沙门菌，按此供试液制备法和沙门菌检查法进行供试品检查。

（3）供试品检查：记录逐日观察结果，做结果判断。

▶注意事项◀

（1）微生物限度检查过程中，如需要使用表面活性剂、灭活剂及中和剂，在确定其能否适用于所检样品及其用量时，除应证明该试剂对所检样品的处理有效外，还须确认该试剂不影响样品中可能污染的微生物的检出（即无毒性），因此无毒性确认试验的菌株不能仅局限于验证试验菌株，而应当包括产品中可能污染的微生物。

（2）供试液制备方法、抑菌成分的消除方法应尽量选择微生物限度检查法中操作简便、快速的方法，且应避免损伤供试品中污染的微生物。对于抑菌作用较强的供试品，在供试品溶液性状允许的情况下，应尽量选用薄膜过滤法进行试验。

（3）对照培养基系指按培养基处方特别制备、质量优良的培养基，用于培养基适用性检查。

（4）微生物限度检查法中控制菌检查法没有规定进一步确证疑似致病菌的方法。若供试品检出疑似致病菌，确证的方法应选择已被认可的菌种鉴定方法。

▶课程资源◀

国家药典委员会.中华人民共和国药典[M].北京:中国医药科技出版社,2015.

实验七 公共用品用具微生物检测

公共用品用具包括杯具、棉织品、洁具、鞋类、购物车（筐）、美容美发美甲用品和其他用品 7 类。公共场所公共用品用具既是致病微生物的载体，也是某些传染病的传播媒介，公共用品用具微生物污染关系到人群健康,采集公共用品用具样品的目的是掌握各类公共场所使用的公共用品中的微生物污染情况,防止疾病传播。

公共用品用具微生物检测主要指标包括细菌总数、真菌总数、大肠菌群、金黄色葡萄球菌、溶血性链球菌。通常用涂抹法对公共用品用具进行采样,检测结果根据国家标准GB 37488—2019《公共场所卫生指标及限值要求》来判断公共用品用具卫生是否达标。

一、公共场所公共用品用具细菌总数测定(平皿计数法)

▶ **实验目的** ◀

(1)掌握公共场所公共用品用具微生物采样的基本要求。

(2)掌握公共场所公共用品用具细菌总数的平皿计数法。

▶ **实验原理** ◀

公共场所公共用品用具微生物采样的基本要求如下,操作流程见图 3-21。

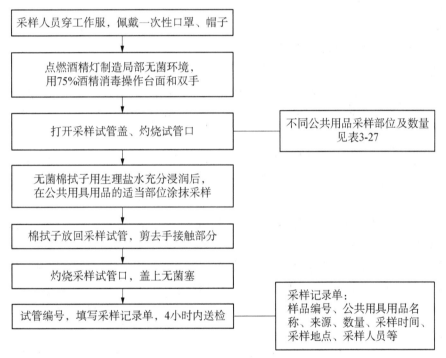

图 3-21 公共用品用具微生物采样操作流程

1. 公共用品用具监测样本量要求

(1)公共用品用具的监测样本量:按各类物品投入使用总数的 3%~5%随机抽取。

(2)当某类用品用具投入使用总数不足 30 件时,此类物品的采样数量至少应为 1 件。

2. 公共场所公共用品用具微生物采样(涂抹法)一般要求

(1)一般情况下,公共用品用具采集方法为涂抹法。

(2)随机抽取清洗消毒后准备使用的公共用品用具,采样全过程应无菌操作。

(3)将无菌、干燥的棉拭子置于采样试管 10 mL 灭菌生理盐水内充分浸润(约吸取 1 mL

溶液)后,取出湿润的棉拭子在用品用具的适当部位来回均匀涂抹进行样品采集。

(4) 将样品采集后的棉拭子放回采样管,注意使棉拭子上部手接触部分高于采样管口,用无菌剪刀剪去手接触部分,剩余棉拭子浸没于剩余的生理盐水中,4 小时内送检。

3. 公共场所公共用品用具微生物采样的采集部位与采样面积(表 3-37)

(1) 杯具:茶具内、外缘与口唇接触处,即杯沿口下方 1~5 cm 高处各涂抹一圈采样,采样总面积为 50 cm²。

(2) 棉织品:

1) 毛巾、枕巾、浴巾:毛巾、枕巾、浴巾对折后两面的中央,使用 5 cm×5 cm 规格板在 5 cm×5 cm(25 cm²)面积范围内分别均匀涂抹 5 次,每 25 cm² 采样面积为 1 份样品,每件用品共采集 2 份样品。

2) 床单、被单:床单、被单的上下两部位(即与颈部、脚部接触部位),使用 5 cm×5 cm 规格板在 5 cm×5 cm(25 cm²)面积范围内分别均匀涂抹 5 次,每 25 cm² 采样面积为 1 份样品,每件用品共采集 2 份样品。

3) 睡衣、睡裤:随机选择 2 个部位 5 cm×5 cm(25 cm²)面积范围,分别均匀涂抹 5 次,每 25 cm² 采样面积为 1 份样品,每件用品共采集 2 份样品。

(3) 洁具:

1) 浴盆:浴盆一侧内壁 1/2 高度及盆底中央,使用 5 cm×5 cm 规格板在 5 cm×5 cm(25 cm²)范围内分别涂抹采样,每 25 cm² 采样面积为 1 份样品,每件用具共采集 2 份样品。

2) 脸(脚)盆:脸(脚)盆内相对两侧内壁 1/2 高度,使用 5 cm×5 cm 规格板在 5 cm×5 cm(25 cm²)范围内分别涂抹采样,每 25 cm² 采样面积为 1 份样品,每件用具共采集 2 份样品。

3) 坐便器:坐便圈前部弯曲处,选择 2 个 5 cm×5 cm(25 cm²)范围内分别涂抹采样,每 25 cm² 采样面积为 1 份样品,每件用具共采集 2 份样品。

4) 按摩床(椅):床(椅)面中部,选择 2 个 5 cm×5 cm(25 cm²)范围内分别涂抹采样,每 25 cm² 采样面积为 1 份样品,每件用具共采集 2 份样品。

(4) 鞋类:每只鞋的鞋内与脚趾接触处 5 cm×5 cm(25 cm²)面积范围内分别均匀涂抹 5 次,1 双鞋为 1 份样品,采样总面积为 50 cm²。

(5) 购物车(筐):车(筐)把手处,选择 2 个 5 cm×5 cm(25 cm²)面积范围内分别均匀涂抹 5 次,1 件物品为 1 份样品,采样总面积为 50 cm²。

(6) 美容美发美甲用品:

1) 理发推子:在推子前部上下均匀各涂抹 3 次,采样面积达到 25 cm² 为 1 份样品。

2) 理发刀、剪:在刀、剪 2 个面各涂抹 1 次,采样面积达到 25 cm² 为 1 份样品。

3) 美容美甲用品:与人体接触处涂抹采样,采样面积达到 25 cm² 为 1 份样品。

4) 修脚工具:修脚工具与人体接触处,采样面积达到 50 cm² 为 1 份样品。

(7) 其他用品:用品与人体接触处,选择 2 个 5 cm×5 cm(25 cm²)面积范围内分别采样,每 25 cm² 采样面积为 1 份样品,每件用品共采集 2 份样品。

表3-37　常用公共用品用具微生物采样部位与采样数量和面积

种类	名称	采样部位	采样数量和面积
杯具	茶杯	口唇接触处内、外缘各涂抹一圈	1份(共采50 cm² 面积)
棉织品	毛巾、枕巾、浴巾	对折后两面的中央各5 cm×5 cm(25 cm²)面积范围内均匀涂抹5次	2份(每份采25 cm² 面积)
	床单、被单	颈部、脚部接触部位各5 cm×5 cm(25 cm²)面积范围内均匀涂抹5次	2份(每份采25 cm² 面积)
	睡衣、睡裤	随机选择2个部位5 cm×5 cm(25 cm²)面积范围均匀涂抹5次，	2份(每份采25 cm² 面积)
洁具	浴盆	盆内一侧内壁1/2高度及盆底中央各5 cm×5 cm(25 cm²)范围内均匀涂抹	2份(每份采25 cm² 面积)
	脸(脚)盆	相对的两侧内壁1/2高度各5 cm×5 cm(25 cm²)范围内均匀涂抹	2份(每份采25 cm² 面积)
	坐便器	坐便圈前部弯曲处选择2个5 cm×5 cm(25 cm²)范围内均匀涂抹	2份(每份采25 cm² 面积)
	按摩床(椅)	床(椅)面中部选择2个5 cm×5 cm(25 cm²)范围内均匀涂抹	2份(每份采25 cm² 面积)
鞋类	拖鞋	每只鞋的鞋内与脚趾接触处5 cm×5 cm(25 cm²)面积范围内均匀涂抹5次	1份(1双拖鞋,共50 cm² 面积)
购物车(筐)	购物车、购物筐	车(筐)把手处选择2个5 cm×5 cm(25 cm²)面积范围内均匀涂抹5次	1份(共采50 cm² 面积)
美容美发美甲用品	理发推子	推子前部上下均匀各涂抹3次	采样面积达25 cm² 为1份样品
	理发刀、剪	2个面各涂抹1次	采样面积达25 cm² 为1份样品
	美容美甲用品	与人体接触处涂抹采样	采样面积达25 cm² 为1份样品
	修脚工具	与人体接触处涂抹采样	采样面积达25 cm² 为1份样品
其他用品	其他用品	用品与人体接触处选择2个5 cm×5 cm(25 cm²)面积范围内均匀涂抹	2份(每份采25 cm² 面积)

▶**材料与器皿**◀

(1) 培养基:营养琼脂平皿(φ90 mm)(详见附录1)。

(2) 试剂:生理盐水(详见附录13)。

(3) 仪器设备:高压蒸汽灭菌器、温湿度计与气压表、恒温培养箱、天平、冰箱、微波炉、漩涡振荡器。

(4) 器皿与其他材料:无菌试管(内装10 mL生理盐水)、无菌硅胶塞、无菌棉拭子、5 cm×5 cm灭菌规格板、灭菌剪刀、灭菌镊子、酒精灯、75%乙醇棉球、无菌试管(内装9 mL生理盐水)、移液器、一次性移液管(1 mL)、个人防护装备(工作服、一次性医用口罩、一次性帽子、无菌手套)。

▶**方法和步骤**◀

1. 采样前准备

(1) 采样前应进行现场调查,了解各类公共用具用品投入使用总数等信息,制订采样与检测计划。

（2）准备采样材料，包括内装 10 mL 生理盐水的无菌采样试管、试管架、无菌棉拭子、5 cm×5 cm 灭菌规格板、酒精灯、75％乙醇棉球、灭菌镊子、灭菌剪刀、采样记录单、记号笔、标签纸、工作服、一次性医用口罩、一次性帽子等，整理装入采样运输箱。

2. 现场采样 公共用品用具监测样本量、具体采样方法见上述"公共场所公共用品用具微生物采样的基本要求"。

3. 样品运输与保存 样品应冷藏保存，4 小时内送实验室检测。为了防止在运输过程中样品的损失或污染，存放样品的器具应具有较好的密封性，小心运送。

4. 实验室检测

（1）样品的倍比稀释：将放有采样后棉拭子的采样试管充分振摇，试管内溶液为 1∶10 的样品匀液；用 1 mL 无菌移液管吸取 1∶10 样品匀液 1 mL，沿管壁缓慢注入盛有 9 mL 生理盐水稀释液的无菌试管中（注意移液管尖端不要触及稀释液面），漩涡振荡使其充分混匀，制成 1∶100 的样品匀液；按同法制备 10 倍系列稀释样品匀液，每递增稀释 1 次，换用 1 次 1 mL 无菌移液管。

（2）样品的接种：根据对样品污染状况的估计，选择 1～2 个适宜稀释度的样品匀液，每个稀释度分别吸取 1 mL 样品匀液加入 2 个无菌平皿内，同时分别取 1 mL 无菌生理盐水（稀释液）加入 2 个无菌平皿作为空白对照；及时将 15～20 mL 冷却至 45～50℃的营养琼脂培养基倾注平皿，并转动平皿使样品匀液与培养基混合均匀；待营养琼脂培养基凝固后，将平皿翻转。

（3）样品的培养：将上述接种样品和空白对照的营养琼脂平板倒置，置 36±1℃培养 48±2 小时。

（4）菌落计数：可用肉眼观察，必要时用放大镜或菌落计数器，记录稀释倍数和相应的菌落数量（CFU）；选取菌落数在 30 CFU～300 CFU、无蔓延菌落生长的平板计数菌落总数；低于 30 CFU 的平板记录具体菌落数，大于 300 CFU 的可记录为多不可计；每个稀释度的菌落数应采用 2 个平板的平均数；如果平行 2 个平板，其中一个平板有较大片状菌落生长时，则不宜采用，而应以无片状菌落生长的平板作为该稀释的菌落数；若片状菌落不到平板的一半，而其余一半中菌落分布又很均匀，即可计算半个平板后乘以 2，代表一个平板菌落数；平板内如有链状菌落生长时（菌落之间无明显界限），应将每条链（不同来源）作为一个菌落计。

5. 不同稀释度菌落计数计算规则

（1）若只有一个稀释度平板上的菌落数在适宜计数范围内，计算 2 个平板菌落数的平均值，再将均值乘以相应稀释倍数，作为每毫升中菌落总数结果。

（2）若有 2 个连续稀释度的平板菌落数在适宜计数范围内时，则总菌落数按式（3-9）计算。

$$N = \frac{\sum C}{(n_1 + 0.1n_2)d} \tag{3-9}$$

式中：N 为每毫升样品原液中菌落总数（CFU/mL）；$\sum C$ 为平板（含适宜范围菌落数的平板）菌落数之和（CFU）；n_1 为适宜范围菌落数第一（低）稀释度平板个数；n_2 为适宜范围菌落数第二（高）稀释度平板个数；d 为稀释因子（第一稀释度）。

（3）若所有稀释度的平板上菌落数均大于300 CFU,对稀释度最高的平板进行计数,其他平板可记录为多不可计,结果按平均菌落数乘以最高稀释倍数计算。

（4）若所有稀释度的平板菌落数均小于30 CFU,应按稀释度最低的平均菌落数乘以稀释倍数计算。

（5）若所有稀释度（包括液体样品原液）平板均无菌落生长,以小于1乘以最低稀释倍数计算。

（6）若所有稀释度的平板菌落数均不在30 CFU～300 CFU,其中一部分大于300 CFU或小于30 CFU 时,则以最接近30 CFU 或300 CFU 的平均菌落数乘以稀释倍数计算。

▶结果记录◀

公共用品用具细菌总数的测定结果按式（3-10）计算:

$$A = \frac{N \times b}{k} \tag{3-10}$$

式中:A 为细菌总数测定结果;N 为平板平均菌落数（CFU）;b 为稀释倍数;k 为根据采样面积、标准限值单位得出的系数。

▶注意事项◀

（1）采样用具,如采样试管、剪刀等,应经灭菌处理,无菌保存。

（2）采样时应时刻注意无菌操作,如消毒后的手不得再取其他未经消毒物品,采样后的棉拭子放入无菌采样试管时不能触碰试管外壁等。

（3）使用后的口罩、棉拭子等耗材,应放入医疗废弃物袋中。

二、公共场所公共用品用具金黄色葡萄球菌检测（平皿鉴定法）

▶实验目的◀

（1）掌握公共场所公共用品用具微生物采样基本要求。

（2）掌握公共场所公共用品用具金黄色葡萄球菌平皿鉴定法。

▶材料与器皿◀

（1）培养基:胰酪胨大豆肉汤、氯化钠肉汤、Baird Parker 平板（ϕ90 mm）、血琼脂平板（ϕ90 mm）（详见附录14,32,70～71）。

（2）试剂:革兰染色液、生理盐水（详见附录13,33～35）。

（3）仪器设备:高压蒸汽灭菌器、温湿度计与气压表、恒温培养箱、天平、冰箱、微波炉、漩涡振荡器、显微镜、离心机。

（4）器皿与其他材料:无菌试管（内装10 mL 生理盐水）、无菌硅胶塞、无菌棉拭子、5 cm×5 cm 灭菌规格板、灭菌剪刀、灭菌镊子、酒精灯、75％乙醇棉球、无菌试管（内装9 mL 生理盐水）、移液器、一次性移液管（1 mL）、载玻片、个人防护装备（工作服、一次性医用口罩、一次性帽子、无菌手套）。

▶方法和步骤◀

1. 采样前准备

（1）采样前应进行现场调查,了解各类公共用具用品投入使用总数等信息,制订采样与检测计划。

（2）准备采样材料，包括内装 10 mL 生理盐水的无菌采样试管、试管架、无菌棉拭子、5 cm×5 cm 灭菌规格板、酒精灯、75％乙醇棉球、灭菌镊子、灭菌剪刀、采样记录单、记号笔、标签纸、工作服、一次性医用口罩、一次性帽子等，整理装入采样运输箱。

2. 现场采样　公共用品用具监测样本量、具体采样方法见上述"公共场所公共用品用具微生物采样基本要求"。

3. 样品运输与保存　样品应冷藏保存，4 小时内送实验室检测。为了防止在运输过程中样品的损失或污染，存放样品的器具应具有较好的密封性，小心运送。

4. 实验室检测

（1）样品的接种：将放有采样后棉拭子的采样试管充分振摇，吸取 1 mL 样品加入 9 mL 氯化钠肉汤或胰酪胨大豆肉汤培养基中，36±1℃培养 24 小时。

（2）取 1 接种环～2 接种环上述培养液，分区划线分别接种 Baird Parker 平板和血琼脂平板，于 36±1℃培养 24 小时，观察菌落形态。

（3）菌落观察：①在 Baird Parker 平板上，金黄色葡萄球菌菌落为圆形、光滑、凸起湿润、颜色呈黑灰色、边缘整齐、周围混浊、外层有一透明带；②在血琼脂平板上，金黄色葡萄球菌菌落呈圆形、金黄色、凸起、表面光滑、周围有溶血圈。

（4）革兰染色镜检：挑取可疑菌落做涂片染色镜检，金黄色葡萄球菌革兰阳性、呈葡萄状排列。

（5）血浆凝固酶试验（试管法）：吸取 1∶4 新鲜血浆 0.5 mL 加入无菌小试管中，再加入待检菌 24 小时肉汤培养物 0.5 mL，混匀，置于 36±1℃温箱中，每 30 分钟观察 1 次，24 小时之内如呈现凝块即为血浆凝固酶阳性；同时以已知血浆凝固酶阳性和阴性金黄色葡萄球菌菌株肉汤培养物及无菌肉汤培养基各 0.5 mL，分别加入无菌小试管内与 1∶4 血浆 0.5 mL 混匀，作为对照。

▶**结果记录**◀

凡在 Baird Parker 平板和（或）血琼脂平板上有可疑菌落生长，经革兰染色镜检，证明为革兰阳性葡萄球菌，血浆凝固酶试验阳性，可报告检出金黄色葡萄球菌。

▶**注意事项**◀

（1）采样用具，如采样试管、剪刀等，应经灭菌处理，无菌保存。

（2）采样时应时刻注意无菌操作，如消毒后的手不得再取其他未经消毒物品，采样后的棉拭子放入无菌采样试管时不能触碰试管外壁等。

（3）使用后的口罩、棉拭子等耗材，应放入医疗废弃物袋中。

▶**课程资源**◀

[1] 中国标准出版社. 公共场所卫生检验方法　第 4 部分：公共用品用具微生物(GB/T 18204.4—2013)[M].北京：中国标准出版社，2013.

[2] 王建明，倪春辉. 公共卫生实践技能[M].北京：人民卫生出版，2021.

（蒋露芳　熊海燕）

第四章 消毒灭菌效果监测及消毒剂消毒效果评价

实验一 消毒灭菌效果监测

消毒灭菌方法在应用过程中,定期对消毒灭菌方法进行监测,以保证消毒灭菌方法的有效和可靠;环境或物品被消毒灭菌后,需监测是否达到消毒卫生要求。

一、紫外线辐照度值测定

▶**实验目的**◀

(1) 掌握紫外线照度的监测方法。

(2) 了解紫外线照度计的使用原理。

▶**实验原理**◀

紫外线照度计中的光电元件能将紫外线光能转换成电能,产生光电流,电流值从以勒克斯(Lx)为刻度的微安表上指示出来,光电流的大小与紫外线入射光的强弱成正比。

▶**材料与器皿**◀

仪器设备:紫外线照度计、待测紫外线灯、交流电源、紫外线灯固定架。

▶**方法和步骤**◀

(1) 未安装的紫外线灯安装在固定架上,使用中的灯管在原装置处进行测定。

(2) 开启紫外线灯 5 分钟后,打开紫外线照度计,在灯管下方垂直距离 1 m 的中心处测量照度值($\mu W/cm^2$)。

▶**结果记录**◀

新灯管的辐照度值应$\geq$90 $\mu W/cm^2$,使用中灯管的辐照度值应$\geq$70 $\mu W/cm^2$,低于此值者应予更换。

每支紫外线灯管重复测定 3 次,各次数据均达标准可判定辐照强度合格。

▶**注意事项**◀

测量在室温(20～25℃)下进行,电压应稳定在 220 V;使用的紫外线测强仪必须经过标定,且在有效期内。

▶ 思 考 题 ◀

紫外线照射强度可受哪些因素影响?

▶ 课程资源 ◀

[1] 中华人民共和国国家质量监督检验检疫总局中国国家标准化管理委员会. 消毒技术规范[S]. 2020.

[2] 中华人民共和国卫生行业标准. 医疗机构消毒技术规范(WS/T 367—2020)[S]. 2010.

二、氯消毒剂有效氯含量测定(碘量法)

▶ 实验目的 ◀

(1) 掌握含氯消毒剂有效氯的测定方法(碘量法)。

(2) 了解其他常用消毒剂有效成分的检测方法。

▶ 实验原理 ◀

在酸性溶液中,含氯消毒剂中有效氯氧化溶液中碘化钾产生等摩尔碘,用硫代硫酸钠标准溶液滴定释放出碘,根据硫代硫酸钠标准溶液用量,计算有效氯含量。

▶ 材料与器皿 ◀

(1) 试剂:2 mol/L 硫酸、100 g/L 碘化钾溶液、5 g/L 淀粉溶液、0.1 mol/L 硫代硫酸钠滴定液、蒸馏水。

(2) 仪器设备:分析天平。

(3) 器皿和其他材料:容量瓶、碘量瓶、烧杯、滴定管。

▶ 方法和步骤 ◀

准确吸取适量体积液体含氯消毒剂,置于 100 mL 容量瓶中,加蒸馏水至刻度,混匀。准确称取适量质量固体消毒剂置于烧杯中以蒸馏水溶解,转入 100 mL 容量瓶中,称量杯及烧杯需用蒸馏水洗 3 次,洗液全部转入容量瓶。

向 100 mL 碘量瓶中加 2 mol/L 硫酸 10 mL、100 g/L 碘化钾溶液 10 mL 与混匀消毒剂稀释液 10 mL,此时溶液出现棕色。盖上盖并振摇混匀后,加蒸馏水数滴于碘量瓶盖缘,置于暗处 5 分钟。打开盖,让盖缘蒸馏水流入瓶内。用硫代硫酸钠滴定液滴定游离碘,边滴边摇匀。待溶液呈淡黄色时加入 5 g/L 淀粉溶液 10 滴,溶液立即变蓝色。继续滴定至蓝色消失,记录硫代硫酸钠滴定液使用总量。

▶ 结果记录 ◀

重复测 2 次,取 2 次平均值,1 mol/L 硫代硫酸钠滴定液 1 mL 相当于 0.035 45 g 有效氯,根据公式(4-1)计算消毒剂有效氯含量:

$$Cl(\% \text{ 或 } g/L) = \frac{c \times v \times 0.035\,45}{m(g) \text{ 或 } V(mL)} \times 100\% \qquad (4-1)$$

式中:Cl 为有效氯含量;c 为硫代硫酸钠滴定液浓度(mol/L);v 为滴定用去硫代硫酸钠滴定液体积(mL);m 为碘量瓶中所含固体消毒剂原药质量(g);V 为碘量瓶中含液体消毒剂原液体积(mL)。

▶注意事项◀

所用器材必须洁净,必要时用空白试验校正滴定结果。

▶思 考 题◀

哪些因素可影响有效氯测定的结果?

▶课程资源◀

[1] 中华人民共和国卫生部.消毒技术规范[S].2020.

[2] 中华人民共和国卫生行业标准.医疗机构消毒技术规范(WS/T 367—2020)[S].2020.

三、压力蒸汽灭菌效果的生物学监测

▶实验目的◀

(1) 掌握压力蒸汽灭菌效果生物学监测的指示菌和检测方法。

(2) 了解压力蒸汽灭菌效果监测的其他方法。

▶实验原理◀

利用对热抵抗力较强的嗜热脂肪杆菌芽胞作为指示菌,检测压力蒸汽灭菌后嗜热脂肪杆菌芽胞是否存活,判断本次消毒是否达到灭菌效果。

▶材料与器皿◀

(1) 培养基:溴甲酚紫葡萄糖蛋白胨水培养基、嗜热脂肪杆菌芽胞(ATCC 7953 或 SSIK 31 株)菌片(含菌量为 $5.0×10^5〜5.0×10^6$ CFU/片)、指示菌参数为 $121±0.5℃$ 条件下、D 值为 $1.3〜1.9$ 分钟、杀灭时间(KT 值)≤19 分钟、存活时间(ST 值)为≥3.9 分钟(详见附录 1,3,101)。

(2) 仪器设备:压力蒸汽灭菌器、恒温培养箱。

(3) 器皿和其他材料:标准试验包、可通气贮物盒、试管。

▶方法和步骤◀

(1) 卧式或大型灭菌柜室内,排气口上方放置一个标准试验包(由 3 件平纹长袖手术衣,4 块小手术巾,2 块中手术巾,1 块大毛巾,30 块 10 cm×10 cm 8 层纱布敷料包裹成 25 cm×30 cm×30 cm 大小),2 个嗜热脂肪杆菌芽胞菌片分别装入灭菌小纸袋内,置于标准试验包中心部位。手提压力蒸汽灭菌器用通气贮物盒(22 cm×13 cm×6 cm)代替标准试验包,盒内盛满中试管,嗜热脂肪杆菌芽胞指示菌片放于中心部位的 2 只灭菌试管内(试管口用灭菌牛皮纸包封),将贮物盒平放于手提压力蒸汽灭菌器底部。

(2) 经一个常规灭菌周期后,在无菌条件下,取出标准试验包或贮物盒中的指示菌片,投入溴甲酚紫葡萄糖蛋白胨水培养基中,$56±1℃$ 培养 7 天,观察培养基颜色变化。

(3) 检测时同时设阴性对照和阳性对照。

▶结果记录◀

每个指示菌片接种的溴甲酚紫蛋白胨水培养基都不变色,判定为灭菌合格;任一指示菌片接种的溴甲酚紫蛋白胨水培养基,由紫色变为黄色时,则灭菌过程不合格。

▶注意事项◀

监测所用菌片须经卫生部门认可,并在有效期内使用。

▶ **思 考 题** ◀

1. 压力蒸汽灭菌法有哪些监测方法?

2. 细菌 D 值、杀灭时间(KT 值)、存活时间(ST 值)有什么意义?

▶ **课程资源** ◀

[1] 中华人民共和国卫生部. 消毒技术规范[S]. 2020.

[2] 中华人民共和国卫生行业标准. 医疗机构消毒技术规范(WS/T 367—2020)[S]. 2020.

四、手及皮肤黏膜消毒效果的监测方法

▶ **实验目的** ◀

(1) 掌握手和皮肤黏膜消毒效果的监测方法。

(2) 了解手和皮肤黏膜的消毒方法。

▶ **实验原理** ◀

采样检测手及皮肤黏膜上的细菌数量,判断手及皮肤黏膜细菌污染状况以及消毒效果。

▶ **材料与器皿** ◀

(1) 培养基:营养琼脂、生理盐水、中和剂(详见附录 1,3,13)。

(2) 仪器设备:恒温培养箱、振荡混匀器。

(3) 器皿和其他材料:培养皿、试管、5 cm×5 cm 的标准规格板、棉签。

▶ **方法和步骤** ◀

1. 采样方法

(1) 手的采样:被检人五指并拢,用浸有含相应中和剂的生理盐水棉拭子在双手指屈面从指根到指端往返涂擦 2 次(一只手涂擦面积约为 30 cm²),并随之转动采样棉拭子,将棉拭子剪断并投入 9 mL 含相应中和剂的生理盐水试管内,振荡混匀。

(2) 皮肤黏膜采样:用 5 cm×5 cm 的标准灭菌规格板,放在被检皮肤处,用浸有含相应中和剂的生理盐水棉拭子,在规格板内横竖往返匀涂擦各 5 次,并随之转动棉拭子,将棉拭子剪断并投入 9 mL 含相应中和剂的生理盐水试管内,振荡混匀。

2. 检测方法 用无菌吸管在采样试管内吸取 1.0 mL 待检样品接种于灭菌平皿,每一样本接种 2 个平皿,加入已溶化的 45～48℃的营养琼脂 15～18 mL,边倾注边摇匀,待琼脂凝固,置 36±1℃温箱培养 48 小时,计数二平皿上的菌落数,取平均值。

▶ **结果记录** ◀

计算方法如下式(4 - 2):

$$手及皮肤黏膜细菌总数(CFU/cm^2) = \frac{平皿平均菌落数 \times 10}{采样面积(cm^2)} \qquad (4 - 2)$$

▶ **注意事项** ◀

(1) 不规则的皮肤黏膜处可用棉拭子直接涂擦采样。

(2) 采样后应尽快检测。

▶ **思 考 题** ◀

1. 用棉签采样有什么不足之处?

2. 手上细菌采样还有什么方法?

▶**课程资源**◀

[1] 中华人民共和国卫生部. 消毒技术规范[S]. 2020.

[2] 中华人民共和国卫生行业标准. 医疗机构消毒技术规范(WS/T 367—2020)[S]. 2020.

实验二　消毒剂杀菌作用试验

用于消毒剂鉴定和日常监测,检测各种消毒剂在不同浓度和作用时间下对微生物的杀灭作用,以评价该消毒剂的杀菌作用和消毒灭菌效果。

一、中和剂鉴定试验

在消毒试验中,达到规定消毒时间终点时,消毒体系中残留的消毒剂,可能对微生物的生长繁殖仍具有一定抑制作用,要求立即终止残留消毒剂的继续作用,以便准确检测出消毒体系中残留存活的微生物及其数量。残留消毒剂的中和,可去除残留消毒剂对微生物的抑制,从而获得正确的试验结果。

中和剂法是指利用化学物质中和剂将残留消毒剂迅速中和,使其不再持续抑制或杀灭微生物作用的中和方法,同时还含有稀释作用效果。

在正式消毒剂杀菌试验前,应将所用中和剂按试验具体情况,经鉴定合格后才能使用。

▶**实验目的**◀

(1) 确定所选中和剂是否适用于拟进行的消毒灭菌实验。

(2) 掌握中和剂鉴定实验分组的意义和实验结果的判定。

(3) 熟悉中和剂鉴定实验的操作程序。

(4) 熟悉实验中所用的标准菌株种类以及细菌悬液的制备。

▶**实验原理**◀

中和剂能及时中止残留消毒剂的杀微生物作用,使其不再持续抑制或杀灭微生物;同时中和剂本身以及中和产物对微生物无抑制和杀灭作用。

▶**材料与器皿**◀

(1) 培养基:营养琼脂、营养肉汤(详见附录1)。

(2) 设备:恒温培养箱、漩涡混旋仪、浊度计、菌落计数仪。

(3) 器皿和其他材料:刻度吸管、培养皿、细菌标准菌株[金黄色葡萄球菌(ATCC 6538)、绿脓杆菌(ATCC 15442)、大肠埃希菌(8099)、枯草杆菌黑色变种(ATCC 9372)芽胞、龟分枝杆菌脓肿亚种(ATCC 93326)、白色葡萄球菌(8032)]、革兰染料、胰蛋白胨生理盐水溶液(TPS)(稀释液)(详见附录1,3~4,13,98)。

▶**方法和步骤**◀

1. 细菌繁殖体悬液的制备

(1) 取待测菌株第3代~第14代的营养琼脂培养基斜面新鲜培养物,用无菌吸管吸取3.0~5.0 mL稀释液加入斜面试管内,反复吹吸,洗下菌苔。随后将洗液移至另一无菌试管中,用电动混合器混合20秒,使细菌悬浮均匀。

(2)初步制成的菌悬液,先用细菌浓度比浊测定法粗测其含菌浓度,然后以稀释液稀释至所需的使用浓度,常用浓度为$1\times10^8\sim5\times10^8$ CFU/mL。

(3)细菌繁殖体悬液置于4℃冰箱内保存,当天使用不得过夜。

2. 细菌芽孢悬液的制备

(1)用吸管吸取待测菌第3代~第5代的18~24小时营养肉汤培养物5.0~10.0 mL,接种于罗氏瓶中营养琼脂培养基表面,将其摇动使菌液布满营养琼脂培养基的表面,后置于37℃温箱内,培养5~7天。

(2)当芽胞形成率达95%以上时,用吸管加10.0 mL无菌蒸馏水于每一罗氏瓶中,以L棒轻轻推刮下菌苔。吸出第一批洗下的菌悬液,再向瓶内吸加5.0 mL无菌蒸馏水,重复洗菌一遍。将第一批和第二批洗下的菌悬液集中于一含玻璃珠的无菌三角烧瓶中,振摇5分钟,打碎菌块,使成均匀的芽胞悬液。

(3)用无菌棉花或纱布过滤芽胞悬液,将过滤后的芽胞悬液,置无菌离心管内,以3 000 r/min速度离心30分钟。弃上清液,加蒸馏水吹吸使芽胞重新悬浮。再离心和重新悬浮清洗,先后共3遍。

(4)将洗净的芽胞悬浮于三角烧瓶内蒸馏水中,并加入适量小玻璃珠,将芽胞液放于80℃水浴中10分钟(或60℃,30分钟),以杀灭残余的细菌繁殖体。冷至室温后,保存于4℃冰箱中备用。有效使用期为半年。

3. 试验中所用消毒剂的浓度　消毒剂的浓度一般为杀菌试验中使用的最高浓度,作用时间为最短使用时间。

4. 中和剂鉴定试验分组　根据试验目的,应分组平行进行以下各组试验。

(1)消毒剂+菌悬液→培养:观察消毒剂对试验菌有无杀灭或抑制能力。

(2)(消毒剂+菌悬液)+中和剂→培养:观察残留消毒剂被中和后试验菌有无复苏生长。

(3)中和剂+菌悬液→培养:观察中和剂是否抑菌。

(4)(消毒剂+中和剂)+菌液→培养:观察中和产物,或未被完全中和的残留消毒剂对细菌或酵母菌有无抑制作用。

(5)稀释液+菌悬液→培养:作为菌悬液阳性对照。

(6)稀释液+中和剂+培养基→培养:作为试验材料阴性对照。

5. 中和剂鉴定试验操作程序　根据试验目的分为以下6组。

(1)第1组:吸取消毒剂4.5 mL于试管内,置于20±1℃水浴中5分钟后,吸加0.5 mL菌悬液,混匀。作用至预定时间,吸此样液0.5 mL加于含有4.5 mL稀释液试管中混匀。吸取该最终样液1.0 mL,接种于平皿中,做活菌培养计数。

(2)第2组:吸取消毒剂4.5 mL于试管内,置于20±1℃水浴中5分钟后,吸加0.5 mL菌悬液,混匀。作用至预定时间,吸此样液0.5 mL加于含4.5 mL中和剂溶液管中,混匀,作用10分钟。吸取该最终样液1.0 mL,接种于平皿中,做活菌培养计数。

如平板生长菌落数均超过300个,应以稀释液对上述最终样液做适宜稀释后,再次进行活菌培养计数。

(3)第3组:吸取中和剂4.5 mL于试管内,置于20±1℃水浴中5分钟后。再吸加

0.5 mL 菌悬液,混匀。作用 10 分钟。吸取该最终样液 0.5 mL,用中和剂做 10 倍系列稀释,选适宜稀释度悬液,各吸取 1.0 mL,分别接种于平皿中,做活菌培养计数。

(4) 第 4 组:吸取中和产物溶液(以 1 份消毒剂加 9 份中和剂,作用 10 分钟配制而成)4.5 mL 于试管内,置于 20±1℃ 水浴中 5 分钟后,再吸加 0.5 mL 菌悬液,混匀。作用 10 分钟,吸取该最终样液 0.5 mL,用中和产物溶液做 10 倍系列稀释,选适宜稀释度悬液,各吸取 1.0 mL,分别接种于平皿中,做活菌培养计数。

(5) 第 5 组:吸取稀释液 4.5 mL 于试管内,置于 20±1℃ 水浴中 5 分钟,再吸加 0.5 mL 菌悬液,混匀。作用 10 分钟,吸取该最终样液 0.5 mL 用稀释液做 10 倍系列稀释,选适宜稀释度悬液,各吸取 1.0 mL,分别接种于平皿中,做活菌培养计数。

(6) 第 6 组:分别吸取稀释液与中和剂各 1.0 mL 于同一无菌小平皿内,倒入上述试验同批次的培养基 15～20 mL,培养观察。如出现细菌生长,可能提示试验材料或操作过程中有污染,应重新进行试验。

▶ **结果记录** ◀

试验结果符合以下全部条件,所检测中和剂可判为合格,可用于后续正式杀菌试验。

(1) 第 1 组无试验菌,或仅有极少数试验菌菌落生长。

(2) 第 2 组有较第 1 组为多,但较第 3、4、5(组)为少的试验菌菌落生长,并符合表 4-1 要求。

表 4-1　中和剂鉴定试验合格标准中对第 1 组与第 2 组菌落数的要求

第 1 组平板平均菌落数	第 2 组平板平均菌落数
0	>5
$X(1\sim10)$	$>(X+5)$
$Y(>10)$	$>(Y+0.5Y)$

(3) 第 3、4、5(组)有相似量试验菌生长,并在 $5\times10^5 \sim 5\times10^6$ CFU/mL 之间。其组间菌落数误差率应不超过 15%。第 3、4、5 组间菌落数误差率计算公式如下式(4-3)。

$$组间菌落数误差率 = \frac{(三组间菌落平均数 - 各组菌落平均数)的绝对值之和}{3\times 三组间菌落平均数}\times100\%$$

$$(4-3)$$

(4) 第 6 组应无菌生长。否则,说明试剂有污染,应更换无污染的试剂重新进行试验。

(5) 连续重复 3 次试验均达到以上要求,为合格评价。

▶ **注意事项** ◀

(1) 中和剂要求能有效去除残留的消毒剂,且对微生物无杀灭作用,对培养基无影响。

(2) 必须按规定方法进行鉴定试验,试验分组不得任意删减。

(3) 严格执行无菌操作,保持试剂和器材的无菌。

▶ **思 考 题** ◀

1. 中和剂鉴定试验中应选用哪些标准菌株?

2. 中和剂鉴定试验要分哪些试验组,有什么目的?

3. 常用消毒剂对应的中和剂有哪些?

▶ **课程资源** ◀

[1] 中华人民共和国卫生部. 消毒技术规范[S]. 2020.

[2] 中华人民共和国卫生行业标准. 医疗机构消毒技术规范(WS/T 367—2020)[S]. 2020.

二、消毒剂悬液定量杀菌实验

在实验室定量检测消毒剂对液体中细菌繁殖体和芽胞的杀灭能力,评价消毒剂的消毒杀菌效果。

▶ **实验目的** ◀

(1) 在实验室内测定消毒剂杀灭悬液中细菌繁殖体和细菌芽胞所需的剂量,作为制定实际使用消毒剂量的参考。

(2) 掌握消毒剂悬液定量杀菌试验的方法和操作过程。

(3) 掌握消毒剂消毒灭菌效果的评价方法。

▶ **实验原理** ◀

在实验室定量检测消毒剂在一定浓度和作用时间下对液体中细菌繁殖体和芽胞的杀灭作用,评价消毒剂的消毒灭菌效果,为消毒剂实际应用浓度或剂量提供参考。

▶ **材料与器皿** ◀

(1) 菌种:细菌标准菌株:金黄色葡萄球菌(ATCC 6538)、绿脓杆菌(ATCC 15442)、大肠埃希菌(8099)、枯草杆菌黑色变种(ATCC 9372)芽胞、龟分枝杆菌脓肿亚种(ATCC 93326)、白色葡萄球菌(8032)。

(2) 培养基:营养琼脂(详见附录1)。

(3) 仪器设备:恒温培养箱、恒温水浴箱、漩涡混旋仪、菌落计数仪、计时器。

(4) 器皿和其他材料:浊度计、刻度吸管、培养皿、胰蛋白胨生理盐水溶液(TPS)(稀释液)、标准硬水(硬度 342 mg/L)、有机干扰物(3%牛血清白蛋白溶液)、中和剂(详见附录3,13,65,98,102~103)。

▶ **方法和步骤** ◀

1. 消毒液配置 无特殊说明者,一律使用无菌硬水配制,配制的浓度为待测浓度的1.25 倍(例如要评价的消毒液浓度为 200 mg/L,则应配制 250 mg/L),置于 20±1℃水浴中备用。

2. 菌液制备 取待测菌株第3代~第14代的营养琼脂培养基斜面新鲜培养物,用无菌吸管吸取 3.0~5.0 mL 稀释液加入斜面试管内,反复吹吸,洗下菌苔。随后将洗液移至另一无菌试管中,用电动混合器混合 20 秒,使细菌悬浮均匀,再稀释至比浊测定含菌浓度为 $1 \times 10^8 \sim 5 \times 10^8$ CFU/mL,作为使用浓度。加入消毒剂后细菌实际浓度为 $1 \times 10^7 \sim 5 \times 10^7$ CFU/mL。

3. 实验分组 分为试验组和阳性对照组。

(1) 试验组:如果检测为消毒产品鉴定,选择 1 个消毒剂浓度(一般为产品使用说明书中指定的最低浓度)和 3 个作用时间(说明书指定最低作用时间,指定最低作用时间的一半,指定最低作用时间的一倍。如说明书指定最低时间为 20 分钟,则应进行 10 分钟、20 分钟、40 分钟 3 个时间)进行试验;如果是消毒产品监督机构日常监测,则选一个消毒剂浓度和一个作用时间(说明书指定最低作用时间)进行试验。

(2)阳性对照组:用稀释液代替消毒剂溶液,按上述同样的步骤进行试验。所测得细菌浓度作为计算杀灭对数的初始浓度。

4. 实验方法

(1)消毒试验:用无菌大试管,加入 0.5 mL 有机干扰物质,再加入 0.5 mL 试验用菌悬液,混匀,置于 20±1℃水浴中 5 分钟后,用无菌吸管吸取消毒液 4.0 mL 注入其中,迅速混匀并立即计时。

(2)中和作用:相互作用至预定时间,吸取 0.5 mL 菌药混合液加于 4.5 mL 经灭菌的中和剂中,混匀并作用 10 分钟。

(3)菌落计数:从试管中分别吸取 1.0 mL 混合液,接种 2 个平皿,45℃左右营养琼脂倾注平皿,冷却凝固后置 37℃恒温培养箱中培养,细菌繁殖体培养 48 小时,细菌芽胞需培养 72 小时观察结果,计数存活菌数。如细菌可能存活较多时,可进行 10 倍系列稀释,取 2~3 个稀释度进行活菌培养计数。

(4)同时用稀释液代替消毒液,作为阳性对照,进行平行试验,最后活菌培养计数,作为初始细菌作用浓度。

(5)以上试验重复 3 次。

▶**结果记录**◀

(1)计算各组的活菌浓度(CFU/mL),并换算为对数值(N),并按下式(4-4)计算杀灭对数值。

杀灭对数值(KL)=对照组平均活菌浓度的对数值(No)-试验组活菌浓度对数值(Nx)

$$(4-4)$$

计算杀灭对数值时,取小数点后两位值。

(2)定量杀菌试验的评价规定:悬液定量杀灭试验中,各次的杀灭对数值均≥5.00,可判定该产品消毒合格。但对载体定量杀灭试验,要求各次的杀灭对数值均≥3.00,可判定该产品消毒合格。

报告中应将各次试验的结果全部以表格的形式列出。阳性对照组应列出各次菌浓度,以及平均菌浓度。试验组应列出杀灭对数值,杀灭对数值大于 5.00 时,应表示为≥5.00,而不必列出具体的数字;杀灭对数值低于 5.00 时,应列出具体的数字。

▶**注意事项**◀

(1)在杀菌试验中,每次均应设置阳性对照。

(2)消毒剂溶液除有特殊规定者外,应使用无菌硬水配制。

(3)选择与待测消毒剂对应的中和剂。

(4)试验中所使用的中和剂、稀释液和培养基等,各批次均应进行无菌检查,发现有菌生长,则全部试验需换用未污染试剂或培养基重做。

▶ 思 考 题 ◀

1. 消毒剂悬液定量杀菌实验为什么要选用标准菌株?
2. 评价消毒灭菌效果的指标还有哪些?

▶ 课程资源 ◀

[1] 中华人民共和国卫生部. 消毒技术规范[S]. 2020.
[2] 中华人民共和国卫生行业标准. 医疗机构消毒技术规范(WS/T 367—2020)[S]. 2020.

实验三 使用中消毒液污染菌含量测定

消毒剂在使用一定时间后可能污染微生物,测定其中的细菌数量以判断污染状况。

▶ 实验目的 ◀

(1) 掌握使用中消毒剂污染菌的检测方法。
(2) 了解不同消毒剂在使用中的污染状况。

▶ 实验原理 ◀

以涂抹法或中和消毒剂后倾注法测定消毒剂中存在的细菌。

▶ 材料与器皿 ◀

(1) 培养基:营养琼脂(详见附录1)。
(2) 仪器设备:恒温培养箱。
(3) 器皿和其他材料:试管、吸管、平皿、推棒、中和剂。

▶ 方法和步骤 ◀

(1) 涂抹法:用无菌吸管吸取消毒液 1.0 mL,加入 9.0 mL 含有相应中和剂的采样管内混匀,用无菌吸管吸取上述溶液 0.2 mL,滴于干燥普通琼脂平板,用无菌推棒涂抹均匀,每份样品同时做 2 个平行样,一平板置于 20℃恒温培养箱培养 7 日,观察霉菌生长情况;另一个平板置于 35℃恒温培养箱培养 72 小时计数菌落数,同时检测致病菌。

(2) 倾注法:用无菌吸管吸取消毒液 1.0 mL,加入 9.0 mL 含相应中和剂的无菌生理盐水采样管中混匀,分别取 0.5 mL 放入 2 只灭菌平皿内,加入已熔化的 45~48℃的营养琼脂 15~18 mL,倾注混匀,琼脂凝固后一平板置于 20℃恒温培养箱培养 7 日,观察霉菌生长情况;另一个平板置于 36±1℃恒温培养箱培养 72 小时,计数菌落数,同时检测致病菌。

▶ 结果记录 ◀

(1) 涂抹法:消毒液染菌量(CFU/mL)＝每个平板上的菌落数×50。
(2) 倾注法:消毒液染菌量(CFU/mL)＝每个平板上的菌落数×20。

消毒液染菌量≤100 CFU/mL,并未检出致病菌为合格,可以继续使用,否则不能使用。

▶ 注意事项 ◀

(1) 采样后 1 小时内检测。
(2) 选用的中和剂应能完全中和待检消毒剂。

▶ 思 考 题 ◀

用涂抹法是否能完全检测出消毒剂中污染的微生物?

▶ 课程资源 ◀

［1］中华人民共和国卫生部. 消毒技术规范［S］. 2020.

［2］中华人民共和国卫生行业标准. 医疗机构消毒技术规范（WS/T 367—2020）［S］. 2020.

（朱献忠 熊海燕）

第五章 分子生物学技术在微生物检验中的应用

实验一 核酸原位杂交法检测李斯特菌

▶实验原理◀

具有一定互补序列的核苷酸单链在液相或固相中按碱基互补配对原则缔合成异质双链的过程叫作核酸分子杂交。核酸杂交过程中,杂交的双方是所使用的探针和要检测的核酸。

根据探针的标记物是否直接被检测,原位杂交又可分为直接法和间接法两类。直接法主要用放射性同位素、荧光及某些酶标记的探针与靶核酸进行杂交,杂交后分别通过放射自显影、荧光显微镜术或成色酶促反应直接显示。间接法一般用半抗原标记探针,最后通过免疫组织化学法对半抗原定位,间接地显示探针与靶核酸形成的杂交体。

▶材料与器皿◀

(1)菌株:实验菌株信息列于表5-1,其中13株李斯特菌,9株其他菌属菌株,亦可根据实验室现有菌种情况酌情纳入。将所有的菌株在脑心浸液肉汤(BHI)中培养。然后再置于120 r/min的摇床上,37℃恒温震荡培养24小时。

表5-1 试验菌株

菌株名称及编号	菌株来源	拉丁文名	杂交结果(＋:阳性;－:阴性)	
			Lis-16S-1	Lm-16S-2
单增李斯特菌	ATCC19111	*Listeria monocytogenes*	＋	＋
单增李斯特菌	ATCC19115	*Listeria monocytogenes*	＋	＋
单增李斯特菌	NCTC11994	*Listeria monocytogenes*	＋	＋
单增李斯特菌 Li01	样品分离	*Listeria monocytogenes*	＋	＋
单增李斯特菌	CMCC54002	*Listeria monocytogenes*	＋	＋
单增李斯特菌	CMCC54006	*Listeria monocytogenes*	＋	＋
伊氏李斯特菌	ATCC19119	*Listeria ivanovii*	＋	－
伊氏李斯特菌	ATCC49025	*Listeria ivanovii*	＋	－
英诺克李斯特菌	ATCC33090	*Listeria innocua*	＋	－
英诺克李斯特菌	ATCC1603	*Listeria innocua*	＋	－

菌株名称及编号	菌株来源	拉丁文名	杂交结果(＋:阳性;－:阴性)	
			Lis－16S－1	Lm－16S－2
威氏李斯特菌 Li03	样品分离	*Listeria welshimeri*	＋	－
西尔李斯特菌 Li04	样品分离	*Listeria seeligeri*	＋	－
格氏李斯特菌 Li05	样品分离	*Listeria grayi*	＋	－
创伤弧菌	ATCC27562	*V. vulnficus*	－	－
大肠埃希菌 O157	ATCC35150	*Escherichia coli*	－	－
沙门菌	ATCC9150	*S. paratyphi*	－	－
副溶血弧菌	ATCC17802	*V. parahaemolyticus*	－	－
马红球菌	ATCC6939	*Rhodococcus equi*	－	－
志贺菌	ATCC9199	*Shigella*	－	－
绿脓杆菌	ATCC9027	*Pseudomonas aeruginosa*	－	－
金黄色葡萄球菌	ATCC25923	*Staphylococcus aureus*	－	－
溶藻弧菌	ATCC17749	*Vibrio alginolyticus*	－	－

(2) 培养基:胰蛋白胨大豆琼脂(TSA)、李氏增菌肉汤(LB 肉汤)、PALCAM 培养基(见附录 70，75，104)。

(3) 其他试剂材料:甲酰胺、聚乙烯吡咯烷酮、硫酸葡聚糖、Tris、Tris－HCl、Triton X－100、NaCl、聚蔗糖、乙醇。

▶**方法和步骤**◀

1. 探针的设计与合成　本实验所用的 PNA 探针为 Lis－16S－1 及 Lm－16S－2。Lis－16S－1 探针序列为 5′－ACTGTTGTTAGAGAAG－3′，探针位点为 400～455(FJ434468);Lm－16S－2 探针序列为 5′－TAGTACAAAGGGTCG－3′，探针位点为 1247～1261(FJ434468)。探针的设计涵盖李斯特菌属 8 个种的 27 条 16S rRNA 基因片段,使用 SILVA ribosomal RNA database 数据库的 ProbeCheck 程序对探针的特异性和灵敏度进行评估判断,其中特异性用 $nT/(TnT) \times 100$ 计算,nT 表示未与探针反应的非靶标菌株的数量,TnT 表示检测到的非靶标菌株的总数量;灵敏度用 $T/(TT) \times 100$ 计算,T 表示探针检测到靶标菌株的数量,TT 表示数据库中靶标菌株的总数量,探针同时需满足高 GC 含量、无自身互补等条件,解链温度通过 Bostonprobes 网站在线预测,一般应高于 50℃。

实验中所用到的探针由相关生物技术或生物试剂公司合成,采用羧基荧光素(FAM)进行荧光标记。

2. 食品样本的处理　依照 GB 4789.30—2010 方案对食品样本进行处理。将 25 mL 样本接种于 225 mL LB 肉汤中进行前增菌,30℃培养 24 小时,取 1 mL 增菌液再接种于 9 mL LB 肉汤中,进行二次增菌。二次增菌液即可采用 PNA－FISH 法进行检测,一般要求同时将菌液接种 PALCAM 李斯特菌选择平板,以 TSA 平板纯化分离后采用 API 试剂条和 VITEK 法进行鉴定比较。

3. PNA－FISH 杂交程序

(1) 涂片固定:将菌悬液或增菌液 2 000 r/min 离心 5 分钟,收集细菌细胞,用 pH 7.4

PBS 缓冲液(7 mmol/L Na_2HPO_4，7 mmol/L NaH_2PO_4，130 mmol/L NaCl)清洗，然后在 PBS 缓冲液中悬浮，使菌液 OD_{600} 接近 1.0。每种菌液取 10 μL 置于 98% 乙醇洗过的载玻片(1 cm×1 cm)上涂匀，火焰固定，然后将玻片用 80% 的乙醇干燥固定 15 分钟风干。

(2) 杂交：加入 25 μL pH 7.5 的杂交缓冲液，即 10%(W:V)硫酸葡聚糖(Sigma)溶液；10 mmol/L NaCl；30%(W:V)甲酰胺(Sigma)；0.1%(W:V)焦磷酸钠(Merck)；0.2%(W:V)聚乙烯吡咯烷酮(Sigma)；0.2%(W:V)聚蔗糖(Sigma)；5 mmol/L Na2EDTA(Merck)；0.2%(V:V)Triton X-100(Sigma)；50 mmol/L Tris-HCl(Sigma)和 300 nmol/L PNA 探针(Panagene)，盖上盖玻片，57℃孵育 30 分钟。同时设阴性对照，即加入不含 PNA 探针的杂交缓冲液。

(3) 洗涤：移开盖玻片，用预热到 55℃ 的冲洗液(5 mmol/L Tris base，Sigma)；15 mmol/L NaCl；0.1%(V:V)Triton X-100(pH=10)冲洗 2 次，每次冲洗 10 分钟，风干。

(4) 显微镜观察：滴 1 滴无荧光媒介油，用 Nikon Eclipse 80i 荧光显微镜检测。如不能立即观察，需保存于暗处并在 24 小时内观察。

4. 杂交条件优化 影响杂交的因素包括细菌培养时间、菌体的固定、杂交缓冲液的组成、PNA 的浓度、杂交时间、温度、pH 值等。其中关键因素为菌体的固定、PNA 的浓度、杂交温度、杂交时间及缓冲液的关键成分的含量。

条件优化方案：分别用 50% 和 80% 乙醇固定菌体；杂交缓冲液中 PNA 浓度分别设计为 100 nmol/L、200 nmol/L、300 nmol/L、400 nmol/L 和 500 nmol/L；杂交缓冲液中 TritonX-100 的含量分别为 0.1%、0.2%、0.3% 和 0.4%；杂交温度分别用 53℃、55℃、57℃ 和 59℃ 进行测试；杂交时间分别为 30 分钟、45 分钟、60 分钟和 90 分钟。

按照优化好的杂交体系分别对李斯特菌属及其他属菌株进行检测，同时设阴性对照和阳性对照，分析该检测方法的特异性及灵敏度，检测菌株见表 5-1。

▶ **结果记录** ◀

(1) 记录 PNA 探针的选择结果。

(2) 杂交过程的优化：固定菌体的乙醇的最佳浓度、杂交缓冲液中 PNA 的最佳浓度、杂交缓冲液中 TritonX-100 的最佳含量、最佳杂交温度、最佳杂交时间。

(3) 探针的特异性和灵敏度。

(4) 食品中李斯特菌的检测结果。

▶ **注意事项** ◀

(1) 杂交液：杂交液内除含一定浓度的标记探针外，往往还含有较高浓度的盐类、甲酰胺、硫酸葡聚糖、牛血清白蛋白及载体 DNA 或 RNA 等。

杂交液中含有较高浓度的 Na^+ 可使杂交率增加，降低了探针与组织标本之间的静电结合。甲酰胺可使 Tm 降低，杂交液中含每 1% 的甲酰胺可分别使 RNA:RNA、RNA:DNA、DNA:DNA 的杂交温度降低 0.35℃、0.5℃ 和 0.65℃。故杂交液中加入适量的甲酰胺，可避免因杂交温度过高而引起的组织形态结构的破坏以及标本的脱落。硫酸葡聚糖能与水结合，从而减少杂交液的有效容积，提高探针有效浓度，以达到提高杂交率的目的(尤其对双链核酸探针)。

在杂交液中加入牛血清白蛋白及载体 DNA 或 RNA 等,都是为了阻断探针与组织结构成分之间的非特异性结合,以降低背景。

(2) 探针浓度:探针浓度依其种类和实验要求略有不同,一般为 $0.5 \sim 5.0\ \mu g/mL$ $(0.5 \sim 5.0\ ng/\mu l)$,但最适探针浓度要通过实验才能确定。

(3) 探针长度:一般应在 $50 \sim 300$ 个碱基之间,不宜超过 400 个碱基。探针太短则导致杂交率高,杂交时间短。

(4) 组织取材:组织取材应尽可能新鲜。由于组织 RNA 降解较快,所以新鲜组织和培养细胞最好在 30 分钟内固定。

(5) 固定:最常用的固定剂是多聚甲醛,与其他醛类固定剂(如戊二醛)不同,多聚甲醛不会与蛋白质产生广泛的交叉连接,因而不会影响探针穿透细胞或组织。固定的目的如下:

1) 保持细胞结构。

2) 最大限度地保持细胞内 DNA 或 RNA 的水平。

3) 使探针易于进入细胞或组织。

(6) 组织材料的通透性和核酸探针的穿透性:可通过下述处理提高组织材料的通透性和核酸探针的穿透性。

1) 稀酸处理和酸酐处理:为防止探针与组织中碱性蛋白之间的静电结合以降低背景,杂交前标本可用 0.25% 乙酸酐处理 10 分钟,经乙酸酐处理后,组织蛋白中的碱性基团通过乙酰化而被阻断。组织和细胞标本亦可用 0.2 M HCl 处理 10 分钟,稀酸能使碱性蛋白变性,结合蛋白酶消化,容易将碱性蛋白移除。

2) 去污剂处理:去污剂处理的目的是增加组织的通透性,有利于杂交探针进入组织细胞,最常应用的去污剂是 Triton X - 100。但须注意,过度的去污剂处理不仅影响组织的形态结构,而且还会引起靶核酸的丢失。

3) 蛋白酶处理:蛋白酶消化能使经固定后被遮蔽的靶核酸暴露,以增加探针对靶核酸的可及性。常用的蛋白酶有蛋白酶 K(proteinase K),还有链霉蛋白酶(pronase)和胃蛋白酶(pepsin)等。

(7) 杂交缓冲液孵育:杂交前用不含探针的杂交缓冲液在杂交温度下孵育 2 小时,以阻断玻片和标本中可能与探针产生非特异性结合的位点,达到降低背景的目的。

(8) 防止污染:由于在手指皮肤及实验室用玻璃器皿上均可能含有 RNA 酶,为防止其污染后影响实验结果,在整个杂交前处理过程中都需要戴消毒手套,实验所用的玻璃器皿及镊子都应于实验前一日置高温烘烤(180℃)以达到消除 RNA 酶的目的。杂交前及杂交时所用的溶液均需经高压消毒处理。

(9) 双链 DNA 探针和靶 DNA 的变性:当杂交反应进行时,探针和靶核酸都必须是单链的。如果用双链 DNA 探针进行杂交(包括检测 RNA 时),双链 DNA 探针在杂交前必须进行变性。探针变性后要立即进行杂交反应,不然解链的探针又会重新复性。

▶ 思 考 题 ◀

1. 固定的目的是什么?

2. 核酸原位杂交法用于细菌检测的优点是什么?

▶课程资源◀

[1] 王云霞,崔艳梅,刘宁,等.肽核酸荧光原位杂交技术快速检测食品中的李斯特菌属及单增李斯特菌[J].食品安全质量检测学报,2016,7(4):1387—1391.

[2] 王沛.肽核酸荧光原位杂交技术在临床微生物快速鉴定中的应用进展[J].中华检验医学杂志,2009,32(7):825—827.

实验二　　PCR 检测技术

一、PCR 检测铜绿假单胞菌耐药基因

▶实验目的◀

(1) 了解 PCR 的基本原理。

(2) 熟悉 PCR 的技术特点。

(3) 掌握 PCR 方法检测细菌耐药基因的操作方法。

▶实验原理◀

聚合酶链式反应(Polymerase Chain Reaction，PCR)是体外酶促合成特异 DNA 片段的一种方法。它能快速特异地扩增任何已知的目的基因或 DNA 片段，并能轻易在皮克(pg)水平起始的 DNA 混合物中将目的基因扩增至纳克、微克,甚至毫克级别以便检测。PCR 技术常运用于基因的分离、检测、克隆和序列分析,典型的 PCR 反应包括 3 个步骤:①高温变性模板,将待扩增的模板 DNA 置高温下(通常为 93～94℃)变性解成单链;②引物与模板退火,人工合成的 2 个寡核苷酸引物在其合适的复性温度下分别与目的基因两侧的 2 条单链互补结合,2 个引物在模板上结合的位置决定了扩增片段的长短;③引物沿模板延伸,耐热的 DNA 聚合酶(Taq 酶)在 72℃将单核苷酸从引物的 3′端开始掺入,以目的基因为模板从 5′→3′方向延伸,合成 DNA 的新互补链。这 3 步反应组成一个循环,通过多次循环反应,使目的 DNA 得以迅速扩增。

铜绿假单胞菌(*Pseudomonas aeruginosa*)在自然界分布广泛,为土壤中存在的最常见细菌之一。各种水、空气以及正常人的皮肤、呼吸道和肠道等都有本菌存在,为重要的条件致病菌。抗菌药物的广泛应用,促使铜绿假单胞菌以多种方式产生或获得耐药性,如产生各种水解酶或钝化酶、产生微孔蛋白如膜通道蛋白 D(OprD)、通过位点特异性的基因重组整合多种抗药基因。通过检测编码上述水解酶或钝化酶蛋白、微孔蛋白以及整合子基因,可分析铜绿假单胞菌以何种方式耐药,进而实现针对性的治疗。

▶材料与器皿◀

(1) 实验样品:铜绿假单胞菌基因组 DNA 模板。

(2) 实验试剂:对应目的基因的特异引物(见表 5 - 2)、10×PCR Buffer、2 mM dNTPmix(含 dATP、dCTP、dGTP、dTTP 各 2 mM)、Taq 酶、双蒸水 dd H_2O、琼脂糖、核酸染色剂(吖啶橙、溴化乙锭等)、DNA 核酸凝胶电泳上样缓冲液、TAE 电泳缓冲液、DNA

Marker 分子量标记。

表 5-2　铜绿假单胞菌耐药基因检测引物及其核苷酸序列

Code protein	Category	Gene name	Nucleotide sequences	Products size
β-lactamase	Ambler A	CARB	P1:AAAGCAGATCTTGTGACCTATTC P2:TCAGCGCGACTGTGATGTATAAAC	588 bp
		CTX-M1	P1:TTTGCGATGTGCAGCACCAGT P2:CTAATACATCGCGACGGCTT	636 bp
		GES	P1:ATGCGCTTCATTCACGCAC P2:CTATTTGTCCGTGCTCAG	864 bp
		SHV	P1:TGCGCAAGCTGCTGACCAGC P2:TTAGCGYTGCCAGTGCTCG	304 bp
		TEM	P1:ATGAGTATTCAACATTTTCGTG P2:TTACCAATGCTTAATCAGTGAG	860 bp
	Ambler B	IMP	P1:CGGCCKCAGGAGMGKCTTT P2:AACCAGTTTTGCYTTACYAT	587 bp
		NDM-1	P1:CTGGGTCGAGGTCAGGATAG P2:CATTTGCGGGGTTTTTAATG	1 021 bp
		SPM	P1:CTGCTTGGATTCATGGGCGCG P2:CCTTTTCCGCGACCTTGATCG	786 bp
		VIM	P1:ATTCCGGTCGGRGAGGTCCG P2:GAGCAAGTCTAGACCGCCCG	633 bp
	Ambler C	DHA	P1:AACTTTCACAGGTGTGCTGGGT P2:CCGTACGCATACTGGCTTT	405 bp
	Ambler D	OXA-1	P1:CTGTTGTTTGGGTTTCGCAAG P2:CTTGGCTTTTATGCTTGATG	440 bp
		OXA-10	P1:GTCTTTCRAGTACGGCATTA P2:GATTTTCTTAGCGGCAACTTA	721 bp
OprD	/	OprD2	P1:GCGCATCTCCAAGACCATG P2:CCACGCGATTTGACGGTGGTC	193 bp
Integrin	/	Intl I	P1:CAGCACATGCGTGTAGAT P2:TAGCGAGGGCTTTACTAAGC	500 bp

　　（3）仪器和器具：PCR 工作站（应设有紫外线灯及 100 级 HEPA 层流过滤置）、涡旋混合器、微量管离心机、微量移液器（10 μL、200 μL 和 1 000 μL 量程）、多通道微量移液器（10 μL、100 μL 量程）、P2/P10、P200 和 P1000 气溶胶屏障吸头、容量为 200 μL 和 1.5 mL 塑料反应管、96 孔冰盒、−20℃冰箱、4℃冰箱、PCR 仪（热循环仪）、电泳仪、电泳槽、紫外读胶仪等。

▶方法和步骤◀

1. 试剂添加　在冰浴中，按以下顺序将各成分加入一容量为 200 μL 的无菌反应管中。

10×PCR buffer　　　　　　　5 μL

dNTP mix（各 2.5 mM）　　　　4 μL

引物 P1(10 pM)	2 μL
引物 P2(10 pM)	2 μL
Taq 酶(5 U/μL)	0.5 μL
DNA 模板(50 ng~1 μg/μL)	1 μL
加 ddH$_2$O 补至	50 μL

视 PCR 热循环仪有无热盖,不加或添加石蜡油,将上述混合液稍加离心。

2. 设置反应程序

(1) 预变性:94℃ 3~5 分钟。

(2) 循环扩增阶段:93℃ 40 秒→52℃ 30 秒→72℃ 60 秒,循环 30~35 次。

(3) 延伸阶段:72℃ 保温 7 分钟。

立即置 PCR 热循环仪上执行扩增。

3. 结束反应 PCR 产物放置于 4℃待电泳检测,或−20℃长期保存(建议保存时间不超过 3 个月)。

4. PCR 扩增产物的电泳检测 取反应产物 5~10 μL 电泳检测。

▶ **结果记录** ◀

(1) 使用紫外读胶仪分析,并拍照保留扩增结果的照片。

(2) 对照 DNA Marker 分子量标记,初步判断各样品铜绿假单胞菌基因组 DNA 扩增产物中的 DNA 分子量大小,判断是否为目的耐药基因,必要时可进一步将反应产物切胶回收后送测序公司进行测序比对。

▶ **注意事项** ◀

(1) PCR 反应应该在一个没有 DNA 污染的干净环境中进行,最好设有专用的 PCR 实验室。

(2) 纯化模板所选用的方法对污染的风险有极大影响。一般而言,只要能保证得到可靠的结果,用于扩增的基因组模板纯化的方法越简单越好。

(3) 所有试剂均应没有核酸和核酸酶的污染。操作过程中均应戴手套。

(4) PCR 试剂配制应使用新鲜双蒸水,采用 0.22 μm 滤膜过滤除菌或高压灭菌。

(5) 试剂都应以大体积配制,然后分装成仅够一次使用的量储存,从而确保本次与后续实验之间的连续性。

(6) 试剂或样品准备过程中都要使用一次性灭菌的塑料瓶和管子,玻璃器皿应洗涤干净并高压灭菌。

(7) PCR 的样品应在冰浴上化开,并且要充分混匀。

▶ **思 考 题** ◀

1. 对比 DNA Marker 分子量标记与扩增产物凝胶电泳上的条带,初步判断所检测的铜绿假单胞菌基因组样品中可能存在哪些耐药基因?

2. 若检测结果中除了目的条带,还有分子量大小不一的其他条带,试分析其产生原因。

3. 查阅文献资料,分析如何去除非特异性的扩增?

▶ **课程资源** ◀

[1] 谷康定.卫生微生物学实验[M].北京:科学出版社,2019.

[2] 蔡信之,黄君红.微生物学实验[M].第4版,北京:科学出版社,2019.

[3] 蒋月婷,麦嘉玲,陈定强,等.耐碳青霉烯铜绿假单胞菌的耐药基因检测及分析[M].中国抗生素杂志,2016,41(7):552—556,561.

[4] 李智伟,罗斌,黄国虹,等.铜绿假单胞菌耐药基因及外膜蛋白D2的检测与分析[M].中国卫生检验杂志,2016,26(19):2865—2867.

二、RT‐qPCR 技术检测 SARS‐CoV‐2 新型冠状病毒核酸

▶ **实验目的** ◀

(1) 学习 RNA 反转录扩增(Reverse Transcription-Polymerase Chain Reaction,RT‐PCR)技术。

(2) 学习实时荧光定量 PCR(Quantitative Real-time PCR,qPCR)检测技术。

(3) 掌握规范的 RT‐qPCR 方法检测 SARS‐CoV‐2 新型冠状病毒核酸的工作程序,并保证实验结果的正确可靠。

▶ **实验原理** ◀

2020 年,在全球范围内暴发了新型冠状病毒 SARS‐CoV‐2 引起的新型冠状病毒肺炎 COVID‐19,疫情对全球的公共卫生安全乃至政治经济都产生了强烈的影响与冲击。对人群开展病毒的检验检疫,不但是员工复工、疾病预防的根本需要,同时也对流行期间国际交流与交往有着重要的意义。

RT‐qPCR 实际包含了 2 个部分的含义,其中 RT 表示反转录(Reverse Transcription),对于以 RNA 为遗传物质的病毒,其基因组的扩增检测需要通过反转录酶将 RNA 转化为 cDNA,然后方可通过聚合酶链式反应对 cDNA 进行扩增;qPCR 是在 PCR 反应体系中加入荧光基团,利用荧光信号累积实时检测整个 PCR 扩增反应中每一个循环扩增产物量的变化,最后通过 Ct 值和标准曲线的分析对起始模板进行定量分析,进而判断被检样品中是否存在目的 RNA 序列,如 RNA 病毒的基因组。根据引入荧光标记的类型,常用的实时荧光定量 PCR 有如下几种:SYBR Green 法、TaqMan 水解探针法以及分子信标法等。本实验以 TaqMan 为例,使用 TaqMan 探针与扩增产物中的靶基因序列杂交,从而提高产物检测的特异性。TaqMan 探针序列与扩增目的片段的一段互补,5′端标以荧光报告基团,3′端标以荧光淬灭基团。当探针保持完整时,荧光报告基团发出的荧光被淬灭基团吸收,报告基团的荧光信号不能被检测到。在 PCR 退火时,引物和探针均可结合到靶基因模板上;在延伸阶段,随引物延伸。Taq 酶沿 DNA 模板移动,当移动到 TaqMan 探针位置时,Taq 酶利用其 5′-3′外切酶活性水解切断探针,释放出荧光报告基团,使荧光报告基团与淬灭基团分离,淬灭作用被解除,荧光报告基团释放荧光信号。每次循环新增的荧光信号与靶序列数量一致。

▶ **材料与器皿** ◀

(1) 实验样品:因 SARS‐CoV‐2 为高致病性病原体,本实验以包含 SARS‐CoV‐2 基因组两段靶序列的 PUC 57 质粒模拟受检病毒的核酸提取物。

（2）实验试剂：

1）实时反转录-聚合酶链反应的引物/探针组合，当前我国用于 SARS-CoV-2 新型冠状病毒检测的靶标为开放读码框 1ab（open reading frame 1ab，ORF1ab）和核壳蛋白（nucleocapsid protein，N）基因，推荐引物与探针序列如下：

靶标一（ORF1ab）

正向引物（F）：CCCTGTGGGTTTTACACTTAA。

反向引物（R）：ACGATTGTGCATCAGCTGA。

荧光探针（P）：5′-FAM-CCGTCTGCGGTATGTGGAAAGGTTATGG-BHQ1-3′。

靶标二（N）

正向引物（F）：GGGGAACTTCTCCTGCTAGAAT。

反向引物（R）：CAGACATTTTGCTCTCAAGCTG。

荧光探针（P）：5D-FAM-TTGCTGCTGCTTGACAGATT-TAMRA-3′。

2）TaqPath™1-Step RT-qPCR Master Mix，CG 预混液。

3）无核酸酶的双蒸水。

（3）仪器和器具：PCR 工作站（应设有紫外线灯及 100 级 HEPA 层流过滤装置）、涡旋混合器、微量管离心机、微量移液器（10 μL、200 μL 和 1 000 μL 量程）、多通道微量移液器（10 μL、100 μL 量程）、P2/P10、P200 和 P1 000 气溶胶屏障吸头、容量为 200 μL 的 96 孔实时 PCR 反应板及配套的光学膜和光学 8 联管盖、1.5 mL 塑料反应管、96 孔冰盒、−20℃（无霜）和−70℃冰箱、4℃冰箱、实时 PCR 检测仪。

▶ 方法和步骤 ◀

1. 配置反应体系　根据实际检测的数量选择合适的反应管，当检测数少时可选用 8 联 PCR 反应管，当检测数量为大于 80 个时建议选择 96 孔实时 PCR 反应板。计算试剂使用份数 N（$N=$ 样本数 + 1 份阳性对照 + 3 份阴性对照），根据以下用量配置反应体系，充分混匀，按照 20 μL 分装至每个 PCR 反应管中。

引物（F）	1 μL
引物（R）	1 μL
荧光探针（P）	0.5 μL
TaqPath™1-Step RT-qPCR 预混液	4 μL
DNA 模板（50 ng～1 μg/μL）	1～5 μL
加 ddH$_2$O 补至	20 μL

2. 设置反应程序

（1）打开实时 PCR 检测系统，此处以 AB 7500 Fast DX 为例。

（2）在仪器上选择体系参数如下：

检测通道：FAM、VIC。

淬灭基团：无。

参比荧光：无。

运行模式：标准。

样本体积:20 μL。

（3）按照如表 5－3 所示参数设置 PCR 反应程序,并将荧光收集设置为 60℃。

表 5－3　参数设置

步骤	阶段	循环数	温度	时间
UNG 酶孵育	1	1	25℃	2 分钟
反转录	2	1	50℃	15 分钟
酶灭活	3	1	95℃	2 分钟
扩增	4	40	95℃	3 秒
			60℃	30 秒

（4）在反应模块上放上加好样的 8 联反应管或 96 孔板,运行程序。

（5）数据分析。运行完成后,按照仪器厂商的说明保存并分析数据。手动设定阈值并对每个靶标分别分析。阈值应设在荧光曲线的指数增长期,并高于任何背景信号,阈值设定的程序需保持一致。

在实际工作中,某反应孔中样品无 Ct 值或 Ct≥38,可报告为阴性;若该孔 Ct 值<38 且有明显的扩增曲线,可报告为阳性;Ct 值在 37～40 为灰区,建议重复实验,若结果 Ct 值在 37～40 且有明显的扩增曲线,可判断为阳性,否则为阴性。

▶结果记录◀

实验室确认受检测者为阳性病例需满足以下 2 个条件中的一个:

（1）该例同一份标本中新型冠状病毒 2 个靶标(ORF1ab、N)实时荧光 RT－PCR 检测结果均为阳性。如果出现单个靶标阳性的检测结果,则需要重新采样,重新检测。如仍然为单靶标阳性,判定为阳性。

（2）该例 2 种标本实时荧光 RT－PCR 同时出现单靶标阳性,或同种类型标本两次采样检测中均出现单个靶标阳性的检测结果,可判定为阳性。

▶注意事项◀

（1）检测应设置 PTC 阳性对照、NTC 阴性对照,对照应与所有标本同时检测。

（2）NTC 无 Ct 值,荧光扩增曲线不应超过阈值线。如果 NTC 反应出现假阳性,则可能发生标本污染或实验操作过程有误,需重新实验。

（3）PTC 反应结果应为阳性且本次检测的所有靶标的 Ct 值都应在预期范围内。

（4）核酸检测结果阴性不能排除新型冠状病毒感染,需要排除可能产生假阴性的因素,包括样本质量差,比如口咽等部位的呼吸道样本;样本收集的过早或过晚;没有正确的保存、运输和处理样本;技术本身存在的原因,如病毒变异、PCR 抑制等。

▶思考题◀

1. 在 RT－qPCR 技术检测 SARS－CoV－2 新型冠状病毒核酸实验中,如何避免出现假阴性的检测结果?

2. 在 RT－qPCR 技术检测 SARS－CoV－2 新型冠状病毒核酸实验中,如何避免出现假阳性的检测结果?

▶ 课程资源 ◀

[1] 新贝生物(NovaBio).实时逆转录-聚合酶链式反应(rRT‐PCR)及其在新型冠状病毒 2019‐nCoV 检测中的应用[EB/OL]. http://www. xinbeibio. com/info/article_91. html,[2021‐08‐30].

[2] 国务院应对新型冠状病毒肺炎疫情联防联控机制综合组. 新型冠状病毒肺炎防控方案(第八版)[EB/OL]. http://www. nhc. gov. cn/jkj/s3577/202105/6f1e8ec6c4a540d99 fafef52fc86d0f8. shtml,[2021‐08‐30].

三、等温扩增技术(LAMP)检测金黄色葡萄球菌

▶ 实验目的 ◀

(1) 了解等温扩增技术检测病原体的基本原理。

(2) 掌握等温扩增技术检测病原体的基本操作步骤和过程。

▶ 实验原理 ◀

环介导等温扩增(loop-mediated isothermal amplification，LAMP)是 Notomi 等于 2000 年首先提出来的一种新的核酸扩增技术,其原理主要是基于靶基因 $3'$ 和 $5'$ 端的 6 个区域设计 3 对特异性引物,包括 1 对外引物、1 对环状引物和 1 对内引物,3 种特异引物依靠链置换 BstDNA 聚合酶,使得链置换 DNA 合成不停地自我循环,从而实现快速扩增。反应 1 小时后可根据扩增副产物焦磷酸镁沉淀形成的浊度或者荧光染料判断扩增情况。此反应先形成哑铃状模板,进入循环扩增阶段,再进行伸长、循环扩增,共 3 个阶段。

▶ 材料与器皿 ◀

(1) 菌株:本研究所用的受试菌为金黄色葡萄球菌(ATCC 29213),对照菌包括单细胞增生李斯特菌(F2365)、鼠伤寒沙门菌(SL7207)、肠出血性大肠杆菌(O157：H7 ATCC43889)、小肠结肠炎耶尔森菌(ATCC23715)、产气荚膜梭菌(SH01)株。

(2) 培养基:3%氯化钠胰蛋白胨大豆琼脂培养基 TSA(金黄色葡萄球菌、单细胞增生李斯特菌、沙门菌、大肠埃希菌培养时使用)、弯曲杆菌无血选择性琼脂基础培养基 (Dehydrated Campylobacter Blood-Free Selective Agar Base)(产气荚膜梭菌培养时使用)、麦康凯固体培养基(小肠结肠炎耶尔森菌培养时使用)(详见附录 48,75,105)。

(3) 实验试剂:细菌基因组 DNA 提取试剂盒(TIANGEN,北京)、金黄色葡萄球菌 nuc‐1 毒素基因(编码葡萄球菌核酸酶 Staphylococcal nuclease)LAMP 法检测引物(包括 F3：5′-gtcaaagaactgataaatatggac-3′、B3：5′-ttacaatgagcattattgacct-3′、FIP：5′-ccttgacgaactaaagcttc ggtggcttagcgtatatttatgc-3′、BIP：5′-ttaagaaaaagtgaagcacaagcggaatcagcgttgtcttcg-3′)、LAMP 反应套件[包括 10×ThermoPol Buffer、MgSO4(100 mM)、dNTP Mix(10 mM)、Bst DNA Polymeras]、无核酸酶的双蒸水 dd H_2O。

(4) 仪器设备:电热恒温水浴锅、涡旋混合器、微量管离心机、微量移液器(10 μL、200 μL 和 1 000 μL 量程)、多通道微量移液器(10 μL、100 μL 量程)、气溶胶屏障吸头(P2/P10、P200、P1000)、塑料反应管(容量为 200 μL)。

▶方法和步骤◀

1. 细菌培养 在各菌株对应的平板上划线分离培养,各自挑取单菌落转接于相应的液体培养基中(各对应培养基未添加琼脂),37℃培养。

2. 细菌基因组的提取 待挑取的单菌落在各自对应的液体培养基中37℃培养至 $OD_{600}=1$ 左右时,取 1 mL 新鲜菌液,采用细菌基因组 DNA 提取试剂盒提取基因组 DNA。

3. LAMP 检测体系的建立 以各菌落提取的基因组 DNA 作为模板进行 LAMP 检测。反应体系如下:

10×ThermoPol Buffer	2.5 μL
MgSO4(100 mM)	1.5 μL
dNTP Mix(10 mM)	3.5 μL
外引物(F3 和 B3)	各 0.5 μL
内引物(FIP 和 BIP)	各 4 μL
Bst DNA Polymerase	1 μL
DNA 模板	1 μL
加 dd H_2O 补至	25 μL

65℃恒温孵育 1 小时,在 85℃使酶失活,肉眼或在 365 nm 的紫外光下观察结果。

▶结果记录◀

(1) 细菌培养结果,观察有无扩增副产物焦磷酸镁沉淀形成,或是否出现荧光染料染色及染色深浅。

(2) LAMP 检测金黄色葡萄球菌的特异性,记录是否有其他菌种被检测为阳性。

(3) LAMP 检测金黄色葡萄球菌的灵敏性,记录是否有金黄色葡萄球菌被检测为阴性。

▶注意事项◀

(1) 各个步骤的温度和时间要严格掌控。

(2) 等温扩增技术灵敏度高,一旦开盖容易形成气溶胶污染,目前国内大多数实验室均反映假阳性问题较严重,因此推荐采用可使用浊度仪进行实时观察的试剂盒,而不建议把反应中的 LAMP 反应管打开观察。

▶思考题◀

1. 等温扩增技术(LAMP)用于细菌检测的优点是?

2. 如果实验室发生了 LAMP 污染该如何处置?

▶课程资源◀

[1] 邹作成,王西,刘雪兰,等. 基于 nuc 基因的环介导等温核酸扩增(LAMP)可视化技术检测食源性金黄色葡萄球菌[J]. 中国动物传染病学报,网络首发于 2021-06-29.

[2] 杜琳,冯小慧,张三粉,等. 生鲜乳中金黄色葡萄球菌 LAMP 检测方法的建立[J]. 动物医学进展,2020,41(2):54—57.

[3] 宋涛平,邱华丽,王淑娟,等. 金黄色葡萄球菌 LAMP 可视化快速检测方法的建立[J]. 食品与机械,2015,31(5):55—58.

实验三　细菌质粒提取及其图谱分析

▶实验目的◀

（1）掌握碱裂解法小量制备质粒 DNA 的原理和方法。

（2）掌握质粒指纹图谱分析的方法。

▶实验原理◀

质粒的分离和提取是最常用和最基本的实验技术，其方法很多。仅大肠埃希菌质粒的提取就有 10 多种，包括碱裂解法、煮沸法、氯化铯-溴化乙锭梯度平衡超离心法及各种改良方法等。本实验以大肠埃希菌的 pUC18 质粒为例介绍目前常用的碱裂解法小量制备质粒 DNA 的技术。此法提取效果好、收率高。

大肠埃希菌染色体 DNA 比质粒 DNA 分子大很多，提取中染色体 DNA 易断裂成线型 DNA 分子，但大多数质粒 DNA 依然能保持共价闭环型。碱裂解法就是基于线型的大分子染色体 DNA 与小分子环型质粒 DNA 变性、复性的差异实现分离的。在 pH 值 12.0～12.6 的碱性环境中，线型染色体 DNA 和环型质粒 DNA 氢键均发生断裂，双链解开而变性，但质粒由于其闭合环型结构，氢键只发生部分断裂，而且 2 条互补链不会完全分离。当将 pH 调至中性并在高浓度盐存在的条件下，已分开的染色体 DNA 互补链不能复性而交联形成不溶性网状结构，通过离心，大部分染色体 DNA、不稳定的大分子 RNA 和蛋白质- SDS 复合物等一起沉淀下来被除去；部分变性的闭合环形质粒 DNA 在中性条件下很快复性，恢复到原来的构型，呈可溶性状态留在溶液中。离心后的上清液中便含有所需要的质粒 DNA，再通过酚、氯仿抽提及乙醇沉淀等步骤可获得纯质粒 DNA。

质粒图谱分析是根据质粒 DNA（或其酶切片段）进行电泳得到的特征性图谱来分析质粒和菌株特性的技术。对提取的质粒 DNA 进行琼脂糖凝胶电泳，不同菌株质粒数目和分子量大小不同而呈现出不同的电泳条带特征，称为质粒指纹图谱分析。对提取的质粒 DNA 用一种或多种限制性核酸内切酶进行酶切，再将酶切产物进行琼脂糖凝胶电泳，不同质粒的酶切片段数量和大小都不同，称为质粒酶切图谱分析。

▶材料与器皿◀

（1）实验菌种：大肠埃希菌 DH5α，含质粒 pUC18（Amp^r）。

（2）实验试剂：

1）LB 液体培养基（见附录 1，为其不加琼脂的液体剂型）。

2）氨苄青霉素母液：配成 100 mg/mL 水溶液，−20℃ 保存备用。

3）溶液 Ⅰ：50 mmol/L 葡萄糖，25 mmol/L Tris - HCl（pH 8.0），10 mmol/L EDTA。取 1 mol/L Tris - HCl（pH 8.0）5 mL，0.5 mol/L DETA 4 mL，葡萄糖 1.982 g，用双蒸去离子水定容至 200 mL，高压蒸汽灭菌 121℃ 20 分钟，4℃贮存。

4）溶液 Ⅱ：0.2 mol/L NaOH，1% SDS。取 10 mol/L NaOH 溶液 2 mL，10% SDS 10 mL，用双蒸去离子水定容至 100 mL，须于使用前临时配置。

5) 溶液Ⅲ:醋酸钾盐（KAc）缓冲液,pH 4.8。取 5 mol/L 乙酸钾 60 mL,冰醋酸 11.5 mL,加双蒸水定容至 100 mL,4℃贮存。

6) 溶液Ⅳ:苯酚/氯仿/异戊醇＝25∶24∶21。

7) TE 缓冲液:10 mmol/L Tris - HCl(pH 8.0),1 mmol/L EDTA(pH 8.0)。取 1 mmol/L Tris - HCl 1 mL, 0.5 mmol/L EDTA 0.2 mL,加双蒸水定容至 100 mL。高压蒸汽灭菌 20 分钟,4℃保存备用。

8) RNase A 母液:将 RNase A 溶于 10 mmol/L Tris - HCl(pH 7.5),15 mmol/L NaCl 中,配成 10 mg/mL 的溶液,于 100℃加热 15 分钟,使其中混入的 DNA 酶失活。冷却后用 1.5 mL EP 管装成小份于－20℃保存。

9) 电泳缓冲液(TAE 缓冲液):50×TAE 电泳缓冲液(详见附录 106)。

10) 其他试剂:包括琼脂糖、DNA 凝胶加样缓冲液(6×loading buffer)、溴化乙锭溶液(EB 溶液,1 mg/mL)、预冷的无水乙醇。

(3) 仪器和器具:1.5 mL EP 管、离心管架、移液器及枪头、卫生纸、微量移液器、一次性塑料手套、台式高速离心机、恒温震荡摇床、高压蒸汽灭菌锅、漩涡混合器、稳压电泳仪和水平式微型电泳槽、透射式紫外分析仪等。

▶方法和步骤◀

1. 质粒提取

(1) 挑取大肠埃希菌 DH5α/pUC18 的一个单菌落于盛有 5 mL LB 液体培养基的试管中(含 100 μg/mL 的氨苄青霉素),37℃振荡培养过夜(16～24 小时)。

(2) 吸取 1.5 mL 的过夜培养物于一小塑料离心管(EP 离心管)中,离心(12 000 r/min,30 秒)后,弃去上清液,留下细胞沉淀。

(3) 加入 100 μL 冰预冷的溶液Ⅰ,在漩涡混合器上强烈震荡,完全悬浮,便于裂解。

(4) 加入 200 μL 溶液Ⅱ,盖严管盖,反复颠倒小离心管 5 或 6 次,或用手指弹动小离心管数次,以混匀内容物,置冰浴中 3～5 分钟。注意不要强烈振荡,以免染色体 DNA 断裂成小段从而不易与质粒 DNA 分开。

(5) 加入 150 μL 溶液Ⅲ,将管盖朝下温和震荡 10 秒,确保完全混匀,又不使染色体 DNA 断裂成小片段。置冰浴 3～5 分钟,使细胞壁和杂蛋白质等沉淀。

(6) 离心(12 000 r/min)5 分钟,以沉淀细胞碎片和染色体 DNA,取上清液转移至另一洁净的小离心管中。

(7) 加等体积溶液Ⅳ,振荡混匀,室温下离心(12 000 r/min)2 分钟,小心吸取上层水相至另一洁净小离心管中。为了得到高纯度的质粒 DNA,可在加乙醇沉淀之前再用溶液Ⅳ抽提一次。

(8) 加入两倍体积的冷无水乙醇,置室温下 2 分钟,以沉淀核酸 DNA。

(9) 室温下离心(12 000 r/min)5 分钟,弃上清液。加入 1 mL 70％乙醇溶液,振荡漂洗沉淀。如果得不到质粒沉淀,可以放入－20℃冰箱后再离心。

(10) 离心后,弃上清液。可见 DNA 沉淀附在离心管壁上,用记号笔标记其位置,小心地用消毒的滤纸条吸净管壁上残留的乙醇,将离心管倒置在滤纸上,室温下蒸发痕量乙醇 10～15 分钟,或真空抽干乙醇 2 分钟。也可在 65℃烘箱中干燥 2 分钟。

（11）加入 50 μL TE 缓冲液（含 RNase，20 μg/mL）反复洗涤标记的 DNA 沉淀部位，充分溶解。取 5 μL 进行琼脂糖凝胶电泳，剩下的贮存于−20℃冰箱内保存备用。

2. 图谱分析

（1）将微型电泳槽的胶板两端挡板插上，在其一端放好梳子，在梳子的底部与电泳槽底板之间保持约 0.5 mm 的距离。

（2）用电泳缓冲液配制 0.7% 的琼脂糖胶，加热使其完全熔化，加一小滴溴化乙锭溶液（1 mg/mL），使胶呈微红色，摇匀（勿产生气泡），冷却至 65℃ 左右，倒胶（凝胶厚度一般为 0.3～0.5 cm）。

（3）待胶完全凝固后，小心取出两端挡板和梳子，将载有凝胶的电泳胶板（或直接将凝胶）放入电泳槽平台上，加电泳缓冲液使其高出胶面约 1 mm。

（4）取上述获得的质粒 DNA 溶液 3～5 μL，加 1 μL 溴酚蓝 DNA 凝胶加样缓冲液，混匀后上样。

（5）接通电源，上样槽一端位于负极，因 DNA 分子在高于等电点的 pH 溶液中带负电荷，在电场中向正极泳动。电压降选为 1～5 V/cm（长度以 2 个电极之间的距离计算）。

（6）根据指示剂迁移的位置判断是否终止电泳。切断电源后，再取出凝胶置紫外分析仪上观察电泳条带。

▶ **结果记录** ◀

描绘（或拍照）在紫外分析仪上观察到的质粒凝胶电泳的结果，分析电泳所得的条带。

▶ **注意事项** ◀

（1）加入溶液 Ⅰ 时，可剧烈振荡，使菌体沉淀充分混匀于溶液中，此时细胞尚未破裂，染色体不会断裂；加入溶液 Ⅱ 时，应缓慢上下颠倒离心管数次，切忌剧烈振荡，否则会使染色体 DNA 断裂成小片段，与质粒 DNA 混合在一起，不利于质粒 DNA 的提取。

（2）质粒为共价闭环超螺旋状态的 DNA，其在琼脂糖凝胶上的迁移速度与线性 DNA 不同（一般快于线性 DNA），因此不能用 DNA 标准分子量参照估计分子量。质粒的酶切片段为线性 DNA，可以与 DNA 标准分子量参照进行比较。

（3）苯酚具有腐蚀性，能损伤皮肤和衣物，使用时应小心。若皮肤不慎沾到苯酚，应立即用碱性溶液、肥皂或大量清水冲洗。

（4）溴化乙锭是强诱变剂，操作溴化乙锭溶液和凝胶时戴手套，注意防护，且不要将其洒在桌面或地面上。

▶ **思 考 题** ◀

1. 碱变性法利用质粒 DNA 与基因组 DNA 的哪些特性差异将其分离？

2. 如何通过酶切图谱确定质粒的分子量？使用不同内切酶进行酶切并互相参照是否会更准确？

3. 为了得到高纯度的质粒，如何除去杂蛋白和基因组 DNA、RNA？

▶ **课程资源** ◀

[1] 程水明，刘仁荣. 微生物学实验[M]. 武汉：华中科技大学出版社，2014.

[2] 谷康定. 卫生微生物学实验[M]. 北京：科学出版社，2019.

〔3〕蔡信之,黄君红.微生物学实验〔M〕.第 4 版,北京:科学出版社,2019.

〔4〕全国生化检测标准化技术委员会.质粒抽提及检测通则:GB/T 40170—2021〔S〕.北京:中国标准出版社,2021.

〔5〕中华人民共和国天津出入境检验检疫局,中华人民共和国湖南出入境检验检疫局.进出口危险化学品安全试验方法〔S〕.北京:中国标准出版社,2010.

（熊成龙）

实验四　脉冲场凝胶电泳

脉冲场凝胶电泳(pulsed field gel electrophoresis, PFGE)是一种分离大分子 DNA 或者染色体的方法。在普通的凝胶电泳中,大的 DNA 分子(>10 kb)移动速度接近,很难分离形成足以区分的条带。在脉冲场凝胶电泳中,电场不断在 2 种方向(有一定夹角,而不是相反的 2 个方向)变动。DNA 分子带有负电荷,会朝正极移动。相对较小的分子在电场转换后可以较快转变移动方向,而较大的分子在凝胶中转向较为困难。因此小分子向前移动的速度比大分子快。脉冲场凝胶电泳可以用来分离大小在 10 kb～10 Mb 的 DNA 分子。

▶ **实验目的** ◀

(1) 了解脉冲场凝胶电泳(PFGE)的工作原理。

(2) 学习和掌握有关的操作技术。

▶ **实验原理** ◀

细菌包埋于琼脂块中,用适当的内切酶在原位对整个细菌染色体进行酶切,酶切片段在特定的电泳系统中通过电场方向不断交替变换及合适的脉冲时间等条件下而得到良好的分离。

大分子 DNA(一般长度超过 20 kb,在某些情况下,超过 40 kb)在电场的作用下通过孔径小于分子大小的凝胶时,将会改变无规卷曲的构象,沿电场方向伸直,与电场平行从而才能通过凝胶。此时,大分子通过凝胶的方式相同,迁移率无差别(也称"极限迁移率"),不能分离。脉冲场凝胶电泳技术解决了这一难题,它应用于分离纯化大小在 10～2 000 kb 的 DNA 片段。这种电泳是在 2 个不同方向的电场周期性交替进行的,DNA 分子在交替变换方向的电场中做出反应所需的时间显著地依赖于分子大小,DNA 越大,这种构象改变需要的时间越长,重新定向的时间也越长,于是在每个脉冲时间内可用于新方向泳动的时间越少,因而在凝胶中移动越慢。反之,较小的 DNA 移动较快,于是不同大小的分子被成功分离。在许多实用的 PFGE 方法中,倒转电场凝胶电泳(field-inversion gel electrophoresis, FIGE)是最简单最常用的方法。通过把一个在不同电场方向有不同脉冲方式的脉冲电场加在样品上,FIGE 能把大小范围在 10～2 000 kb 的 DNA 片段分开。FIGE 也可通过重新确定一个对准完全固定好角度的电场,这样会进一步扩展其分离极限达到 10 Mb。

PFGE 中内切酶的选用至关重要,所采用的内切酶通常为寡切点酶(low frequency cleavagerestric-tionendoucleases),这种酶切后的片段少而大,适于做 PFGE 电泳。McClelland 等通过对细菌的 PFGE 电泳图谱的内切酶的选择研究发现,四核苷酸 CTAG 在许多 GC 含量>45％的细菌染色体中是很少见的,在他们所试验的 16 个细菌的染色体中,被 1 个或多个可识别 CTAG 位点的内切酶酶切,每 100 000 bps 中不到一次,这些酶的识别序列分别为:Xba I (TCTAGA),Sep I (ACTAGT),Avr Ⅱ (CCTAGG)和 Nhe I (GCTAGC)。同样地,在许多含 G＋C＜45％的基因组,CCG 和 CGG 更少。这样用 Sma I (CCCGGGG)、Rsr Ⅱ (CGGWCGG)、Nae I (GCCGGC)和 Sac Ⅱ (CCGCGG)进行酶切,对产生平均超过 100 000 bps 片段是非常合适的。

▶材料与器皿◀

(1) 制备 DNA 样品所需材料:TEN 缓冲液(0.1 mol/L Tris、pH7.5、0.15 mol/L NaCl、0.1 mol/L EDTA)、Seaplaque 琼脂糖(EC 缓冲液中浓度为 2％)、EC 缓冲液[(6 mol/L Tris、pH7.5、1 mol/L NaCl、0.5％ Brij58、0.2％脱氧胆酸盐(Deoxycholate)、0.5％十二烷基肌氨酸钠(Sarcosyl)]、ESP 缓冲液(0.5 mol/L EDTA、1％十二烷基肌氨酸钠、1 mg/mL 蛋白酶 K)、溶葡萄球菌素(5 mg/mL)、RNase(10 mg/mL)、限制性内切酶 Sam I、Bgl Ⅱ 或 EcoR I、胶模(由常规琼脂糖凝胶制得或购买成品)、苯甲基磺酰氟(PMSF)(17.4 mg/mL 于乙醇中)、0.5 μg/mL 溴化乙锭。

(2) 分离、纯化大的 DNA 片段所需材料:紫外递质、10 mg/mL tRNA、5 mol/L NaCl、苯酚/氯仿、3 mol/L NaAc,pH 5.2、95％乙醇。

(3) 仪器设备:Wide Mini-Sub Cell 凝胶电泳设备、蠕动泵或变速泵(Bio-Red Laboratory)、IBI FIJI 600 HV 程序性开关设备、缓冲液冷却循环器(Fotodyne,New Britain,WI)或 Mini Chiller(Bio-Rad Laboratory)。

▶方法和步骤◀

1. 脉冲场凝胶电泳的 DNA 样品的制备 为避免大分子 DNA 在提取过程中断裂,细胞需在琼脂糖凝胶块中进行原位裂解,在本实验中,我们使用金黄色葡萄球菌(*Staphylococcus aureus*)作为例子。

(1) 取 100 mL 对数生长期金黄色葡萄球菌细胞于 4℃、5 000 g 离心 5 分钟。

(2) 用 20 mL TEN 缓冲液冲洗沉淀,同样条件离心 5 分钟。之后用 10 mL EC 缓冲液使细胞悬浮。

(3) 取 1.5 mL 细胞样品与相同体积含 2％ Seaplaque 琼脂糖的 EC 缓冲液迅速混合均匀倒入琼脂模块中,于 4℃凝固,混合加热至琼脂糖溶解并冷却至 50℃。

(4) 对于每一个菌株,需要 15～20 个凝胶块,将它们放至含有 30～45 μg/mL RNase (50 mL 的 10 mg/mL 的 RNase)的 10 mL EC 缓冲液中,于 37℃振摇过夜。

(5) 去掉上述裂解缓冲液,换为 10 mL ESP 缓冲液,于 50℃轻度振摇温育 48 小时。

(6) 将凝胶块放在 10 mL 含有 17.4 mg/mL 苯甲基磺酰氟的 TE 缓冲液中,室温温育 4 小时(2 小时换液一次),以灭活 ESP 中的蛋白酶 K。

(7) 用 TE 清洗琼脂块 6 小时(2 小时换液一次),置于 TE 中 4℃保存。

2. 限制酶消化 提高 PFGE 的分辨率取决于 100～1000 kb 片段电泳结果的重复率,它与酶切关系密切,可在琼脂糖凝胶块中使用合适的内切酶,比如 Bgl Ⅱ 和 EcoR I 消化。

(1) 25 μL 10×反应缓冲液,30U 限制性内切酶,加双蒸水至 250 μL 混匀。

（2）取一个凝胶块置其中，合适温度下温育过夜（按内切酶要求）后，用 TE 缓冲液洗涤并贮存。

3. 应用 PFGE 对样品 DNA 进行分析

（1）用 0.5×TBE 缓冲液制备一个 0.8% Seakem HGT 琼脂糖凝胶，胶的厚度尽量与样品凝胶块相符。若采用 Wide Minisub Cell 进行电泳，50 mL 该溶液即可。随即把齿梳放入胶槽，避免气泡的生成。

（2）胶凝后，小心移去齿梳。将凝胶块用小刀切成与加样孔一致的大小，将凝胶块样品小心地加入加样孔，避免产生气泡（若凝胶块样品在溶液中，以 1∶1 的比率与 50℃ 2% Seaplaque 琼脂糖混合，迅速注入加样孔中）。

（3）把胶放入电泳槽内，加入事先已经过 14℃ 冷却的缓冲液，刚好覆盖胶的表面即可。

（4）将电泳槽和一个连着稳压电源的程序性开关设备相连。打开电源，调节蠕动泵或变速泵到适当流速（5～10 mL/min）。

（5）通过计算机启动极性转换程序。大于 50 kb 的限制性片段在 1.2 秒和 0.4 秒正向和反向的电脉冲下得以分离，时间一般为 3.5 小时或更长。小于 50 kb 的限制性片段在 0.4 秒正向和 0.2 秒反向的电脉冲（比率为 2∶1）下得以分离，时间为 3～5 小时。

（6）在 0.5 μg/mL 溴化乙锭溶液中进行染色并拍照。

4. 分离、纯化大的 DNA 片段

（1）凝胶经染色分析后，在目的带前（靠近正极处）切一个 0.25 cm² 左右的槽，注入 0.8% Seaplaque 琼脂糖，使之凝固。

（2）重新打开极性转换开关，用紫外递质检测 DNA 的迁移，当目的带进入 Seaplaque 凝胶中时，关闭开关，切下目的带，移至 1.5 mL EP 管中。

（3）加入 2 μL 的 tRNA，30 μL 5 mol/L NaCl，370 μL 蒸馏水，在 65～70℃ 化胶并保温 10 分钟。

（4）苯酚/氯仿 500 μL 抽提两次。

（5）用 2.5 倍体积 95% 乙醇和 1/10 体积 NaAc（3 mol/L，pH 5.2）于 −70℃ 10 分钟沉淀水相。再用 70% 乙醇洗两次并将沉淀溶于 TE 缓冲液中。

脉冲场凝胶电泳（PFGE）的基本实验流程如图 5-1 所示。

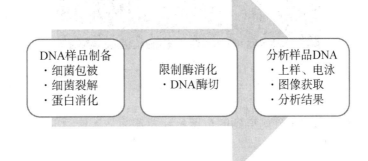

图 5-1　脉冲场凝胶电泳（PFGE）的基本实验流程

▶结果记录◀

对 PFGE 结果的观察,可因不同研究者而出现较大差异,据此,Tenover 等经过多年的研究提出了 PFGE 的解释标准:

(1) 相同(indistinguishable):酶切图谱间有同样的条带数,且相应条带大小相同,流行病学上则认为相同,这种经 PFGE 证实的结果,用其他方法检测不可能显示实质性的差异。

(2) 紧密相关(closely related):在 PFGE 试验中,其他克隆株与暴发克隆株有一致的单一基因事件的改变,如点突变、插入或 DNA 缺失。在典型的情况下,这种变化可导致 2～3 条带的差异,当一些分离菌株被多次重复培养或自同一病人多次分离时可观察到这种现象(图 5-2)。

(3) 可能相关(possibly related):2 个独立的基因事件导致的一致的差异,如出现了 4～6 条带差异,此时能用简单地插入或 DNA 缺失及限制性位点的获得或缺失来解释。这些菌株与暴发株间遗传基因不紧密相关,流行病学上也不大可能相关,在长于 6 个月时间及大范围的暴发中收集的菌株可出现这类情况。

(4) 不相关(unrelated):1 个分离菌株通过 3 个或更多个独立的基因事件导致的一致的改变,其 PFGE 图谱与暴发克隆株样式不同,则可认为与暴发克隆株不相关(一般有 7 个或更多条带的差异)。典型情况下,这一分离株常只有少于 50% 的良好的分离片段出现在暴发株图谱样式中。

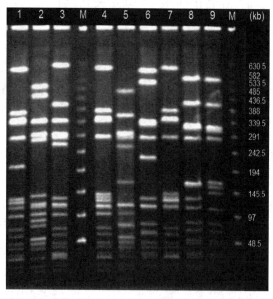

图 5-2 示例图

1、4、7:Ⅰ型;2:Ⅱ型;3:Ⅲ型;5:Ⅳ型;6:Ⅴ型;8:ⅥA 型;9:ⅥB 型。M:DNA 标记。

用 SmaⅠ消化从山羊中分离得到的金黄色葡萄球菌临床株的 DNA,得到的脉冲场凝胶电泳(PFGE)酶切图谱。

代表性的耐甲氧西林金黄色葡萄球菌(MRSA)分离株的每个脉冲场凝胶电泳(PFGE)亚型的分子表征及其与 MRSA 大流行克隆的比较(图 5-3)。

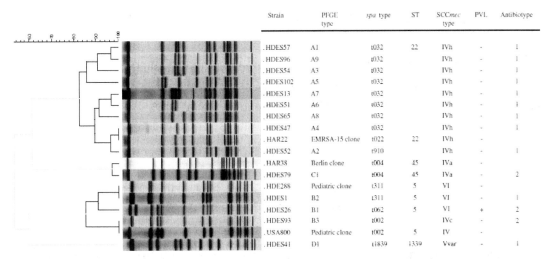

Strain	PFGE type	*spa* type	ST	SCC*mec* type	PVL	Antibiotype
.HDES57	A1	t032	22	IVh	-	1
.HDES96	A9	t032		IVh	-	1
.HDES54	A3	t032		IVh	-	1
.HDES102	A5	t032		IVh	-	1
.HDES13	A7	t032		IVh	-	1
.HDES51	A6	t032		IVh	-	1
.HDES65	A8	t032		IVh	-	1
.HDES47	A4	t032		IVh	-	1
.HAR22	EMRSA-15 clone	t022	22	IVh	-	
.HDES52	A2	t910		IVh	-	1
.HAR38	Berlin clone	t004	45	IVa	-	
.HDES79	C1	t004	45	IVa	-	2
.HDE288	Pediatric clone	t311	5	VI	-	
.HDES1	B2	t311	5	VI	-	1
.HDES26	B1	t062	5	VI	+	2
.HDES93	B3	t002	5	IVc	-	2
.USA800	Pediatric clone	t002	5	IV	-	
.HDES41	D1	t1839	1339	Vvar	-	1

图 5-3　示例图

▶注意事项◀

（1）换缓冲液时尽可能小心，不要碰坏琼脂糖凝胶。

（2）PMSF 是一个强烈的蛋白酶共价抑制剂，既有毒又挥发，操作时应在通风橱中进行。

（3）琼脂糖凝胶块在 TE(pH 7.6)中 4℃可存放数年，如在 0.5 mol/L EDTA 中可存放更长时间。

（4）一些电源不适合脉冲电场凝胶电泳，因为这些电源设计了保护电路，可检测到负载的突然降低并引发电源跳闸断电。实验室应在安装 PFGE 设备时申请电工对电路进行调整。

（5）由于电压较高，就会产生热量，为了保证温度为 14℃，需要一些冷却设备（缓冲液冷却循环器或 MiniChiller）。此外，把电泳系统放在一个敞口的冰盒中也可保持恒温。

▶思考题◀

1. 样品 DNA 制备过程中最关键的步骤是什么？

2. 限制性内切酶消化，有什么影响因素？

3. PFGE 的结果可以用于哪些方面的分析？

▶课程资源◀

[1] F. J. de Bruijn, et al. Bacterial Genomes [M]. New York：Chapman & Hall，1998.

[2] Liu，Z. Pulsed-field Gel Electrophoresis Typing of Gram-negative Bacteria (E. coli)[M]. Palo Alto：Bio-protocol，2011.

[3] Chishih Chu，Changyou Yu，Yanhaui Lee，et al. Genetically divergent methicillin-resistant Staphylococcus aureus and sec-dependent mastitis of dairy goats in Taiwan [J]. BMC Veterinary Res，2012，8：39-48.

[4] T. Conceição A，Tavares M，Miragaia K，et al. Prevalence and clonality of methicillin-resistant Staphylococcus aureus （MRSA） in the Atlantic Azores islands：

predominance of SCC*mec* types IV，V and VI [J]. Eur J Clin Microbiol Infect Dis，2010，29：543-550.

[5] Tenover F，Arbeir R，Goering R. How to select and interpret molecular strain typing methods for epidemiological studies of bacterial infections：a review for healthcare epidemiologists [J]. Infect Control Hosp Epidemiol，1997,18：426-439.

（王晓樱）

实验五　变性梯度凝胶电泳

变性梯度凝胶电泳（denaturing gel gradient electrophoresis，DGGE）是检测基因突变比较精确的方法，它不仅可检测单一片段的单点突变，而且对多点突变的检测亦较容易，该方法与 PCR 技术相结合，使其能非常快速地对大量标本进行分析。

▶**实验目的**◀

（1）了解 PCR-DGGE 的工作原理及其在卫生微生物研究中的地位。

（2）掌握变性梯度凝胶电泳检测新突变，以及测定高度多态性基因的基因型的方法。

（3）练习变性梯度凝胶电泳的操作步骤。

▶**实验原理**◀

在现代遗传学中，DNA 序列突变的分析占有十分重要的地位。由于在较大 DNA 序列中检测一个细微的突变非常困难，因此人们建立了几种方法来解决这一难题。其中之一就是 DGGE，它能把长度相同而核苷酸顺序不同的双链 DNA 片段分开，这种方法利用了 DNA 双螺旋分子局部变性时电泳迁移率会下降的性质。不同的 DNA 片段发生这种变化所需的变性剂（如甲醛和尿素）浓度不同，在 DGGE 凝胶中沿电场方向变性剂含量递增，当 DNA 片段通过这种变性剂递增的凝胶时，不同分子的电泳迁移率在不同区域会降低，这就可使核苷酸顺序不同的 DNA 片段彼此分开。此方法可作为测序的初始步骤在杂合个体中分离等位基因。DGGE 分离能力很强，它可以把相差仅 1 bp 的 DNA 片段分开。

▶**材料与器皿**◀

（1）试剂（详见附录 106～112）：

1）50×TAE 缓冲液。

2）丙烯酰胺贮存液：40％丙烯酰胺（丙烯酰胺：双丙烯酰胺，37.5：1）。

3）过硫酸铵贮存液（10％），10 mL：1 g 过硫酸铵，加水至 10 mL。

4）TEMED（N，N，N′，N′-四甲基乙二胺），适量。

5）变性剂（Denaturant）贮存液（0％）。

6）变性剂贮存液（100％）。

7）染色相关：10％的冰乙酸、1 g/L 的 $AgNO_3$、37％的甲醛、30 g/L 的 Na_2CO_3，10 g/L 的 $Na_2S_2O_3$。

（2）仪器设备：

1）无金属结构的塑料槽（尺寸：长 43.18 cm×宽 22.86 cm×深 22.86 cm；可以允许一块或两块胶同时进行电泳）。

2）电源：阳极-铂制；阴极-石墨棒（直径 0.635 cm）。

3）蠕动泵及连接管、搅拌器和加热器、梯度生成器：每侧容积 15～25 mL。

（3）器皿和其他材料：

1）塑料胶框、梳子和垫片，2 个用于固定胶框中玻璃片的塑料支架。

2）一有柄和一无柄的 2 块玻璃板（尺寸：宽 17.78 cm×长 20.32 cm×厚 0.635 cm），有柄的玻璃板有一个宽 13.97 cm，厚 2.54 cm 的突出。

▶方法和步骤◀

DNA 样品的提取→PCR 扩增→DGGE 电泳→带型分析→特征条带的测序。

1. 封槽

（1）用 95％乙醇擦净清洗一大一小 2 块玻璃板，干燥。

（2）用 95％乙醇清洗 2 个间隔条，并将其置于大块玻璃板两侧边缘，外边缘与玻璃板边缘相齐。

（3）将小块玻璃板置于间隔条上，对齐，并用夹子固定这个夹心。

2. 制胶　用不同体积的 2 种变性剂和丙烯酰胺贮存液（详见附录）配置变性剂要求浓度的胶。胶的体积以刚好覆盖胶板为宜。

配置方法如表 5-4 所示。

表 5-4　不同引物的变性梯度的配方

不同引物的变性梯度	0％	100％	总体积
0％	7 mL	0 mL	7 mL
35％	7.8 mL	4.2 mL	12 mL
40％	7.2 mL	4.8 mL	12 mL
50％	6.0 mL	6.0 mL	12 mL
60％	4.8 mL	7.2 mL	12 mL
65％	4.2 mL	7.8 mL	12 mL

（1）高浓度端：Syringe，高浓度胶。

70％ Denaturant/8.0％ gel	10 mL	14.5 mL	20 mL	24 mL
10％ APS	80 μL	116 μL	160 μL	192 μL
TEMED	6 μL	8.7 μL	12 μL	14.4 μL

（2）低浓度端：Syringe，低浓度胶。

30％ Denaturant/8.0％ gel	10 mL
10％ APS	80 μL
TEMED	6 μL

（3）上相非变性胶。

0％ Denaturant/8.0％ gel	5 mL
10％ APS	40 μL
TEMED	3 μL

1）清洗梯度合成器并使之干燥,并关掉 2 个槽之间的活栓。

2）干燥梯度合成器的槽。

3）分别向 2 个浓度的变性剂溶液中加入 4.5 μL/mL 10％ APS(过硫酸铵)和 1 μL/mL 的 TEMED,搅拌均匀。

4）把高浓度变性剂溶液加到梯度合成器右边的槽中,低浓度变性剂溶液加到梯度合成器左边槽中。

5）将连接梯度合成器的出口针头置于胶板之间并固定。

6）推动梯度形成器形成的梯度分离胶注入两层玻璃板之间。在混合和灌胶时应避免产生气泡。

7）分离胶灌完后,取出针头,将其置于一个锥形瓶中,并停止搅拌。

8）冲洗梯度合成器的 2 个槽,打开泵,排出其中水分。

9）在浓缩胶中加入 10％ APS 和 TEMED 并将浓缩胶灌入两层的玻璃板之间。

10）待浓缩胶充满后,在其顶部插入梳子(避免产生气泡),放置 1 小时。

3. 电泳(DGGE 电泳条件,根据不同 PCR 产物电泳的条件不同)

（1）在电泳槽中添加新配置的电泳缓冲液,打开电泳仪预热到 60℃。

（2）取掉梳子,用蒸馏水清洗没有凝聚的胶,并将夹心固定在电泳槽内。

（3）调节缓冲液的高度,使其刚刚超过胶上的加样孔。

（4）用缓冲液清洗加样孔(注射器及针头)。

（5）向胶顶部的加样孔中加入 PCR 的产物。

（6）盖上电泳仪的盖子,打开开关,220 V 电泳 10 分钟,随后 85 V 电泳 16 小时。

4. 染色 DGGE 凝胶染色,常见的有 EB、sybr Green、银染等,其中,银染的灵敏度较高,下面以银染为例。Bassam 硝酸银染色步骤如下。

（1）固定:10％的冰乙酸,30 分钟(固定和终止共配置 900 mL)。

（2）洗脱:双蒸水洗脱,3×2 分钟。

（3）银染:$AgNO_3$ 1 g/L, 37％的甲醛 1.5 mL/L, 30 分钟。配制 500 mL。

（4）洗脱:双蒸水,1 分钟(沥干时间不要超过 10 秒)。

（5）显色:30 g/L Na_2CO_3,37％的甲醛 1.5 mL/L, 200 μl 10 g/L $Na_2S_2O_3$。10℃下预冷。配制 800 mL。

（6）终止:10％的冰乙酸;5 分钟。

（7）洗胶:用无菌双蒸水洗胶,3×3 分钟。

5. 样品的 DGGE 分析

（1）切胶 PCR-DGGE 验证。

（2）克隆测序。

6. 图谱分析和条带序列分析 如图 5-4、图 5-5 所示。

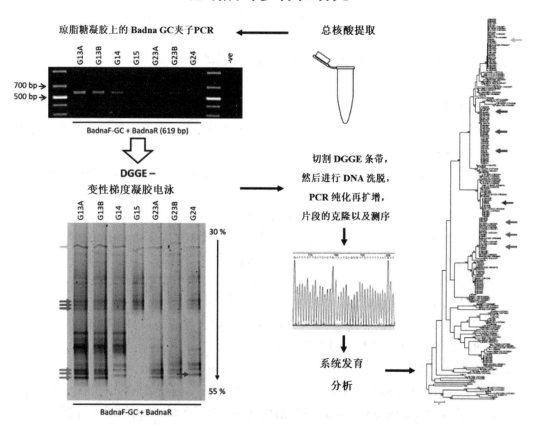

图 5-4 使用变性梯度凝胶电泳(DGGE)描述病毒多样性研究的工作流程图示

PCR:聚合酶链反应。

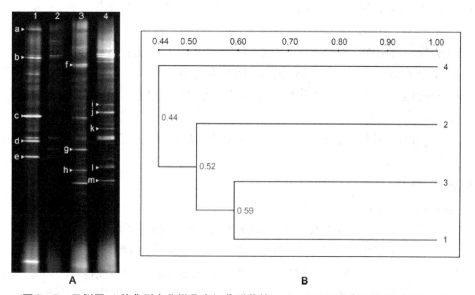

图 5-5 示例图:4 种典型大曲样品中细菌群落的 PCR-DGGE 图谱(A)和聚类分析(B)

a~m:代表切除的特定条带;1~4 分别代表 4 种不同的样本:武陵大曲、白沙大曲、德山大曲和牛栏山大曲。

▶ **结果记录** ◀

DGGE 图谱很模糊,只有很少的几个条带,可能是因为变性胶浓度不合适而导致产物结果无法完全呈现在图谱上。

除此之外,也可能是因为样品量过低而导致图谱模糊。

在实验过程中,操作过程、胶的均匀程度、玻璃板的洁净程度等都会影响电泳的结果。

▶ **注意事项** ◀

(1) 配置试剂时一定要用去离子水,制胶、洗膜时用的各个容器也要用去离子水洗涤干净,以防止氯离子污染。

(2) 制胶是实验的关键。在往玻璃板中灌胶时,要匀速地转动滑轮,将凝胶液匀速地灌入玻璃板。

(3) 灌完胶后,立刻清洗注射器,以防丙烯酰胺凝固,堵塞管子。

(4) DGGE 的电泳缓冲液要超过"RUN"刻度线,不要超过"Maximum"刻度线。

(5) 点样时,要用小型注射器,伸入点样孔底部点样。

(6) 每次用完仪器后要及时清理,清洗玻璃板培养皿等玻璃仪器。

(7) 在混合和灌胶时应避免产生气泡。

(8) 有时聚丙烯酰胺凝胶的左侧会出现缩水现象以致在胶的顶部到底部之间会产生空气通道,可用 2% 熔化的琼脂糖凝胶将其充满。

(9) 所有溶液应保存于 4℃ 棕色瓶中,一般几个月到一年内有效。

(10) 电泳时凝胶温度必须保持恒定,要达到这一要求,可把胶板浸没于充分搅拌的温控缓冲液槽内。对于缺乏变性剂时比较容易变性的 DNA 来说,槽内的温度选择在 60℃ 稍微超过熔点,并且大部分的工作都在 60℃ 下进行(但温度稍高或低一点都可采用)。温度保持恒定可将电泳缓冲液加热到 60℃,并把胶浸入其中进行电泳即可。

(11) DGGE 操作中接触到的很多药品都有毒,还有致癌、变性等毒害,一定要严格操作,做好防护工作。

(12) 银染溶液不能随便放弃,以免造成环境污染,应回收进行统一处理。

(13) 染液和显色液不能直接倒在胶上,防止染色显色不均匀。

(14) 过硫酸铵(APS)的主要作用是提供自由基,然后在促凝剂 TEMED 的作用下使丙烯酰胺及甲叉丙烯酰胺聚合。

(15) TEMED:用于配制 PAGE 胶等可以催化过硫酸铵产生自由基,从而加速丙烯酰胺凝胶的聚合。

▶ **思考题** ◀

1. 实验过程中需要注意什么细节?

2. 通过这个实验有什么收获? 这个实验对今后开展相关实验研究是否有帮助?

3. 如果做 DGGE 实验时得到的指纹图谱的所有条带都在凝胶的上端,可能是什么因素导致的? 怎么来解决这个问题? 实验前做什么样的准备工作可以避免这样的结果出现?

4. 如果 DGGE 图谱很模糊,只有很少的几个条带,这个结果能用吗? 可能是什么原因导致的?

▶ 课程资源 ◀

[1] M Macek Jr 1，B Mercier，A Macková，et al. Sensitivity of the denaturing gradient gel electrophoresis technique in detection of known mutations and novel Asian mutations in the CFTR gene [J]. Hum Mutation，1997，9：136.

[2] Ling Y，Li W，Tong T，et al. Assessing the microbial communities in four different daqus by using PCR-DGGE，PLFA，and biolog analyses [J]. Pol J Microbiol，2020，69(1)：1－11.

[3] Turaki AA，Bömer M，Silva G，et al. PCR-DGGE analysis：Unravelling complex mixtures of badnavirus sequences present in yam germplasm [J]. Viruses，2017，9(7)：181.

（王晓樱）

实验六　细菌核酸提取物的全基因组建库测序

▶ 实验目的 ◀

（1）掌握细菌全基因组建库的原理。

（2）熟悉细菌全基因组建库的方法。

▶ 实验背景与原理 ◀

全基因组测序（WGS）是一种重要工具，它的出现彻底改变了我们对细菌疾病的理解。人们认识到 WGS 数据为监测、功能基因组学和人口动态提供的巨大优势，公共卫生及相关领域大多采用基于基因组的方法来研究分离株的流行病学、耐药性和毒力因素等。

全基因组测序包括扫描图测序（二代测序）和完成图（二代测序＋三代测序）。扫描图利用目前使用最广泛的 Illumina 二代测序平台，对质检合格的细菌基因组 DNA 样品构建插入片段约为 400 bp 的片段，进行 PE150（pair-end）双端测序，单端测序读长 150 bp，每个样品提供不低于基因组 100× 覆盖深度的原始测序数据量（raw data），最终组装得到多条基因组 scaffold。完成图采用 Illumina 二代测序＋PacBio 三代测序的方式，每个样品同时提供不低于基因组 100× 的 PacBio 测序数据和 100×Illumina 测序数据，保证更完整更精确的组装。完成图可以避免小质粒（<15 kb）信息的丢失，保证获得包含质粒的完整基因组。

Nextera XT DNA 是针对小型基因体、PCR amplicons、plasmids 定序所设计的快速定序样品制备试剂套组，没有物种上的限制，适用于 Whole genome Sequencing、16 s rRNA Sequencing、Amplicon Sequencing 以及 de novo Sequencing 等。Nextera XT DNA 文库制备试剂盒使用精心设计的转座体来标记基因组 DNA，这一过程只需一步将 DNA 片段化，然后用接头序列对 DNA 进行标记。有限循环的 PCR 使用接头来扩增插件 DNA。该 PCR 步骤还会将标签接头序列添加到 DNA 的两端，从而在 Illumina 测序平台上对混合文库进行双序列标签测序。Nextera XT DNA 采用"Tagmentation"制备原理，仅需 1 ng 进样量即可进行样品制备。此制备方式可有效将制备步骤简化成单一步骤，制备时间缩短到 90 分钟，实际操作时间更只需 15 分钟。

▶材料与器皿◀

（1）样品：细菌全基因组提取物。

（2）实验试剂

1）Nextera XT DNA 文库准备试剂盒（Illumina，Inc.，San Diego，CA，USA）。

2）Kapa 纯化磁珠（Kapa Pure beads，Roche，Basel，Switzerland）。

3）安捷伦核酸检测试剂盒（High Sensitivity BioAnalyzer kit，Agilent，CA，USA）。

4）Qubit 双链 DNA 检测试剂盒（Qubit dsDNA HS Assay kit，Invitrogen，Waltham，Massachusetts，USA）。

5）Kapa qPCR Illumina 量化试剂盒（Kapa Biosystems，Roche，Basel，Switzerland）。

（3）主要仪器和器具

1）Eppendorf MasterCycle Pro PCR 扩增仪（Eppendorf，Hamburg，Germany）。

2）贝克曼库尔特 Biomek NX^P 自动化工作站（Beckman Coulter，Brea，California，USA）。

3）96 孔磁力分离器（DynaMag，Thermo Fisher Scientific，Waltham，Massachusetts，USA）。

4）Eppendorf 5810R 离心机（Eppendorf，Hamburg，Germany）。

5）Qubit 荧光光度计（Invitrogen，Waltham，Massachusetts，USA）。

6）毛细管电泳核酸分析仪（LabChip GX，Perking Elmer，Waltham，Massachusetts，USA）。

7）BluePippin 自动化核酸回收仪（BluePippin，Sage Science，Beverly，USA）。

8）Illumina HiSeq™ 4000 测序仪（Illumina，San Diego，California，USA）。

9）Illumina NovaSeq™ 6000 测序仪（Illumina，San Diego，California，USA）。

▶方法和步骤◀

在获得纯化的细菌核酸后，对其进行全基因组测序。首先是扩增建库：将含有 0.9 μL Nextera 缓冲液、0.1 μL Nextera 酶和 2 μL 无 DNA 酶水的主混合物与 2 μL 标准化 DNA 混合，于 PCR 仪上 56℃下孵育 10 分钟。加入 2 μL 含有适当分子标签的 2.5 μM P7 接头，然后加入预混液。预混液包含 2 μL 适当分子标签的 2.5 μM P5 接头、5 μL 缓冲液（Kapa Robust 2G 5×reaction buffer）、0.5 μL 10 mM dNTPs、0.1 μL 聚合酶（Kapa Robust 2G polymerase）和 10.4 μL 无 DNA 酶水。然后将该反应按如下进行 PCR 扩增：72℃×3 分钟，98℃×2 分钟，然后 98℃×10 秒、62℃×30 秒和 72℃×3 分钟的 14 个循环，72℃终末延伸 5 分钟。

文库纯化：在贝克曼库尔特 Biomek NX^P 自动化工作站上对扩增的文库进行基于磁珠的纯化。将混匀的 25 μL 磁珠（Kapa Pure beads）等量加入 25 μL 扩增文库中混匀。室温放置 5 分钟，在离心机（Eppendorf 5810R）中短暂旋转并置于 96 孔磁力分离器（MPC）上。磁珠吸附于 MPC 后，弃上清液，用 40 μL 新鲜制备的 70% 乙醇将磁珠洗涤两次。第二次乙醇洗涤后，将磁珠风干 5 分钟。从 MPC 中取出 96 孔板，将磁珠重悬于 25 μL 洗脱缓冲液（10 mM TRIS-HCl，pH 8）中。室温孵育磁珠 5 分钟以洗脱 DNA。将板更换到 MPC 上，让珠粒吸附于 MPC，将含有 DNA 的上清液转移到新的 96 孔板中。

　　文库浓度测定：将 20 μL 洗脱缓冲液添加到每个 2 μL 纯化文库中，并按照说明书，于毛细管电泳核酸分析仪(LabChip GX)上运行。为了确定每个文库中 400～600 bp 的核酸量，采用 GX 分析软件进行条带分析。测得的核酸值用于计算要合并的每个文库的量。采用自动化工作站(Biomek NXP)对每批不超过 96 个文库进行合并。将 100 μL 混合文库(pooled library)与 100 μL 磁珠(Kapa Pure beads)于 1.5 mL 低 DNA 吸附管(Eppendorf LoBind)中混合。将样品涡旋并在室温下孵育 5 分钟以将 DNA 吸附到磁珠上。然后将管置于 MPC 上使珠粒被磁吸附。弃上清液，磁珠用 200 μL 新鲜制备的 70% 乙醇洗涤两次。将磁珠风干 5 分钟，然后重新悬浮在 30 μL 洗脱缓冲液中。样品在室温下孵育 5 分钟以洗脱 DNA。将板放回 MPC 上，将 DNA 转移到新的 1.5 mL 管中。

　　文库片段选择：在 BluePippin 自动化核酸回收仪上对包含多个文库(如 96 个文库)的浓缩样品进行核酸片段大小筛选。将 1.5% BluePippin 盒的每个收集孔中的 40 μL 替换为新鲜的电泳缓冲液，在加样前检查分离和洗脱电流。将 10 μL 的 R2 标记溶液加入 30 μL 的混合文库中，然后将混合物加入适当的孔中。使用 PerkinElmer GX 软件的条带分析功能，计算每个文库 400～600 bp 的核酸量。在本实验中，根据电泳图定位该区域，以尽量降低 150 bp 配对末端 reads 的重叠，并尽量增加能够产生数据的文库数量。本实验中设置的此范围内摩尔浓度的检测限为 0.007 nM，即较低浓度的文库报告为 0.007 nM。400～600 bp 之间的文库核酸量范围为 0.0～2.4 nM(平均 0.3 nM)，通常超过 94% 的文库核酸量＞0.007 nM。

　　文库超级池构建：片段大小选择后，从收集孔中回收 40 μL。采用安捷伦核酸检测试剂盒测定文库大小，通过 Qubit 荧光光度计计算 DNA 浓度。"文库超级池(super pools)"由 12 个选定大小的 96 样本池等摩尔混合而成，每个 96 样本池具有不同的 P5 分子标签。计算这些 96 样本池的摩尔浓度数据，在 Blue Pippin 上使用 1.5% 的凝胶盒(cassettes)对 96 样本池文库进行等摩尔混合、浓缩和大小选择。

　　为了确定可用文库分子量，在测序前使用 Kapa qPCR Illumina 定量试剂盒对超级池进行定量测试。对于初始筛选，可考虑在 HiSeq™ 4000(Illumina)上进行测序。对于样品的重新测序，可考虑在 NovaSeq™ 6000(Illumina)上，使用测序芯片(S1 flowcell)的 1 条泳道进行测序。两者均具有 2×150 bp 读长指标[1~5]。

▶结果记录◀

(1) 记录质控结果。

(2) 通过生物信息分析并记录全基因组测序病原菌的种类、耐药特征等信息。

▶注意事项◀

待测核酸需进行质检和标化。

▶思考题◀

1. 如何判断测定样本是否存在其他微生物的污染？

2. 如何降低细菌全基因组测序的费用？

▶课程资源◀

[1] Ibrahim G M, Morin P M. Salmonella serotyping using whole genome sequencing

[J]. Front Microbiol，2018，9：2993.

[2] Perez-Sepulveda B M，Heavens D，Pulford C V，et al. An accessible，efficient and global approach for the large-scale sequencing of bacterial genomes [J]. Genome Bio，2021，22(1)：349.

[3] Cooper A L，Low A J，Koziol A G，et al. Systematic evaluation of whole genome sequence-based predictions of salmonella serotype and antimicrobial resistance [J]. Front Microbiol，2020，11：549.

[4] Toro M，Retamal P，Ayers S，et al. Whole-genome sequencing analysis of salmonella enterica serovar enteritidis isolates in chile provides insights into possible transmission between gulls，poultry，and humans [J]. Appl Environ Microbiol，2016，82(20)：6223 - 6232.

[5] Munck N，Njage P M K，Leekitcharoenphon P，et al. Application of whole-genome sequences and machine learning in source attribution of salmonella typhimurium [J]. Risk Anal，2020，40(9)：1693 - 1705.

（左浩江　叶　倩）

实验七　蛋白酶产生菌的筛选与酶活力检测

▶ **实验目的** ◀

（1）学习从自然界中分离产酶微生物的方法。

（2）学习酶活力测定的方法。

▶ **实验原理** ◀

细菌中的芽胞杆菌是常见的蛋白酶的产生菌。土壤中有产蛋白酶的芽胞杆菌，将土样稀释、加热杀死无芽胞杆菌、平板划线分离，可获得纯菌株单菌落。经革兰染色、芽胞染色可确定分离菌株是否为芽胞杆菌。再将单菌落点接在含酪素（酪蛋白）的平板上，产蛋白酶的芽胞杆菌水解酪素生成酪氨酸，在酪素平板上菌落周围出现透明的水解圈。根据水解圈直径与其菌落直径比值的大小可进行初筛。分离、筛选出的菌株通过产酶培养基发酵产酶，按特定方法检测分离菌株的酶活力，根据其酶活力大小可进行复筛。

蛋白酶活力检测常用紫外分光光度测定法，蛋白质或多肽在 275 nm 处有最大吸收值，可用蛋白酶同酪蛋白底物反应后在三氯乙酸中可溶物的紫外吸收增值衡量蛋白酶活力。

▶ **材料与器皿** ◀

（1）实验样品：从地表下 10～15 cm 的土壤用无菌小铲、纸袋取样，于 0℃暂存并在 4 小时内送达检测实验室。

（2）实验试剂：

1）牛肉膏蛋白胨琼脂培养基：0.5% 牛肉膏，1% 蛋白胨，0.5% NaOH，pH 7.2～7.4，高压蒸汽灭菌 20 分钟。

2）酪素培养基（详见附录 114）。

3）0.05 mol/L 硼酸缓冲液（pH 8.0）。

4）0.4 mol/L 三氯乙酸溶液：准确称取 65.4 g 三氯乙酸，以蒸馏水溶解定容至 1000 mL。

5）100 μg/mL 酪氨酸标准溶液：准确称取预先于 105℃ 干燥至恒重的 L-酪氨酸 0.100 0 g，用 1 mol/L 盐酸 60 mL 溶解后定容至 100 mL，即 1.00 mg/mL 的酪氨酸溶液；再吸取 1.00 mg/mL 酪氨酸标准溶液 10.00 mL，用 0.1 mol/L 盐酸定容至 100 mL，即得 100 μg/mL 酪氨酸标准溶液。

6）枯草芽胞杆菌产蛋白酶的发酵培养基：酵母粉 2 g/L、糊精 50 g/L、柠檬酸钠 3 g/L、磷酸二氢钾 10 g/L、氯化钙 3 g/L，于 121℃ 15 分钟高压备用。

7）其他试剂：有 0.6% 酪蛋白溶液、革兰染色液、芽胞染色液。

（3）仪器和器具：平皿、温度计、水浴锅、移液管、涂布棒、接种环、恒温摇床、培养箱、显微镜、紫外分光光度计等。

▶ **方法和步骤** ◀

1. 土样处理 用 10 倍稀释法逐级稀释土样至适当稀释度，根据芽胞杆菌耐热性选择适宜的稀释度加热处理适当时间（75～80℃ 水中热处理 15 分钟），以杀死无芽胞的细菌。

2. 平板划线 采用平板划线法将土样稀释液划线分离，于 37℃ 培养 24～48 小时，获得单菌落，挑取表面干燥、粗糙、不透明、乳白色或微黄色的菌落。

3. 镜检 经革兰染色、芽胞染色、显微镜检查，确定所选菌落是否为芽胞杆菌。

4. 水解试验 挑取确定为芽胞杆菌的单菌落，接种酪素，再点接酪素平板，于 37℃ 培养 48 小时后观察酪素平板水解圈。

5. 产酶发酵 挑取具有较强酪素水解能力的单菌落，接种到相应的产酶培养基，振荡通气，设定发酵时间、取样时间，检测蛋白酶活力。

6. 蛋白酶活力检测

（1）制作酪氨酸 275 nm 吸收光密度标准曲线：取 7 支试管，按表 5-5 加入各试剂。

表 5-5　酪氨酸标准溶液配置表

项目	100 μg/mL 酪氨酸溶液/mL	硼酸缓冲液（pH 8.0）/mL	0.4 mol/L 三氯乙酸溶液/mL	酪氨酸终含量/（μg/mL）
0	0	5.0	5	0
1	0.1	4.9	5	10
2	0.2	4.8	5	20
3	0.3	4.7	5	30
4	0.4	4.6	5	40
5	0.5	4.5	5	50
6	0.6	4.4	5	60

将各管溶液混匀，40℃ 保温 20 分钟，用滤纸过滤，滤液用紫外分光光度计测定 275nm 的光密度。计算回归方程，并计算 1 μg/mL 酪氨酸的光密度。

（2）样品管：取 5 mL 用 pH 8.0 硼酸缓冲液制备的 0.6% 酪蛋白溶液于试管中，40℃预热 2 分钟后加以 pH 8.0 硼酸缓冲液稀释的酶液（1 mL 蛋白酶摇瓶发酵液加 19 mL 缓冲液）1 mL，40℃反应 10 分钟后加 0.4 mol/L 三氯乙酸溶液 5 mL 终止反应，沉淀残余底物，40℃保温 20 分钟，使沉淀完全，用漏斗加滤纸过滤，滤液用紫外分光光度计测定 275 nm 的光密度。

（3）对照管：以先加三氯乙酸使酶失活后加酪蛋白的试管，按同样步骤测光密度，作为空白对照。

（4）计算酶活力，在 40℃和 pH8.0 条件下，该酶在 1 分钟内水解酪蛋白产生三氯乙酸可溶性物质，用紫外分光光度测定法测定 275 nm 处的光密度等同于 1 μg 酪蛋白时，所需的酶量为 1 个活力单位，则酶活力计算公式见式（5-1）。

$$X = \frac{\Delta C \times 11 \times N}{10 \times V_{酶}} \tag{5-1}$$

式中：X 为酶活力（U/mL）；ΔC 为蛋白酶水解酪蛋白产生的三氯乙酸可溶物浓度（μg/mL），由样品管和空白管吸光度之差取平均值，经线性回归方程求解生成；11 是反应体系总体积（mL）；N 是蛋白酶的稀释倍数；10 是反应时间（分钟）；$V_{酶}$ 为加入的蛋白酶原液的量（mL）。以平行样的平均值为最终酶活力测定值，计算结果保留整数位。

▶ **结果记录** ◀

（1）绘出菌体形态图，描述其单菌落的菌落特征。

（2）绘制标准曲线，测定粗酶液的蛋白酶酶活力并记录测定过程。

▶ **注意事项** ◀

（1）残余底物务必沉淀、过滤完全，以免影响光密度测定的结果。

（2）划线分离获得的单菌落必须确保是纯培养，必要时进行多次分离。

▶ **思考题** ◀

1. 你所采用的实验流程是否合理？实验中发现什么问题？

2. 实验中的酶活力检测是否出现负结果？如果有，试分析原因。

3. 如何进一步提高所筛选的菌株的酶活力？试提出设想。

▶ **课程资源** ◀

[1] 程水明，刘仁荣. 微生物学实验[M]. 武汉：华中科技大学出版社，2014.

[2] 蔡信之，黄君红. 微生物学实验[M]. 第 4 版，北京：科学出版社，2019.

[3] 全国饲料工业标准化技术委员会. 饲用微生物制剂中枯草芽胞杆菌的检测：GB/T 26428—2010[S]. 北京：中国标准出版社，2011.

[4] 中国标准化研究院编写. 蛋白酶 K 酶活力及杂质检测方法：GB/T 34800—2017[S]. 北京：中国标准出版社，2018.

[5] 全国工业过程测量控制和自动化标准化技术委员会. 双光束紫外可见分光光度计：GB/T 26813—2011[S]. 北京：中国标准出版社，2011.

（熊成龙）

实验八　重组酵母菌雌激素筛选实验

重组受体基因/报道基因的酵母检测技术是一种筛选和定量分析环境样品中雌激素类污染物的快速、有效方法。结合分离纯化等步骤除去样品中的非活性和对酵母细胞有毒性的干扰物质,重组酵母菌雌激素筛选实验可用于测定污泥、土壤、底泥、飘尘和家庭炉灶燃烧过程中排放的污染物中的雌激素活性。本实验介绍利用重组基因酵母细胞检测环境类雌激素污染物的生物测定方法。

▶ **实验目的** ◀

(1) 掌握重组酵母菌雌激素筛选实验的原理、意义、流程和操作方法。

(2) 熟悉重组酵母菌雌激素筛选实验适用范围。

(3) 了解重组酵母菌保存、使用的条件。

▶ **实验原理** ◀

环境中存在大量天然和人造类雌激素物质,或称内分泌干扰物。例如,植物激素、真菌激素、杀虫剂、除草剂、多氯联苯、焚烧污染物、增塑剂、表面活性剂降解物等,它们可能对人类或野生动物生殖发育造成潜在危害,甚至与某些癌症的发生有关,需要引起高度重视和加强环境污染的监测。目前,内分泌干扰物检测主要有化学与生物学的方法。生物学方法检测灵敏、简捷、经济,是初筛报警的有力工具,广泛应用于环境内分泌干扰物的监测实践与科研中。

将人雌激素受体 DNA 序列插入酵母菌染色体中,该雌激素受体 DNA 序列表达产物能够与酵母菌中含有 β-半乳糖苷酶报告基因 lac-Z 质粒的雌激素应答序列结合,形成一个等待与雌激素结合的复合结构。一旦外来雌激素与该复合结构结合,下游 lac-Z 报告基因表达启动,转录并翻译合成 β-半乳糖苷酶,再将其分泌到培养基中。β-半乳糖苷酶可分解黄色底物 β-D-半乳糖苷氯酚红(CPRG)而产生红色,红色产物可在分光光度计 $OD_{540\,nm}$ 吸收波长下检测。出现红色即说明受试物具有类雌激素活性,为阳性结果,红色的深浅(即 $OD_{540\,nm}$ 的大小)可反映其类雌激素效应的强弱程度。

▶ **材料与器皿** ◀

(1) 仪器设备:超净工作台、空气恒温摇床、722 型分光光度计、细菌计数仪、酶标仪、多道移液器、96 孔板(平底)、离心管(50 mL、100 mL)、三角烧瓶(50 mL、250 mL、1 000 mL)、96 孔板振荡混匀器等。

(2) 试剂和材料:

1) β-D-半乳糖苷氯酚红(CPRG)。

2) 17B-雌二醇(E2)。

3) 雌激素受体重组酵母菌(由中国科学院生态环境研究中心提供引入)。

4) 10×浓缩储存酵母菌制备过程:10 个容量为 50 mL 已接种酵母菌的基础培养液,28℃摇床(250 r/min)培养 24 小时,至 640 nm 吸收波长光密度达 1.0 后,转入离心管,2 000 g,4℃高速离心 10 分钟。弃上清液,重悬沉淀且合并于 50 mL 新鲜加有 15%甘油的基础培养液。以 0.5 mL 分装于 2 mL 容量的冷冻干燥安瓿管，-20℃保存，最长 4 个月。之后需重新复活制作新一批 10×浓缩储存酵母菌。

5) 将 0.25 mL 10×储存酵母菌液接种于 170 mL 生长培养基，28℃摇床(250 r/min)培养 24 小时，至 640 nm 光吸收达 1.0，测试前备用。

6) 氨基酸等其他化学试剂(详见附录 115~125)。

▶ **方法和步骤** ◀

1. 稀释样品液 将 0.1 mL 受试样品的乙醇溶液加至 96 孔板中，用无水乙醇从左至右连续对半稀释成浓度系列。也可在其他容器中稀释好受试物，每个浓度取 10 μl 加入 96 孔板(平底)以无水乙醇溶解和稀释的受试物，须待其在多孔板中挥发至干燥。

2. 稀释阳性对照物 以 17β-雌二醇 3 000 ng/L 无水乙醇溶液为阳性对照，取 0.1 mL 加至 96 孔板中。用无水乙醇连续对半稀释，其浓度梯度为 1.5~3 000 ng/L。

3. 空白对照 每个平板至少包括一列空白对照(只含培养基)。

4. 培养 用多道移液器将 200 μl 测试培养液(含重组酵母菌和产色底物 CPRG)加入各样品孔与对照孔。然后用无菌胶带密封平板，在平板振荡器上振荡混匀 5 分钟，置入 32℃温箱中培养 3 日。第 3 日以后定期用酶标仪于 540 nm 波长检查培养基的产色过程，以获得最佳对比数据。

▶ **结果记录** ◀

培养后空白对照为浅黄色和浑浊，分别为底物和酵母菌生长所致；阳性对照为深红色伴浑浊(酵母菌生长)。如果为清澈提示细胞溶解，其颜色可多样。

此外也可同时用酶标仪于 540 nm 和 640 nm 波长处比色，以 540 nm 和 640 nm 的比值来消除菌浓度的影响。

▶ **结果评价和报告** ◀

样品类雄激素活性的计算采用 $EC_{25\text{-}E2}$ 作为评价指标，将各样品 $OD_{540\,nm}$ 值分别与 E2 阳性对照进行比较，以最小二乘法进行曲线拟合后求出各样品所对应的 $EC_{25\text{-}E2}$，它表示各样品的类雌激素活性相当于 E2 雌激素活性最大值 1/4 时所需要的样品量。$EC_{25\text{-}E2}$ 值越大，说明样品的类雌激素效应越低。

▶ **注意事项** ◀

实验要求设置正确的阳性对照，一般是采用已经确认的有强雌激素效应的化学物质，如 E2 等作为阳性对照物。

▶ **思 考 题** ◀

1. 酵母菌与受试物共同培养暴露时间为 3 日，故存在检测周期较长的问题，是否能够通过改进方法缩短培养时间？

2. 列举 1~2 个重组酵母菌雌激素筛选实验的局限性。

3. 简述 $EC_{25\text{-}E2}$ 值的意义。

▶ **课程资源** ◀

谷康定. 卫生微生物学实验[M]. 北京：科学出版社，2021.

(王晓樱)

实验九 　基于微流控芯片的未知病原体检测

▶ **实验目的** ◀

(1) 掌握基于微流控芯片的未知病原体检测的原理。

(2) 熟悉基于微流控芯片的未知病原体检测的方法。

▶ **实验背景与原理** ◀

在卫生检验与检疫工作中,常涉及大规模人群和物品的病原携带情况检测,如海关进出口、突发公共卫生事件中未知病原体的检测等。微流控芯片可基于多重 PCR 同时对多种病原进行快速测定,具有快速、准确、分析效率高、集成化、自动化、节能环保等优点,是目前卫生检验与检疫工作的首选方案之一。

病原可根据靶器官分为五大症候群病原谱,即发热呼吸道症候群病原谱、腹泻症候群病原谱、发热伴出疹症候群病原谱、发热伴出血症候群病原谱和脑炎脑膜炎症候群病原谱。在未知病原突发事件的初期,检验人员通常可借助多重 PCR、微流控芯片等技术来缩小病原范围。对于发热呼吸道症候群病原谱,可根据《传染病症候群监测与检测技术丛书——发热呼吸道症候群病原监测与检测技术》进行检测;也可基于商品化测试平台(通过认证)进行初筛,结果与其他临床和流行病学信息结合使用,有助于诊断呼吸道感染。

本次试验所用的微流控检测系统将样品制备、反转录、PCR 扩增和结果检测集成到一个微小的封闭系统中(图 5-6),采用巢式多重 PCR 分析技术,对同一个样品进行一次性测试便可以检测多种病原体,通过平板电脑呈现结果(图 5-7),整个检测过程耗时约 1 小时,适用于传染病早筛。该检测系统在中国已获得国家药品监督管理局(National Medical Products Administration,NMPA)证书(国械注进 20163402xxx)。

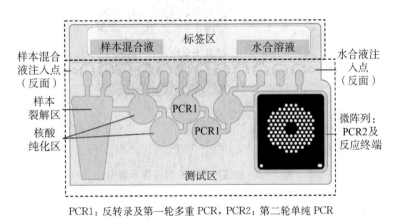

PCR1:反转录及第一轮多重 PCR,PCR2:第二轮单纯 PCR

图 5-6　微流控芯片测试袋(条)

该检测系统一次检测可直接从鼻咽拭子转运培养基中鉴定 21～22 种呼吸道病毒和细菌的核酸,包含甲乙型流感病毒,4～5 种冠状病毒在内的 17～18 种常见呼吸道病毒以及 4

软件+电脑

读码器

顶盖
测试条反应舱
舱开启按钮
舱状态指示灯
仪器状态指示灯

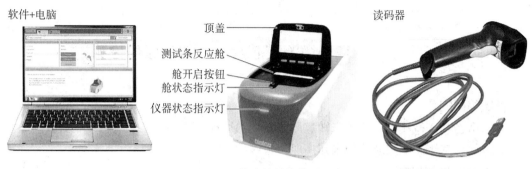

图5-7 微流控芯片检测系统

种非典型病原体,如腺病毒(Adenovirus),冠状病毒229E(Coronavirus 229E),冠状病毒HKU1(Coronavirus HKU1),冠状病毒 NL63(Coronavirus NL63),冠状病毒 OC43(Coronavirus OC43),新型冠状病毒(Severe Acute Respiratory Syndrome Coronavirus 2,SARS-CoV-2),人类间质肺炎病毒(Human Metapneumovirus),人类鼻病毒/肠病毒(Human Rhinovirus/Enterovirus),甲型流感病毒(Influenza A)及其亚型H1、H3、H1-2009,乙型流感病毒(Influenza B),副流感病毒1型(Parainfluenza Virus 1),副流感病毒2型(Parainfluenza Virus 2),副流感病毒3型(Parainfluenza Virus 3),副流感病毒4型(Parainfluenza Virus 4),呼吸道合胞病毒(Respiratory Syncytial Virus),百日咳博德特菌(*Bordetella pertussis*),副百日咳博德特菌(*Bordetella parapertussis*),肺炎衣原体(*Chlamydia pneumoniae*),肺炎支原体(*Mycoplasma pneumoniae*)(图5-8)。

腺病毒
百日咳博德特菌
冠状病毒
甲型流感病毒-H1-2009
鼻病毒/肠病毒
副流感病毒4型
微流控芯片测试条(样品袋)
肺炎衣原体
呼吸道合胞病毒
甲型流感病毒
乙型流感病毒
间质肺炎病毒

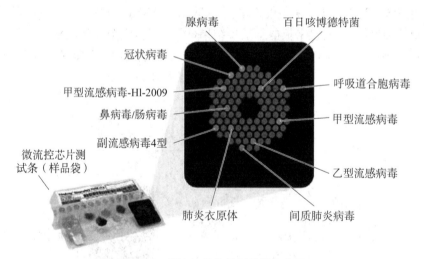

图5-8 微流控芯片检测结果示意图

▶材料与器皿◀

(1) 样品:患者鼻咽拭子(0.3~3 mL)。

(2) 实验试剂:独立包装的测试条(图5-6)、一次性(1.0 mL)样品缓冲液安瓿、一次性预装(1.5 mL)加液注射瓶(蓝色)、一次性样品注射瓶(红色)、独立包装的移液器、10%漂白剂溶液或类似的消毒剂。

（3）主要仪器和器具：微流控芯片检测系统（图5-7）、生物安全柜。

▶方法和步骤◀

1. 检测袋准备

（1）用新鲜配制的10％漂白剂（或合适的消毒剂）彻底清洁工作区和检测袋装料站，然后用水冲洗，用实验室专用纸擦干工作区。

（2）撕开外包装，打开保护罐，从真空密封包装中取出检测袋。

（3）将检测袋插入袋子装载站，将袋子上的红色和蓝色标签与袋子装载站上的红色和蓝色箭头对齐。将一个红色盖帽的样品注射瓶放入检测袋装载站的红色孔中。将蓝色盖的加液注射瓶放入检测袋装料站的蓝色孔中[图5-9(a)]。

2. 检测袋补水

（1）把蓝色盖子从加液注射瓶上拧松，将蓝色盖子放在检测袋装载站上。

（2）将蓝色加液注射瓶的插管尖端插入位于检测袋装载站蓝色箭头正下方的检测袋加液端口。

（3）快速用力往下按，刺破密封，直到听到微弱的"啪"声（爆裂声）并感觉到阻力变小，等待真空将溶液吸入检测袋中[图5-9(b)]。如果水合溶液没有自动吸入袋中，请验证检测袋的密封是否破损。如果重复(1)，溶液没有被真空吸入袋中，则丢弃当前的检测袋，更换一个新的检测袋。

（4）确认检测袋已补水。将条码标签向下翻转，检查液体是否已经进入试剂反应孔（位于检测袋硬质塑料部分的底部）。可能会出现小气泡。如果液体未进入检测袋，则干燥剂呈白色沉淀物，请验证检测袋的密封是否破损。如果重复(1)，溶液没有被真空吸入袋中，则丢弃当前的检测袋，更换一个新的检测袋。

3. 样品混合液制备

（1）将样品缓冲液添加到样品注射瓶中。拿住样品缓冲液安瓿，尖端朝上。注意在处理过程中避免接触安瓿尖端，避免引入污染。用力捏住安瓿侧面的塑料标签，直到密封卡扣。将安瓿倒置在红色盖的样品注射瓶上，缓慢而有力地挤压，然后第二次挤压，使缓冲液滴入[图5-9(c)]。注意避免多次挤压安瓿，避免产生泡沫，缓冲液可导致严重的眼睛损伤和皮肤刺激。

（2）通过旋涡混匀或颠倒混匀使鼻咽拭子样品充分混匀。

（3）使用测试套件中提供的一次性移液管将样品吸取到移液管的第3个刻度（约0.3 mL）[图5-9(d)]。

（4）将样品添加到样品注射瓶中的样品缓冲液中，避免产生气泡。

（5）盖紧进样瓶盖，将移液管弃至生物危害废物容器，注意请勿使用移液器混合样品。

（6）从检测袋装载站中取出样品注射瓶，颠倒混匀3次[图5-9(e)]。

（7）将进样瓶放回测试袋装载站的红色孔中。

4. 样本混合液上样

（1）缓慢转动，拧松红色盖子，红色盖子留在瓶上5秒，以降低样品滴落和污染的风险。

（2）拿起样品注射瓶，将红色盖子留在检测袋装载站的反应孔中，将样品注射瓶尖端插入检测袋样品端口。

（3）快速用力按下，以刺破密封（听到微弱的"啪"声），样品借助真空被吸入袋中［图5-9(f)］。

（4）验证样本是否已加载。将条形码标签向下翻转，检查流体是否已进入试剂孔。如果袋子无法将样品吸入，则应丢弃该测试袋，并取一个新的检测袋，从步骤（1）检测袋准备开始，重新实验。

（5）将样品注射瓶和补水注射瓶丢弃在适当的生物危害锐器容器中。

（6）在袋子标签上记录样品 ID（或贴上样品 ID 条形码），将检测袋从检测袋装载站上取出。

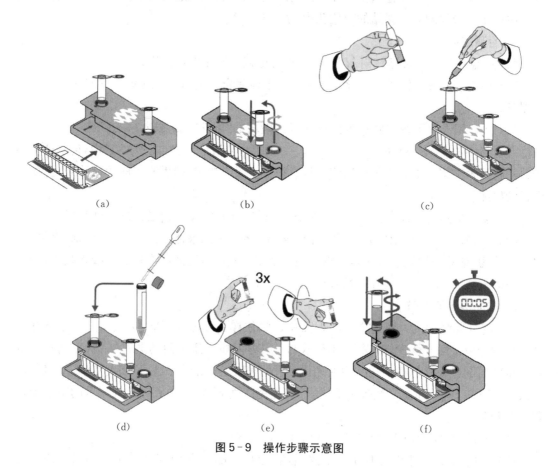

（a）　　　　　　　　　（b）　　　　　　　　　（c）

（d）　　　　　　　　　（e）　　　　　　　　　（f）

图 5-9　操作步骤示意图

5. 检测袋上机运行

（1）确保仪器和计算机系统已开机并启动软件。

（2）将检测袋放入仪器模块中，输入检测袋、样品、操作员三者信息。

（3）当扫描条形码时，将自动输入包装袋标识（批号和序列号）、包装袋类型等信息。如果无法扫描条形码，则可以从包装袋标签上提供的信息中将包装袋批号、序列号、包装袋类型等信息手动输入相应的字段中。为减少数据输入错误，建议通过扫描条形码输入检测袋信息。

（4）检查输入的运行信息。如果正确，选择开始运行。

（5）运行开始后,屏幕会显示仪器正在执行的步骤列表以及运行剩余的分钟数。注意仪器珠子搅拌器在操作的第 1 分钟内会发出可听见的高音调噪声。

（6）运行完成后,按照屏幕上的说明取出检测袋,然后立即将其丢弃在生物危害废物容器中。

（7）运行文件自动保存在软件数据库中,测试报告可以查看、打印和/或保存为 PDF 文件。

6. 质控

（1）过程质控

1）RNA 过程质控:RNA 过程控制分析的目标是来自酵母和粟酒裂殖酵母的 RNA 转录物。酵母以冷冻干燥的形式存在于小袋中,并在装载样品时重新水化。对照材料贯穿测试过程的所有阶段,包括裂解、核酸纯化、逆转录、PCR1、稀释、PCR2 和 DNA 熔解。阳性对照结果表明在检测袋中执行的所有步骤都是成功的。

2）PCR2 质控(DNA 过程质控):特异性引物与阵列孔中的 DNA 靶标反应,阳性结果表明 PCR2(DNA 扩增)成功。

3）2 个对照检测都必须为阳性,测试运行才能通过。如果控制失败,应使用新袋重新测试样品。

（2）测试系统性能质控:如果 RNA Process Control 或 PCR2 Control 的熔解温度(T_m)超出可接受范围(RNA Process Control 为 $80.3 \sim 84.3℃$,PCR2 为 $73.8 \sim 77.8℃$),软件将自动显示运行失败。如果对检测当地的质量控制有要求,检测者可根据标准实验室质量控制实践,通过 T_m 值趋势和维护记录来监控检测系统。

（3）外部控制:应根据实验室协议和适当的认证组织要求(如适用)使用外部质控。运输介质或生理盐水可用作外部阴性对照。先前表征的阳性样品或掺有充分表征的生物体的阴性样品可用作外部阳性对照。其他制造商可能提供商业外部控制材料;应根据制造商的说明和适当的认证组织要求(如适用)使用这些。

▶ **结果记录** ◀

（1）记录检出的病原种类。

（2）记录质控结果。

▶ **注意事项** ◀

（1）注意检样质量符合要求:检样体积:$0.3 \sim 3$ mL;储存条件:室温(15~25℃)4 小时内/冷藏(2~8℃)3 天内/冷冻(<−15℃或<−70℃)30 天内。

（2）实验前务必检查包装袋有效期、完整性、保存条件,避免使用过期、已开封、保存条件不规范的产品;检测袋存于真空密封包装,即使检测袋的真空密封不完整,仍可以使用检测袋。如果下一步检测袋加液成功,则可继续运行。如果加液失败,则丢弃检测袋并使用新检测袋测试样品。

（3）在适当的生物安全实验室中,穿戴个人防护设备(PPE),在生物安全柜中对可疑样本进行前处理。

（4）不同版本的测试条仅用于对应的检测系统(如 2.0 版本测试条不能用于 1.0 版本检

测系统）。

（5）在处理检测袋和样品时,应使用一次性医用手套和其他个人防护设备。

（6）一次只能准备一个检测袋,在准备下一个样品和检测袋时需更换手套。

（7）一旦样品加入检测袋中,需立即转移到仪器开始运行。

（8）仪器检测运行完成后,应将检测袋妥善放置于生物危害容器中。

（9）按照生物安全相关规定,检测相关材料需进行无害化处理。

（10）检测结果解释需由医学专业人员结合患者症状体征、其他测试结果、流行病学信息等,谨慎给出。

▶ **思考题** ◀

如果采用多种成熟芯片仍未检测到病原,下一步测定策略有哪些?

▶ **课程资源** ◀

[1] 黎孟枫,任丽丽,余宏杰. 发热呼吸道症候群病原监测与监测技术[M]. 广州:中山大学出版社,2017.

[2] Creager H M, Cabrera B, Schnaubelt A, et al. Clinical evaluation of the BioFire ® Respiratory Panel 2.1 and detection of SARS - CoV - 2 [J]. J Clin Virol, 2020, 129:104538.

（左浩江　叶　倩）

第六章 综合设计性实验

一、概述

随着医学科学的发展和教学改革的深入,实验教学在医学教育创新型人才培养中的重要地位日益突出,教育模式也发生了深刻变化,综合设计性实验的开设成为实验教学的发展方向。综合性实验可以将原有分散的技能与知识融会贯通,在涵盖多学科实验技术和知识的综合实验实施过程中,会遇到各种各样的问题,小组成员之间既有分工又有合作,有利于培养学生分析、解决问题和科学思维的能力,增强团队意识和协作能力,实现知识与技能、过程与方法、价值观与情感态度的统一。

1. 综合性实验和设计性实验的基本概念、目的和意义 综合性实验是指实验内容涉及本课程的综合知识或与本课程相关课程知识的实验。综合性实验是学生在具有一定知识和技能的基础上,运用某一门课程或多门课程的知识、技能和方法进行综合训练的一种复合型实验。综合性实验内容应满足下列条件之一:①涉及本课程多个章节的知识点;②涉及多门课程的多个知识点;③多项实验内容的综合。

设计性实验是指给定实验目的、要求和实验条件,由教师给定实验目标,学生自行设计实验方案并加以实现的实验。设计性实验一般是指导教师给出题目,由学生运用已掌握的基本知识、基本原理和实验技能,提出实验的具体方案、拟定实验步骤、选定仪器设备、独立完成操作、记录实验数据、绘制图表、分析实验结果等。

综合设计性实验是指学生在掌握一定的理论基础知识和基本操作技能的基础上,根据指定的实验目的和要求,结合具备的实验条件,综合运用理论知识,自行设计实验方案并实施的一类探索性和开拓性的实验。与传统的理论验证型实验相比,综合设计性实验更有助于培养学生独立地发现问题、分析问题和解决问题的能力,培养学生的科学思维,提高实验教学的质量。

2. 综合设计性实验的基本理论和原则 选择一些灵活性比较大,完成思路比较多,学生有发挥余地的内容作为综合性、设计性实验的实验内容,且难度不宜太大,操作不宜太复杂。

在制订综合性、设计性实验大纲时,除了一般实验大纲规定的内容外,应说明该实验为综合性或设计性实验的特性及要求。

综合性、设计性实验的实验学时一般在 3～6 学时,计划学时内不能完成的可在实验室的开放时间内完成。

3. 综合设计性实验组织和实施的主要环节

（1）学生已经系统学习了相关的理论基础知识和操作技能。

（2）指导教师结合理论课知识给定实验题目，提出设计要求。

（3）学生根据已经掌握的基础知识和技能自行设计实验方案并加以实现。

（4）教师在实施过程中给予相应的指导。

（5）学生根据设计和实施情况，写出总结报告。

（6）各组之间交流和讨论各自设计的实验，学习优秀的实验设计和报告。

通过以上环节，使学生学会综合运用学过的理论知识和技能，训练学生系统、全面地思考和设计实验方案的能力，培养学生分析问题和解决问题的能力。既通过实验课巩固了理论基础知识，又提升了实验教学效果，同时培养了学生的科学研究能力和创新思维。

4. 综合设计性实验中应注意的问题

（1）综合性实验的实验指导除一般内容外，应注意知识点之间的关联比较。

（2）在实验方案、步骤、实验结果、数据处理及结果讨论等方面要体现综合性的特点，并提出相应要求。

（3）设计性实验的实验指导应规定明确的实验任务，必要时可提示以确保学生经过思考和讨论能完成实验，但具体实验步骤不宜过多提及，为学生的发挥和创新留下足够的空间。

（4）综合性、设计性实验项目应提前2～4周通告学生，课程实验由主讲教师在课堂教学的适当时候布置。

（5）学生预习：综合性、设计性实验给学生的发挥与创新留下了比较广阔的空间，但与此相适应，学生有许多准备工作应在实验之前完成。学生课前预习、准备的情况将极大地影响实验教学效果，甚至关系到实验能否顺利进行。实验室应当增加开放时间，使学生了解实验室现有的仪器设备情况，以便学生能够制定出比较完善的实验方案。

（6）实验的指导：指导教师应在学生实验前进行综合性、设计性实验的试做，而且要用多种思路试做。为了适应学生活跃的思维、不同的思路，正式实验前应当尽量预备较多的设备及器件。在学生准备实验的过程中，指导教师可与学生一起讨论或做必要的辅导。

（7）在实验过程中，指导教师应该避免手把手教的指导方式，多让学生自己动手。但指导教师应密切关注学生的实验过程，对于思路太偏的学生可以适当点拨，着重引导学生如何将所学的知识和技能用来解决实验中遇到的各种问题。要多用启发式教学，而不要对学生的操作干涉过多，应注重最后的实验结果及对结果的讨论。

（8）实验报告：指导学生写出高质量的实验报告是综合性、设计性实验重要的环节。要求学生从实验方法的建立、实验步骤的设计、实验设备的选择、实验数据的处理、实验结果的分析讨论等方面写出报告及总结体会。

（9）指导教师在指导学生完成综合性、设计性实验后应注意工作总结，主要就实验总体效果、实验中遇到的问题、学生对实验的兴趣与积极性以及今后应改进之处等方面加以总结。指导教师应注意收集优秀的实验报告和完成的实验成果。对理论上有创新或有工程实用价值的成果，要鼓励和指导学生写出学术论文予以公开发表。

5. 以问题为中心的综合设计性实验　　高校是高素质创新型科技人才的培养基地。实验教学是培养学生创新意识、创新精神和创新能力的重要环节。实验教学模式则是达到教学效果的有力保障。PBL(problem-based-learning,以问题为中心)是当前国际上流行的教学模式,是以问题为基础,以学生为中心,发展学生综合思考能力和解决实际问题能力的教学方法。主要是指一种以真实情景中的问题为基础的、以学生为中心的、以教师为引导结合学生自我引导的小组讨论的教学方法。当代的问题式学习起源于医学院,主要产生于 20 世纪 50 年代中期和 60 年代的麦克马斯特大学,在 20 世纪 90 年代引入中国。从 1969 年 Barrows 教授首次提出较为规范的问题式教学模式至今,已经经历了 40 多年的发展和演变。作为当前国际上流行的教学方法,问题式学习在许多国家被广泛应用,其应用的领域从最初的医学逐渐推广到管理、工科等专业中。

在卫生微生物检验基础课程教学过程中,由于学时数比较少,以及专业结合度不高等问题,导致实际的教学过程中无法有效满足学生的学习需求。而在教学的过程中坚持"以学生为中心"的基础上开展综合设计性实验教学,能够更好地满足学生在学习过程中的需求,而且能够使学生进行充分的实验操作。

如何在"以学生为中心"的基础上,加强综合设计性实验教学实践,仍然具有探索性价值。

二、综合设计实验:参考设计示例一

一起幼儿园发生的聚集性胃肠炎疫情的微生物学调查

▶**背景资料**◀　2015 年 10 月 29 日,某市高新区某幼儿园的 13 名幼儿在学校吃了午饭后,出现不同程度的呕吐症状,随后入住医院,当地疾控中心随即开展调查处理。初步怀疑是一起由病原微生物引起的聚集性呕吐疫情。作为一名实验室检验人员,若要确定该起疫情的病原体,需要获取哪些材料或标本?并做何种检查?

▶**实验目的**◀
(1) 了解处理食物中毒类突发事件的全过程,培养处理实际问题的能力。
(2) 确定引起食物中毒的病原微生物,为处理突发事件提供实验依据。
(3) 掌握卫生指示菌的分离、培养和鉴定,以及案例中相应病原微生物的分离培养和鉴定。

▶**分析提示**◀　疫情发生在秋季,是婴幼儿诺如病毒感染的高发季节,若高度怀疑为诺如病毒感染,应做何种检验,预期结果如何? 若怀疑为由剩米饭导致的蜡样芽胞杆菌感染引起的中毒,应做哪些实验室检查?

1. 诺如病毒　又称诺瓦克病毒,是人类杯状病毒科诺如病毒属的原型代表株。

该病毒最早分离于 1968 年在美国诺瓦克市暴发的一次急性腹泻患者的粪便。此后,世界各地陆续自胃肠炎患者粪便中分离出多种形态与之相似但抗原性略异的病毒样颗粒。1995 年,中国报道了首例诺如病毒感染,之后全国各地先后发生多起诺如病毒感染性腹泻暴发疫情。2002 年 8 月第八届国际病毒命名委员会批准名称为诺如病毒。

诺如病毒感染性强,以肠道传播为主,可通过污染的水源、食物、物品等传播,常在社区、学校、餐馆、医院、托儿所、孤老院及军队等处引起集体暴发。全年均可发生感染,感染对象主要是成人和学龄儿童,在寒冷季节呈现高发状态。美国每年在所有的非细菌性腹泻暴发疫情中,60%～90%是由诺如病毒引起。在中国 5 岁以下腹泻儿童中,诺如病毒检出率为 15%左右。

诺如病毒感染后的临床表现具有发病急、传播速度快、涉及范围广等特点,主要症状为恶心、呕吐、发热、腹痛和腹泻。儿童患者以呕吐为最常见症状,成人患者则最常见腹泻,粪便为稀水便或水样便,无黏液脓血。原发感染患者的呕吐症状明显多于续发感染者,有些感染者仅表现出呕吐症状。从感染者粪便和呕吐物中可以发现诺如病毒。

诺如病毒因具有高度变异的特性,因此其抗体没有显著的保护作用,尤其没有长期免疫保护作用,极易造成反复感染。

2. 蜡样芽胞杆菌 该菌引起的食物中毒于 1950 年由 Hauge 首次报道于挪威,此后欧美许多国家都有陆续报道。本菌引起的食物中毒在我国亦屡有发生。蜡样芽胞杆菌食物中毒的机制比较复杂,一般认为是由活菌及其产生的肠毒素共同作用所致。该细菌为条件致病菌,当食品中细菌含量达到 10^6 个/g 时,人食用后可导致发生食物中毒。在《伯杰氏鉴定细菌学手册》第 8 版中,蜡样芽胞杆菌的分类地位为芽胞杆菌属的第 1 群,该群有 22 个种。根据营养型菌细胞的宽度分为两类,蜡样芽胞杆菌、蕈状芽胞杆菌、苏云金芽胞杆菌、炭疽芽胞杆菌和巨大芽胞杆菌属"大细胞菌种"。1950 年,Hauge 在对挪威奥斯陆某医院职工和病人进食甜食后引起的食物中毒研究中,首次明确蜡样芽胞杆菌的致病作用。

蜡样芽胞杆菌在自然界分布广泛,常存在于土壤、灰尘和污水、植物和许多生熟食品中。已从多种食品中分离出该菌,包括肉、乳制品、蔬菜、鱼、土豆、糊、酱油、布丁、炒米饭及各种甜点等。

在美国,炒米饭是引发蜡样芽胞杆菌呕吐型食物中毒的主要原因;在欧洲,大多由甜点、肉饼、色拉和奶、肉类食品引起;在我国,主要与受污染的米饭或淀粉类制品有关。

蜡样芽胞杆菌作为一种食源性疾病的报道较多,在各种食品中的检出率也较高,如 1982 年犬饲等对日本名古屋所采用的 1 641 份食品样品中,有 193 份检出了该菌,阳性率为 11.8%;1984 年我国有关单位对南京市所采 211 份食品样品中,有 81 份检出了该菌,阳性率为 38.4%。蜡样芽胞杆菌食物中毒通常以夏秋季(6～10 月)最高。引起中毒的食品常由于食前保存温度不当,放置时间较长或食品经加热而残存的芽胞得以生长繁殖的条件,因而导致中毒。中毒的发病率较高,一般为 60%～100%。但也有在可疑食品中找不到蜡样芽胞杆菌而引起食物中毒的情况,一般认为是由蜡样芽胞杆菌产生的热稳定毒素所致。1985 年 9 月,美国缅因州的健康局曾经报道了一家日本餐馆发生食物中毒而导致的胃肠炎事件。经调查,所有的食品的加工和储藏都是规范的,仅用剩饭制作的炒饭是冷藏储放还是常温放置说不清楚,在炒饭中虽然找不到活的蜡样芽胞杆菌,但是完全可能存在重新加热过程中消除了活菌而没有破坏热稳定毒素的可能性。当摄入的食品其蜡样芽胞杆菌数量>10^5 CFU/g 时常可导致食物中毒。

蜡样芽胞杆菌食物中毒在临床上可分为呕吐型和腹泻型两类。呕吐型的潜伏期为 0.5～6 小时,中毒症状以恶心、呕吐为主,偶尔有腹痉挛或腹泻等症状,病程不超过 24 小时,这种类型的症状类似于由金黄色葡萄球菌引起的食物中毒。腹泻型的潜伏期为 6～15 小时,症状以水泻、腹痉挛腹痛为主,有时会有恶心等症状,病程约 24 小时,这种类型的症状类似于产气荚膜梭菌引起的食物中毒。

▶**实验要求**◀ 请根据上述分析中提示的 2 种情况,分别做出详细的检验方案和预期结果,并按照实验流程实施自己的方案,撰写实验报告。详细的方案应包括以下内容:完整的实验技术路线和操作步骤(包括采样方法),实验所需的试剂耗材和仪器设备,主要的实验注意事项。

▶**总结交流**◀ 实验报告完成后,进行分组交流和讨论,分析各实验方案的优势和不足,并进行修改,根据讨论情况,评选优秀的实验报告,并由该小组同学进行汇报,指导教师给予点评和指导,并在此基础上形成最佳实验方案。各组同学结合自己的实验设计与最佳实验方案比较,进行方案修改,并交流学习心得。

▶**课程资源**◀

谷康定. 卫生微生物学实验[M]. 北京:科学出版社,2021.

三、综合设计实验：参考设计示例二

综合设计性实验通过引导学生利用所学理论知识和专业技能,进行创新型研究,初步了解科学研究的过程,可为学生在今后开展科研奠定基础。

▶**目的要求**◀

在基础性实验的基础上,开设综合性的设计性实验。综合性实验由多种实验手段与技术和多层次的实验内容组成,以实验小组为单位完成。在实验过程中,教师只提供基本参照的实验方法,且对实验环节不做详细讲解,学生在研讨、查阅资料的基础上,可对实验方案进行调整与改进。教师的主要作用是引导学生学会运用所学知识解决实际问题,培养学生对所学知识和实验技术的综合运用能力,对实验的独立工作能力以及对实验结果的综合分析能力,从而为设计性实验的顺利开展做好准备。设计性实验是选定一个为主要研究内容,结合其他学科的知识与技术,以"问题"为中心来设计实验方案→选择仪器用品→制定实验流程→处理分析数据→撰写研究论文,使学生得到科学研究的初步训练,为毕业论文研究工作的开展打下基础。在实验过程中,教师的主要职责是指出实验的思想,充分调动学生的想象力与创造力,这对培养学生的创新精神和实践能力具有重要的意义。

▶**实验题目**◀

本次实验可以提前给出数个题目(表 6-1),学生也可自定题目。学生确定题目后,可预写实验报告。学生可利用网络、图书馆等平台进行资料查找。

表 6-1 综合性设计性实验参考题目

序号	参 考 题 目	小组学生名单
1	检测实验室空气中是否存在溶血性链球菌	
2	鉴别菌液:实验室有两瓶不同的菌液,由于操作者疏忽忘记标记名称,现无法区分。已知其中一瓶为金黄色葡萄球菌,另一瓶为铜绿假单胞菌。请设计一个实验帮助该实验者区分这 2 种菌液	
3	自来水中指示微生物的检测——菌落总数的测定	
4	……	

注:受实验条件限值,请学生设计时要对可行性、可操作性、灵敏度、实验时间、所需成本等方面进行综合考虑。

▶实验原理◀

具体原理由实际教学情况决定。

▶ 所需仪器设备和试剂 ◀

学生根据自己设计的实验方案自定实验所需的用具。

▶实验方法与步骤◀

学生以 5 人为一个实验小组,在大的实验小组内,实行自愿组合,自定题目或从下表中的参考题目中选择题目。实验主要分为 4 个阶段:

第一阶段:题目选好后,由班长和学习委员负责统计,原则上所报的题目不能重复,实验内容多样化,并报相关的实验指导教师审核后才能正式实施。

第二阶段:每个小组长牵头,对本实验的题目进行研究,查阅相关资料,制定实验方案并进行讨论、修改、完善,写出实验设计方案,经相关老师审核修改后,正式实施。

第三阶段:实验方案的具体实施过程,在实验室进行。

第四阶段:以小组为单位,写出实验报告或科研小论文。

整个实验过程体现"问题带来探究、学生自觉探究、教师指导探究、综合解决探究"的设计理念。

图 6-1 所示为综合性设计性实验的规划和安排,供参考。

▶预期实验结果分析◀

具体实验结果及分析由实际教学情况决定。

▶实验报告◀

写出实验报告或科研小论文,最后将学生的综合设计性实验报告汇编成册,供同学们共享。

▶课程资源◀

[1] 谷康定.卫生微生物学实验[M].北京:科学出版社,2021.

[2] 李剑平,吴秀珍,陶建华,等.综合与设计性实验在微生物检验教学中的实践[J].中国高等医学教育,2007,(11):21—27.

[3] 郭颖,张立民,任君旭,等.基础医学综合性实验的探索与实践[J].基础医学与临床,2015,35(10):1423—1426.

[4] 罗布占堆.医学机能学实验教学实践与思考[J].基础医学与临床,2014,34(10):1450—1452.

(王晓樱)

确定实验题目（第1周）
· 教师提出参考题目，学生也可自选题目。
  原则：根据现有实验条件和季节性因素，量力而行，要有可操作性，不能太复杂。

查阅资料+初步确定方案（第5周前）
· 根据情况，5~8人为一个小组，选择一个题目，每组学生自行确定一个小组长，小组学生进行分工，可上网或到学校图书馆查阅资料，写出初步的实验设计方案。

实验方案讨论完善（第6周）
· 课堂上，各组将实验方案草案在实验大组上进行简单的汇报，最好能做PPT，与同学交流，共享学习心得，老师进行点评，初步提出修改意见。

具体实验设计方案确定（第7周）
· 指导老师帮助各小组对实验方案进行反复的论证和修改，确定实验方案。
· 方案的基本内容包括：目的要求、基本原理、实验用品。
· 方法步骤包括：分阶段计划、具体的时间安排、实验步骤、拟解决的问题，以及实验报告的撰写与汇报等。

实验室必要的准备（第7周）
· 确定实验时间，提出管理措施，学生提交实验耗材及药品清单，由实验指导老师审核、签字，提交实验教研室采购。

实验方案的实施（第8~10周）
· 学生根据实验方案的计划，在老师的指导下进行实验，解决实验中出现的问题，指导实验报告的撰写。

提交实验报告（第11周）
· 可以小论文形式撰写实验报告，经相应的指导老师修改后提交。
· 指导老师对实验报告进行评阅，还可以汇编论文，供学生们分享。

实验总结（第12周）
· 在实验课的课堂上，每小组将实验结果进行汇报、交流，指导教师对实验报告进行点评，提出修改意见和建议，有必要时再补充一些实验，完善实验数据和资料。
· 还可以对整个实验设计和操作实施过程中存在的问题提出意见和建议。

图6-1 综合性设计性实验的规划和安排

附 录

（培养基、试剂和染液等，按章节顺序）

1. 营养琼脂培养基

蛋白胨	10.0 g
牛肉膏	3.0 g
氯化钠	5.0 g
琼脂	15.0～20.0 g
蒸馏水	1 000 mL

制法：将琼脂以外的各成分溶解于蒸馏水内，调 pH 值为 7.2～7.4，加入琼脂，加热煮沸，使琼脂融化。分装至锥形瓶，121℃（103.4 kPa）高压灭菌 15 分钟备用；分装至锥形瓶，121℃高压灭菌 15 分钟，待冷却至 45℃左右制成平板。

以上营养琼脂培养基中不添加琼脂，其他成分不变，制成普通营养肉汤液体培养基。

2. 半固体琼脂

牛肉膏	0.3 g
蛋白胨	1.0 g
氯化钠	0.5 g
琼脂	0.35～0.4 g
蒸馏水	100 mL

制法：按以上成分配好，煮沸溶解，调节 pH 值至 7.4±0.2。分装小试管。121℃高压灭菌 15 分钟。直立凝固备用。注：供动力观察、菌种保存、H 抗原位相变异试验等用。

3. 营养琼脂斜面

蛋白胨	10.0 g
牛肉膏	3.0 g
氯化钠	5.0 g
琼脂	15.0 g
蒸馏水	1 000 mL

制法：将除琼脂以外的各成分溶解于蒸馏水内，加入 15％氢氧化钠溶液约 2 mL，冷却至 25℃左右校正 pH 值至 7.0±0.2。加入琼脂，加热煮沸，使琼脂溶化。分装小号试管，每管约 3 mL。于 121℃灭菌 15 分钟，制成斜面。注：如不立即使用，在 2～8℃条件下可储存

两周。

4. 黏液酸盐培养基

（1）测试肉汤

酪蛋白胨	10.0 g
溴麝香草酚蓝溶液	0.024 g
蒸馏水	1000 mL
黏液酸	10.0 g

制法：慢慢加入 5N 氢氧化钠以溶解黏液酸，混匀。其余成分加热溶解，加入上述黏液酸，冷却至 25℃ 左右，校正 pH 值至 7.4±0.2，分装试管，每管约 5 mL，于 121℃ 高压灭菌 10 分钟。

（2）质控肉汤

酪蛋白胨	10.0 g
溴麝香草酚蓝溶液	0.024 g
蒸馏水	1000 mL

制法：所有成分加热溶解，冷却至 25℃ 左右，校正 pH 值至 7.4±0.2，分装试管，每管约 5 mL，于 121℃ 高压灭菌 10 分钟。

试验方法：将待测新鲜培养物接种测试肉汤和质控肉汤，于 36±1℃ 培养 48 小时观察结果，肉汤颜色蓝色不变则为阴性结果，黄色或稻草黄色为阳性结果。

5. 缓冲蛋白胨水（BPW）

蛋白胨	10.0 g
氯化钠	5.0 g
磷酸氢二钠（含 12 个结晶水）	9.0 g
磷酸二氢钾	1.5 g
蒸馏水	1000 mL

制法：将各成分加入蒸馏水中，搅混均匀，静置约 10 分钟，煮沸溶解，调节 pH 值至 7.2±0.2，于 121℃ 高压灭菌 15 分钟。

6. 靛基质试剂

柯凡克试剂：将 5 g 对二甲氨基苯甲醛溶解于 75 mL 戊醇中，然后缓慢加入浓盐酸 25 mL。

欧波试剂：将 1 g 对二甲氨基苯甲醛溶解于 95 mL 95% 乙醇内。然后缓慢加入浓盐酸 20 mL。

试验方法：挑取小量培养物接种，在 36±1℃ 培养 1～2 天，必要时可培养 4～5 天。加入柯凡克试剂约 0.5 mL，轻摇试管，阳性者于试剂层呈深红色，或加入欧波试剂约 0.5 mL，沿管壁流下，覆盖于培养液表面，阳性者于液面接触处呈玫瑰红色。

7. 尿素琼脂（pH7.2）

蛋白胨	1.0 g
氯化钠	5.0 g
葡萄糖	1.0 g

磷酸二氢钾	2.0 g
0.4%酚红	3.0 mL
琼脂	20.0 g
蒸馏水	1 000 mL
20%尿素溶液	100 mL

制法:除尿素、琼脂和酚红外,将其他成分加入 400 mL 蒸馏水中,煮沸溶解,调节 pH 值至 7.2±0.2。另将琼脂加入 600 mL 蒸馏水中,煮沸溶解。将上述两溶液混合均匀后,再加入指示剂后分装,121℃高压灭菌 15 分钟。冷至 50～55℃,加入经除菌过滤的尿素溶液,尿素的最终浓度为 2%。分装于无菌试管内,放成斜面备用。

试验方法:挑取琼脂培养物接种,在 36±1℃培养 24 小时,观察结果。尿素酶阳性者由于产碱而使培养基变为红色。

8. 糖发酵管

牛肉膏	5.0 g
蛋白胨	10.0 g
氯化钠	3.0 g
磷酸氢二钠(含 12 个结晶水)	2.0 g
0.2%溴麝香草酚蓝溶液	12.0 mL
蒸馏水	1 000 mL

制法:葡萄糖发酵管按上述成分配好后,调节 pH 值至 7.4±0.2。按 0.5%加入葡萄糖,分装于有一个倒置小管的小试管内,121℃高压灭菌 15 分钟。其他各种糖发酵管可按上述成分配好后,分装每瓶 100 mL,121℃高压灭菌 15 分钟。另将各种糖类分别配好 10%溶液,同时高压灭菌。将 5 mL 糖溶液加入 100 mL 培养基内,以无菌操作分装小试管。注:如果蔗糖不纯,加热后会自行水解,应采用过滤法除菌。

试验方法:从琼脂斜面上挑取少量培养物接种,于 36±1℃培养,一般 2～3 天。迟缓反应需观察 14～30 天。

9. 过氧化氢溶液

3%过氧化氢溶液:临用时配制,用 H_2O_2 配制。

试验方法:用细玻璃棒或一次性接种针挑取单个菌落,置于洁净试管内,滴加 3%过氧化氢溶液 2 mL,观察结果。于 30 秒内发生气泡者为阳性,不发生气泡者为阴性。

10. 氧化酶试剂

| N,N,N′,N′-四甲基对苯二胺盐酸盐 | 1.0 g |
| 蒸馏水 | 100.0 mL |

制法:将 N,N,N′,N′-四甲基对苯二胺盐酸盐溶于蒸馏水中,2～5℃冰箱内避光保存,在 7 天之内使用。

试验方法:用细玻璃棒或一次性接种针挑取新鲜(24 小时)菌落,涂布在氧化酶试剂湿润的滤纸上。如果滤纸在 10 秒之内呈现粉红或紫红色,即为氧化酶试验阳性。不变色为氧化酶试验阴性。

11. 亚硒酸盐胱氨酸(SC)增菌液

蛋白胨	5.0 g
乳糖	4.0 g
磷酸氢二钠	10.0 g
亚硒酸氢钠	4.0 g
L-胱氨酸	0.01 g
蒸馏水	1000 mL

制法:除亚硒酸氢钠和L-胱氨酸外,将各成分加入蒸馏水中,煮沸溶解,冷至55℃以下,以无菌操作加入亚硒酸氢钠和1 g/L L-胱氨酸溶液10 mL(称取0.1 g L-胱氨酸,加1 mol/L氢氧化钠溶液15 mL,使溶解,再加无菌蒸馏水至100 mL即成,如为DL-胱氨酸,用量应加倍)。摇匀,调节pH值至7.0±0.2。

12. 亚硫酸铋(BS)琼脂

蛋白胨	10.0 g
牛肉膏	5.0 g
葡萄糖	5.0 g
硫酸亚铁	0.3 g
磷酸氢二钠	4.0 g
煌绿0.025 g或5.0 g/L水溶液	5.0 mL
柠檬酸铋铵	2.0 g
亚硫酸钠	6.0 g
琼脂	18.0~20.0 g
蒸馏水	1000 mL

制法:将前3种成分加入300 mL蒸馏水(制作基础液),硫酸亚铁和磷酸氢二钠分别加入20 mL和30 mL蒸馏水中,柠檬酸铋铵和亚硫酸钠分别加入另一份20 mL和30 mL蒸馏水中,琼脂加入600 mL蒸馏水中。然后分别搅拌均匀,煮沸溶解。冷至80℃左右时,先将硫酸亚铁和磷酸氢二钠混匀,倒入基础液中,混匀。将柠檬酸铋铵和亚硫酸钠混匀,倒入基础液中,再混匀。调节pH值至7.5±0.2,随即倾入琼脂液中,混合均匀,冷至50~55℃。加入煌绿溶液,充分混匀后立即倾注平皿。

注:本培养基不需要高压灭菌,在制备过程中不宜过分加热,避免降低其选择性,贮于室温暗处,超过48小时会降低其选择性。本培养基宜于当天制备,第二天使用。

13. 生理盐水

氯化钠	8.5 g
蒸馏水	1000 mL

制法:称取8.5 g氯化钠溶于1000 mL蒸馏水中,分装到试管内,每管10 mL,121℃、20分钟高压灭菌。

14. 胰酪胨大豆肉汤

胰酪胨(或胰蛋白胨)	17.0 g
植物蛋白胨(或大豆蛋白胨)	3.0 g

氯化钠	100.0 g
磷酸氢二钾	2.5 g
葡萄糖	2.5 g
蒸馏水	1 000 mL

制法:将上述成分混合后,加热溶解,调节 pH 值为 7.2～7.3,分装,121℃、20 分钟高压灭菌。

15. 沙氏葡萄糖琼脂培养基

动物组织胃胰蛋白酶水解物和胰酪胨等量混合物	10.0 g
葡萄糖	40.0 g
琼脂	15.0 g
蒸馏水	1 000 mL

制法:除葡萄糖、琼脂外,取上述成分混合,微温溶解,调节 pH 值,使灭菌后在 25℃的 pH 值为 5.6±0.2,加入琼脂,加热溶化后,再加入葡萄糖,摇匀,分装,灭菌。

16. 美蓝染色液

美蓝	0.025 g
氯化钠	0.9 g
氯化钾	0.042 g
六水氯化钙	0.048 g
碳酸氢钠	0.02 g
葡萄糖	1.0 g
蒸馏水	100 mL

17. Davis 基本液体培养基

葡萄糖	1.0 g
硫酸铵	1.0 g
柠檬酸三钠	0.5 g
磷酸二氢钾	2.0 g
硫酸镁	0.1 g
蒸馏水	1 000 mL

制法:将上述成分溶于蒸馏水,调节 pH 值至 7.0,121℃、20 分钟高压灭菌。

18. 乳糖蛋白胨培养基

蛋白胨	10.0 g
牛肉膏	3.0 g
乳糖	5.0 g
氯化钠	5.0 g
1.6%溴甲酚紫乙醇溶液	1 mL
蒸馏水	1 000 mL

制法:将蛋白胨、乳糖及牛肉膏加热溶解于1 000 mL 蒸馏水中,调节 pH 值为 7.2～7.4,加入指示剂后混匀,按检验要求分装于有小倒管的试管中。经 115℃(68.95 kPa)高压灭菌

20 分钟,贮存于暗处备用。

19. 二倍浓缩乳糖蛋白胨培养基

按上述乳糖蛋白胨培养基制法,除蒸馏水外,其他成分含量加倍。

20. 伊红美蓝培养基

蛋白胨	10.0 g
乳糖	10.0 g
磷酸氢二钾	2.0 g
琼脂	20.0 g
伊红水溶液(20 g/L)	20.0 mL
美蓝水溶液(5 g/L)	13.0 mL
蒸馏水	1 000 mL

制法:将蛋白胨、磷酸盐和琼脂溶解于蒸馏水中,调节 pH 值为 7.2,加入乳糖,混匀后分装,经 115 ℃高压灭菌 20 分钟。临用时加热融化琼脂,冷至 50～55 ℃,加入伊红和美蓝溶液,混匀后倾注平板。

21. 品红亚硫酸钠培养基

蛋白胨	10.0 g
酵母浸膏	5.0 g
牛肉膏	5.0 g
乳糖	10.0 g
琼脂	20.0 g
磷酸氢二钾	3.5 g
无水亚硫酸钠	5.0 g 左右
碱性品红乙醇溶液(50 g/L)	20.0 mL
蒸馏水	1 000 mL

制法:将琼脂加入蒸馏水中,加热溶解,再加入磷酸盐和蛋白胨,混匀,调节 pH 值为 7.2～7.4,趁热用脱脂棉过滤,再加入乳糖,混匀后分装至烧瓶内,经 115 ℃高压灭菌 20 分钟。

无菌吸取一定量的碱性品红乙醇溶液于灭菌空试管中,按比例称取无水亚硫酸钠于灭菌空试管中,加入少许灭菌水使其溶解,置沸水浴中煮沸灭菌 10 分钟。用灭菌吸管吸取亚硫酸钠溶液,滴加于碱性品红乙醇溶液试管中,至深红色褪为粉红色为止,将此混合液全部加入上述培养基中,充分混合而避免气泡产生,立刻倾注平板,待冷却凝固后置冰箱内冷藏备用(冰箱保存不宜超过 2 周,如培养基已由淡红色变成深红色,则不能使用)。

22. EC 培养基

胰蛋白胨	20.0 g
乳糖	5.0 g
3 号胆盐或混合胆盐	1.5 g
磷酸氢二钾	4.0 g
磷酸二氢钾	1.5 g
氯化钠	5.0 g

4-甲基伞形酮-β-D-葡萄糖醛酸苷(MUG)　　　　　0.05 g

制法:将干燥成分加入蒸馏水中,充分混匀,加热溶解,在 366 nm 紫外光下检查无自发荧光后分装于试管中,经 115℃高压灭菌 20 分钟,最终 pH 值为 6.9±0.2。

23. MFC 培养基

胰胨	10.0 g
多胨	5.0 g
酵母浸膏	3.0 g
氯化钠	5.0 g
乳糖	12.5 g
3 号胆盐或混合胆盐	1.5 g
琼脂	15.0 g
苯胺盐	0.2 g
蒸馏水	1 000 mL

制法:在 1 000 mL 蒸馏水中先加入含玫红酸(10 g/L)的 0.2 mol/L 氢氧化钠溶液 10 mL,混匀后取 500 mL 加入琼脂煮沸溶解,于另外 500 mL 蒸馏水中加入除苯胺蓝以外的其他试剂,加热溶解,倒入已溶解的琼脂,混匀调节 pH 值为 7.4,加入苯胺蓝煮沸,迅速离开热源,待冷却至 60℃左右,制成平板,不可高压灭菌。制好的培养基应存放于 2~10℃,不超过 96 小时。

本培养基也可不加琼脂,制成液体培养基,使用时加 2~3 mL 于灭菌吸收垫上,再将滤膜置于培养垫上培养。

24. 高氏 1 号琼脂培养基

硝酸钾	1.0 g
可溶性淀粉	20.0 g
磷酸氢二钾	0.5 g
硫酸镁($MgSO_4 \cdot 7H_2O$)	0.5 g
氯化钠	0.5 g
硫酸亚铁	0.01 g
琼脂	20.0 g
蒸馏水	1 000 mL

制法:调节 pH 值为 7.2~7.4,加热溶解,121℃灭菌 20 分钟,倒平板或摆斜面。

25. 马丁培养基

葡萄糖	1.0 g
蛋白胨	0.5 g
$KH_2PO_4 \cdot 3H_2O$	0.1 g
$MgSO_4 \cdot 7H_2O$	0.05 g
0.1% 孟加拉红溶液	0.33 mL
琼脂	1.5~2 g
蒸馏水	100 mL

制法:加热溶化,补足失水,之后分装、加塞、包扎。高压蒸汽灭菌 121℃ 灭菌 20 分钟。临用前,加热溶化培养基,等待冷至 60℃ 左右,按每 100 mL 培养基无菌操作加入 2 mL 的 2‰去氧胆酸钠溶液(预先灭菌,临用前加入)及 0.33 mL 的链霉素溶液(10 000 U/mL),迅速混匀。

26. 庖肉培养基

牛肉浸液	1 000 mL
蛋白胨	30.0 g
酵母膏	5.0 g
磷酸二氢钠	5.0 g
葡萄糖	3.0 g
可溶性淀粉	2.0 g
碎肉渣	适量

制法:称取新鲜的除去脂肪和筋膜的碎牛肉 500 g,加蒸馏水 1 000 mL 和 1 mol/L 氢氧化钠溶液 25 mL,搅拌煮沸 15 分钟,充分冷却,除去表层脂肪,澄清,过滤,加水补足至 1 000 mL。加入除碎肉渣外的各种成分,校正 pH 值为 7.8。

碎肉渣经水洗后晾至半干,分装 15 mm×150 mm 试管 2~3 cm 高,每管加入还原铁粉 0.1~0.2 g 或铁屑少许。将上述液体培养基分装至每管内超过肉渣表面约 1 cm。上面覆盖溶化的凡士林或液体石蜡 0.3~0.4 cm。121℃ 高压灭菌 15 分钟。

27. 胰胨-亚硫酸盐-环丝氨酸(TSC)琼脂

胰胨	15.0 g
大豆胨	5.0 g
酵母粉	5.0 g
焦亚硫酸钠	1.0 g
柠檬酸铁铵	1.0 g
琼脂	15.0 g
蒸馏水	900.0 mL
pH 值	7.6±0.2

制法:D-环丝氨酸溶液溶解,称取 1 g D-环丝氨酸溶于 200 mL 蒸馏水,膜过滤除菌后,于 4℃ 冷藏保存备用。

将基础成分加热煮沸至完全溶解,调节 pH 值,分装到 500 mL 烧瓶中,每瓶 250 mL,121℃ 高压灭菌 15 分钟,50±1℃ 保温备用。临用前每 250 mL 基础溶液中加入 20 mL D-环丝氨酸溶液,混匀,倾注平皿。

28. 硫乙醇酸盐流体培养基(FTG)

胰蛋白胨	15.0 g
L-胱氨酸	0.5 g
酵母粉	5.0 g
葡萄糖	5.0 g
氯化钠	2.5 g

硫乙醇酸钠	0.5 g
刃天青	0.001 g
琼脂	0.75 g
蒸馏水	1 000 mL
pH 值	7.1±0.2

制法:除葡萄糖和刃天青溶液外,取上述成分混合,微温溶解,调节 pH 值为弱碱性,煮沸,滤清,加入葡萄糖和刃天青溶液,摇匀,调节 pH 值,使灭菌后在 25℃ 的 pH 值为 7.1±0.2。分装至适宜的容器中,其装量与容器高度的比例应符合培养结束后培养基氧化层(粉红色)不超过培养基深度的 1/2。采用验证合格的灭菌程序灭菌。在供试样品接种前,培养基氧化层的高度不得超过培养基深度的 1/5,否则,须经 100℃ 水浴加热至粉红色消失(加热不超过 20 分钟),迅速冷却,只限加热一次,并防止被污染。

制备好的培养基应保存在 2~25℃、避光的环境,若保存于非密闭容器中,一般在 3 周内使用;若保存于密闭容器中,一般可在一年内使用。

29. 缓冲动力-硝酸盐培养基

蛋白胨	5.0 g
牛肉粉	3.0 g
硝酸钾	5.0 g
磷酸氢二钠	2.5 g
半乳糖	5.0 g
甘油	5.0 mL
琼脂	3.0 g
蒸馏水	1 000 mL
pH 值	7.3±0.2

制法:将以上成分加热煮沸至完全溶解,调节 pH 值,分装试管,每管 10 mL,121℃ 高压灭菌 15 分钟。临用前煮沸或流动蒸汽加热 15 分钟,迅速冷却至接种温度。

30. 乳糖-明胶培养基

蛋白胨	15.0 g
酵母粉	10.0 g
乳糖	10.0 g
酚红	0.05 g
明胶	120.0 g
蒸馏水	1 000 mL
pH 值	7.5±0.2

制法:加热溶解蛋白胨、酵母粉和明胶于 1 000 mL 蒸馏水中,调节 pH 值,加入乳糖和酚红。分装试管,每管 10 mL,121℃ 高压灭菌 10 分钟。如果当天不用,置于 4℃ 左右冷藏保存。临用前煮沸或流动蒸汽加热 15 分钟,迅速冷却至接种温度。

31. 含铁牛乳培养基

| 新鲜全脂牛奶 | 1 000 mL |

| 硫酸亚铁($FeSO_4 \cdot 7H_2O$) | 1.0 g |
| 蒸馏水 | 50.0 mL |

制法:将硫酸亚铁溶于蒸馏水中,不断搅拌,缓慢加入 1000 mL 牛奶中,混匀。分装大试管,每管 10 mL,118℃高压灭菌 12 分钟。本培养基必须新鲜配制。

32. 血琼脂培养基

蛋白胨	10.0 g
氯化钠	5.0 g
琼脂	20 g
脱纤维羊血	5～10 mL
蒸馏水	1 000 mL

制法:将蛋白胨、氯化钠加热溶化于蒸馏水中,校正 pH 值为 7.4～7.6,加入琼脂,121℃灭菌 20 分钟。待冷却至 50℃左右,以无菌操作加入脱纤维羊血,摇匀倾皿。

33. 结晶紫染色液

结晶紫	1.0 g
95%乙醇	20.0 mL
1%草酸铵水溶液	80.0 mL

制法:将结晶紫完全溶解于乙醇中,然后与草酸铵溶液混合。

34. 革兰碘液

碘	1.0 g
碘化钾	2.0 g
蒸馏水	300.0 mL

制法:将碘与碘化钾先进行混合,加入蒸馏水少许充分振摇,待完全溶解后,再加蒸馏水至 300 mL。

35. 沙黄复染液

沙黄	0.25 g
95%乙醇	10.0 mL
蒸馏水	90.0 mL

制法:将沙黄溶解于乙醇中,然后用蒸馏水稀释。

染色法:将涂片在酒精灯火焰上固定,滴加结晶紫染色液,染 1 分钟,水洗。滴加革兰碘液,作用 1 分钟,水洗。滴加 95%乙醇脱色,15～30 秒,直至染色液被洗掉,不要过分脱色,水洗。滴加复染液,复染 1 分钟。水洗、待干、镜检。

36. GVPC 液体培养基

(1) GVPC 添加剂

多黏菌素 B 硫酸盐	10.0 mg
万古霉素	0.5 mg
放线菌酮	80.0 mg

(2) BCYE 添加剂

| α-酮戊二酸 | 1.0 g |

N-2酰胺基-2胺基乙烷磺酸(ACES)	10.0 g
氢氧化钾	2.88 g
L-半胱氨酸盐酸盐	0.4 g
焦磷酸铁	0.25 g

（3）GVPC液体培养基

活性炭	2.0 g
酵母浸出粉	10.0 g
GVPC添加剂	
BCYE添加剂	
蒸馏水	1 000 mL

制法：将活性炭、酵母浸出粉加水至1 000 mL，121℃下高压灭菌15分钟，加入GVPC添加剂和BCYE添加剂，分装于灭菌后的离心管中备用。

37. 酵母提取液

酵母浸出粉	12.0 g
蒸馏水	1 000 mL

制法：将酵母浸出粉加水至1 000 mL，121℃下高压灭菌15分钟，分装于灭菌后的离心管中备用。

38. 盐酸氯化钾溶液

盐酸(0.2 mol/L)	3.9 mL
氯化钾(0.2 mol/L)	25.0 mL

制法：将上述成分混合，用1 mol/L氢氧化钾调整pH值为2.2±0.2，121℃下高压灭菌15分钟备用。

39. 四硫磺酸钠煌绿(TTB)增菌液

基础液

蛋白胨	10.0 g
牛肉膏	5.0 g
氯化钠	3.0 g
碳酸钙	45.0 g
蒸馏水	1 000 mL

制法：除碳酸钙外，将各成分加入蒸馏水中，煮沸溶解，再加入碳酸钙，调节pH值至7.0±0.2，高压灭菌121℃，20分钟。

制法：高压灭菌121℃，20分钟。

40. HE琼脂(Hektoen Enteric Agar)

蛋白胨	12.0 g
牛肉膏	3.0 g
乳糖	12.0 g
蔗糖	12.0 g
水杨素	2.0 g

胆盐	20.0 g
氯化钠	5.0 g
琼脂	18.0～20.0 g
蒸馏水	1 000 mL
0.4%溴麝香草酚蓝溶液	16.0 mL
andrade 指示剂	20.0 mL
甲液	20.0 mL
乙液	20.0 mL

制法:将前面 7 种成分溶解于 400 mL 蒸馏水内作为基础液;将琼脂加入 600 mL 蒸馏水中。然后分别搅拌均匀,煮沸溶解。加入甲液和乙液于基础液内,调节 pH 值至 7.5±0.2。再加入指示剂,并与琼脂液合并,待冷至 50～55℃倾注平皿。

注: ① 本培养基不需要高压灭菌,在制备过程中不宜过分加热,避免降低其选择性。

② 甲液的配制

硫代硫酸钠	34.0 g
柠檬酸铁铵	4.0 g
蒸馏水	100 mL

③ 乙液的配制

| 去氧胆酸钠 | 10.0 g |
| 蒸馏水 | 100 mL |

④ andrade 指示剂

酸性复红	0.5 g
1 mol/L 氢氧化钠溶液	16.0 mL
蒸馏水	100 mL

将复红溶解于蒸馏水中,加入氢氧化钠溶液。数小时后如复红褪色不全,再加氢氧化钠溶液 1～2 mL。

41. 木糖赖氨酸脱氧胆盐(XLD)琼脂

酵母膏	3.0 g
L-赖氨酸	5.0 g
木糖	3.75 g
乳糖	7.5 g
蔗糖	7.5 g
去氧胆酸钠	2.5 g
柠檬酸铁铵	0.8 g
硫代硫酸钠	6.8 g
氯化钠	5.0 g
琼脂	15.0 g
酚红	0.08 g
蒸馏水	1 000 mL

制法:除酚红和琼脂外,将其他成分加入 400 mL 蒸馏水中,煮沸溶解,调节 pH 值至 7.4±0.2。另将琼脂加入 600 mL 蒸馏水中,煮沸溶解。将上述两溶液混合均匀后,再加入指示剂,待冷至 50~55℃倾注平皿。

注:本培养基不需要高压灭菌,在制备过程中不宜过分加热,避免降低其选择性,贮于室温暗处。本培养基宜于当天制备,第二天使用。

42. 三糖铁(TSI)琼脂

蛋白胨	20.0 g
牛肉膏	5.0 g
乳糖	10.0 g
蔗糖	10.0 g
葡萄糖	1.0 g
硫酸亚铁铵(含 6 个结晶水)	0.2 g
酚红 0.025 g 或 5.0 g/L 溶液	5.0 mL
氯化钠	5.0 g
硫代硫酸钠	0.2 g
琼脂	12.0 g
蒸馏水	1000 mL

制法:除酚红和琼脂外,将其他成分加入 400 mL 蒸馏水中,煮沸溶解,调节 pH 值至 7.4±0.2。另将琼脂加入 600 mL 蒸馏水中,煮沸溶解。将上述两溶液混合均匀后,再加入指示剂,混匀,分装试管,每管 2~4 mL,高压灭菌 121℃ 10 分钟或 115℃ 15 分钟,灭菌后制成高层斜面,呈橘红色。

43. 氰化钾(KCN)培养基

蛋白胨	10.0 g
氯化钠	5.0 g
磷酸二氢钾	0.225 g
磷酸氢二钠	5.64 g
蒸馏水	1000 mL
0.5%氰化钾	20.0 mL

制法:将除氰化钾以外的成分加入蒸馏水中,煮沸溶解,分装后 121℃高压灭菌 15 分钟。放在冰箱内使其充分冷却。每 100 mL 培养基加入 0.5%氰化钾溶液 2 mL,最后浓度为 1∶10 000,分装于无菌试管内,每管约 4 mL,立刻用无菌橡皮塞塞紧,放在 4℃冰箱内,至少可保存 2 个月。同时,将不加氰化钾的培养基作为对照培养基,分装试管备用。

试验方法:将琼脂培养物接种于蛋白胨水内成为稀释菌液,挑取 1 环接种于氰化钾(KCN)培养基。并另挑取 1 环接种于对照培养基。在 36±1℃培养 1~2 天,观察结果。如有细菌生长为阳性(不抑制),经 2 天细菌不生长为阴性(抑制)。

注:氰化钾是剧毒药,使用时应小心,切勿沾染,以免中毒。夏天分装培养基应在冰箱内进行。试验失败的主要原因是封口不严,氰化钾逐渐分解,产生氢氰酸气体逸出,以致药物浓度降低,细菌生长,因而造成假阳性反应。试验时对每一环节都要特别注意。

44. 赖氨酸脱羧酶试验培养基

蛋白胨	5.0 g
酵母浸膏	3.0 g
葡萄糖	1.0 g
蒸馏水	1000 mL
0.6%溴甲酚紫乙醇溶液	1.0 mL
L-赖氨酸或 DL-赖氨酸	0.5 g/100 mL 或 1.0 g/100 mL

制法:除赖氨酸以外的成分加热溶解后,分装每瓶 100 mL,分别加入赖氨酸。L-赖氨酸按 0.5%加入,DL-赖氨酸按 1%加入。调节 pH 值至 6.8±0.2。对照培养基不加赖氨酸。分装于无菌的小试管内,每管 0.5 mL,上面滴加一层液体石蜡,115℃高压灭菌 10 分钟。

试验方法:从琼脂斜面上挑取培养物接种,于 36±1℃培养 18～42 小时,观察结果。氨基酸脱羧酶阳性者由于产碱,培养基应呈紫色。阴性者无碱性产物,但因葡萄糖产酸而使培养基变为黄色。对照管应为黄色。

45. 邻硝基酚 β-D 半乳糖苷(OPNG)培养基

邻硝基酚 β-D 半乳糖苷(OPNG)	60.0 mg
0.01 mol/L 磷酸钠缓冲液(pH 7.5)	10.0 mL
1%蛋白胨水(pH 7.5)	30.0 mL

制法:将 ONPG 溶于缓冲液内,加入蛋白胨水,以过滤法除菌,分装于无菌的小试管内,每管 0.5 mL,用橡皮塞塞紧。

试验方法:自琼脂斜面上挑取培养物 1 满环接种于 36±1℃培养 1～3 小时和 24 小时观察结果。如果 β-半乳糖苷酶产生,则于 1～3 小时变黄色,如无此酶产生则 24 小时不变色。

46. 丙二酸钠培养基

酵母浸膏	1.0 g
硫酸铵	2.0 g
磷酸氢二钾	0.6 g
磷酸二氢钾	0.4 g
氯化钠	2.0 g
丙二酸钠	3.0 g
0.2%溴麝香草酚蓝溶液	12.0 mL
蒸馏水	1000 mL

制法:除指示剂以外的成分溶解于水,调节 pH 值至 6.8±0.2,再加入指示剂,分装试管,121℃高压灭菌 15 分钟。

试验方法:用新鲜的琼脂培养物接种,于 36±1℃培养 48 小时,观察结果。阳性者由绿色变为蓝色。

47. 志贺菌增菌肉汤-新生霉素(Shigellabroth)

(1)志贺菌增菌肉汤

胰蛋白胨	20.0 g
葡萄糖	1.0 g

磷酸氢二钾	2.0 g
磷酸二氢钾	2.0 g
氯化钠	5.0 g
吐温 80(Tween80)	1.5 mL
蒸馏水	1000 mL

制法:将以上成分混合加热溶解,冷却至 25℃左右校正 pH 值至 7.0±0.2,分装适当的容器,121℃灭菌 15 分钟。取出后冷却至 50～55℃,加入除菌过滤的新生霉素溶液（0.5 μg/mL）,分装 225 mL 备用。注:如不立即使用,在 2～8℃条件下可储存一个月。

（2）新生霉素溶液

新生霉素	25.0 mg
蒸馏水	1000 mL

制法:将新生霉素溶解于蒸馏水中,用 0.22 μm 过滤膜除菌,如不立即使用,在 2～8℃条件下可储存一个月。临用时每 225 mL 志贺菌增菌肉汤加入 5 mL 新生霉素溶液,混匀。

48. 麦康凯(MAC)琼脂

蛋白胨	20.0 g
乳糖	10.0 g
3 号胆盐	1.5 g
氯化钠	5.0 g
中性红	0.03 g
结晶紫	0.001 g
琼脂	15.0 g
蒸馏水	1000 mL

制法:将以上成分混合加热溶解,冷却至 25℃左右,校正 pH 值至 7.2±0.2,分装,121℃高压灭菌 15 分钟。冷却至 45～50℃,倾注平板。注:如不立即使用,在 2～8℃条件下可储存两周。

49. 葡萄糖铵培养基

氯化钠	5.0 g
硫酸镁($MgSO_4 \cdot 7H_2O$)	0.2 g
磷酸二氢铵	1.0 g
磷酸氢二钾	1.0 g
葡萄糖	2.0 g
琼脂	20.0 g
0.2%溴麝香草酚蓝水溶液	40.0 mL
蒸馏水	1000 mL

制法:先将盐类和糖溶解于水内,校正 pH 值至 6.8±0.2,再加琼脂,加热溶解,然后加入指示剂。混合均匀后分装试管,121℃高压灭菌 15 分钟。制成斜面备用。

试验方法:用接种针轻轻触及培养物的表面,在盐水管内做成极稀的悬液,肉眼观察不到混浊,以每一接种环内含菌数在 20～100 为宜。将接种环灭菌后挑取菌液接种,同时再以同法接种普通斜面一支作为对照。于36±1℃培养24小时。阳性者葡萄糖铵斜面上有正常大小的菌落生长;阴性者不生长,但在对照培养基上生长良好。如在葡萄糖铵斜面生长极微小的菌落可视为阴性结果。

注:容器使用前应用清洁液浸泡。再用清水、蒸馏水冲洗干净,并用新棉花做成棉塞,干热灭菌后使用。如果操作时不注意,有杂质污染时,易造成假阳性的结果。

50. β-半乳糖苷酶培养基

（1）液体法（ONPG 法）

邻硝基苯 β-D-半乳糖苷（ONPG）	60.0 mg
0.01 mol/L 磷酸钠缓冲液（pH7.5±0.2）	10.0 mL
1%蛋白胨水（pH7.5±0.2）	30.0 mL

制法:将 ONPG 溶于缓冲液内,加入蛋白胨水,以过滤法除菌,分装于 10 mm×75 mm 试管内,每管 0.5 mL,用橡皮塞塞紧。

试验方法:自琼脂斜面挑取培养物一满环接种,于36±1℃培养 1～3 小时和 24 小时观察结果。如果 β-D-半乳糖苷酶产生,则于 1～3 小时变黄色,如无此酶产生则 24 小时不变色。

（2）平板法（X-Gal 法）

蛋白胨	20.0 g
氯化钠	3.0 g
5-溴-4-氯-3-吲哚-β-D-半乳糖苷（X-Gal）	200.0 mg
琼脂	15.0 g
蒸馏水	1000 mL

制法:将各成分加热煮沸于 1 L 水中,冷却至 25℃左右,校正 pH 值至 7.2±0.2,115℃高压灭菌 10 分钟。倾注平板避光冷藏备用。

试验方法:挑取琼脂斜面培养物接种于平板,划线和点种均可,于36±1℃培养 18～24 小时观察结果。如果 β-D 半乳糖苷酶产生,则平板上培养物颜色变蓝色,如无此酶则培养物为无色或不透明色,培养 48～72 小时后有部分转为淡粉红色。

51. 氨基酸脱羧酶试验培养基

蛋白胨	5.0 g
酵母浸膏	3.0 g
葡萄糖	1.0 g
1.6%溴甲酚紫-乙醇溶液	1.0 mL
L 型或 DL 型赖氨酸和鸟氨酸	0.5 g/100 mL 或 1.0 g/100 mL
蒸馏水	1000 mL

制法:除氨基酸以外的成分加热溶解后,分装每瓶 100 mL,分别加入赖氨酸和鸟氨酸。L-氨基酸按 0.5%加入,DL-氨基酸按 1%加入,再校正 pH 值至6.8±0.2。对照培养基不加氨基酸。分装于灭菌的小试管内,每管 0.5 mL,上面滴加一层石蜡油,115℃高压灭菌 10 分钟。

试验方法:从琼脂斜面上挑取培养物接种,于36±1℃培养 18～24 小时,观察结果。氨基酸脱羧酶阳性者由于产碱,培养基应呈紫色。阴性者无碱性产物,但因葡萄糖产酸而使培养基变为黄色。阴性对照管应为黄色,空白对照管为紫色。

52. 西蒙氏柠檬酸盐培养基

氯化钠	5.0 g
硫酸镁($MgSO_4 \cdot 7H_2O$)	0.2 g
磷酸二氢铵	1.0 g
磷酸氢二钾	1.0 g
柠檬酸钠	5.0 g
琼脂	20.0 g
0.2%溴麝香草酚蓝溶液	40.0 mL
蒸馏水	1000 mL

制法:先将盐类溶解于水内,调节 pH 值为 6.8±0.2,加入琼脂,加热溶化。然后加入指示剂,混合均匀后分装试管,121℃灭菌 15 分钟。制成斜面备用。

试验方法:挑取少量琼脂培养物接种,于 36±1℃培养 4 天,每天观察结果。阳性者斜面上有菌落生长,培养基从绿色转为蓝色。

53. 沙门菌属显色培养基

蛋白胨	19.6 g
酵母膏粉	3.0 g
氯化钠	5.0 g
抑菌剂	1.5 g
琼脂	12.0 g
混合色素	6.4 g
蒸馏水	1000 mL

制法:将琼脂以外的各成分溶解于蒸馏水内,调节 pH 值为 6.8~7.2,加入琼脂,加热煮沸,使琼脂溶化。分装至锥形瓶,121℃高压灭菌 15 分钟,备用。

54. 蛋白胨水

蛋白胨(或胰蛋白胨)	20.0 g
氯化钠	5.0 g
蒸馏水	1000 mL

制法:将上述成分加入蒸馏水中,煮沸溶解,调节 pH 值至 7.12~7.16,分装小试管,121℃高压灭菌 15 分钟,备用。

55. 磷酸盐缓冲液(PBS)

磷酸二氢钾	34.0 g
蒸馏水	500.0 mL

制法:贮存液:称取 34.0 g 的磷酸二氢钾溶于 500 mL 蒸馏水中,用大约 175 mL 的 1 mol/L 氢氧化钠溶液调节 pH 值至 7.2,用蒸馏水稀释至 1000 mL 后,贮存于冰箱。稀释液:取贮存液 1.25 mL,用蒸馏水稀释至 1000 mL,分装于适宜容器中,121℃高压灭菌 15 分钟。

56. 甘露醇卵黄多黏菌素(MYP)琼脂

蛋白胨	10.0 g
牛肉粉	1.0 g

D-甘露醇	10.0 g
氯化钠	10.0 g
琼脂粉	12.0～15.0 g
0.2%酚红溶液	13.0 mL
50%卵黄液	50.0 mL
多黏菌素 B	100 000 IU
蒸馏水	950.0 mL

制法:将上述前 5 种成分加入 950 mL 蒸馏水中,加热溶解,校正 pH 值至 7.3±0.1,加入酚红溶液。分装,每瓶 95 mL,121℃ 高压灭菌 15 分钟。临用时加热溶化琼脂,冷却至 50℃,每瓶加入 50%卵黄液 5 mL 和浓度为 10 000 IU 的多黏菌素 B 溶液 1 mL,混匀后倾注平板。

57. 50%卵黄液

取鲜鸡蛋,用硬刷将蛋壳彻底洗净,沥干,于 70%乙醇中浸泡 30 分钟。用无菌操作取出卵黄,加入等量灭菌生理盐水,混匀后备用。

58. 多黏菌素 B 溶液

在 50 mL 灭菌蒸馏水中溶解 500 000 IU 的无菌硫酸盐多黏菌素 B。

59. 胰酪胨大豆多黏菌素肉汤

胰酪胨(或酪蛋白胨)	17.0 g
植物蛋白胨(或大豆蛋白胨)	3.0 g
氯化钠	5.0 g
无水磷酸氢二钾	2.5 g
葡萄糖	2.5 g
多黏菌素 B	100 IU/mL
蒸馏水	1000 mL

制法:将上述前 5 种成分加入蒸馏水中,加热溶解,校正 pH 值至 7.3±0.2,121℃ 高压灭菌 15 分钟。临用时加入多黏菌素 B 溶液混匀即可。

60. 动力培养基

胰酪胨(或酪蛋白胨)	10.0 g
酵母粉	2.5 g
葡萄糖	5.0 g
无水磷酸氢二钠	2.5 g
琼脂粉	3.0～5.0 g
蒸馏水	1000 mL

制法:将上述成分加入蒸馏水,校正 pH 值至 7.2±0.2,加热溶解。分装每管 2～3 mL。115℃ 高压灭菌 20 分钟,备用。

试验方法:用接种针挑取培养物穿刺接种于动力培养基中,30±1℃ 培养 48±2 小时。蜡样芽胞杆菌应沿穿刺线呈扩散生长,而蕈状芽胞杆菌常常呈绒毛状生长,形成蜂巢状扩散。动力试验也可用悬滴法检查。蜡样芽胞杆菌和苏云金芽胞杆菌通常运动极为活泼,而炭疽杆菌则不运动。

61. 硝酸盐肉汤

蛋白胨	5.0 g
硝酸钾	0.2 g
蒸馏水	1 000 mL

制法:将上述成分溶解于蒸馏水。校正 pH 值至 7.4,分装每管 5 mL,121℃高压灭菌 15 分钟。

62. 酪蛋白琼脂

酪蛋白	10.0 g
牛肉粉	3.0 g
无水磷酸氢二钠	2.0 g
氯化钠	5.0 g
琼脂粉	12.0~15.0 g
蒸馏水	1 000 mL
0.4%溴麝香草酚蓝溶液	12.5 mL

制法:除溴麝香草酚蓝溶液外,将上述各成分溶于蒸馏水中,加热溶解(酪蛋白不会溶解)。校正 pH 值至 7.4±0.2,加入溴麝香草酚蓝溶液,121℃高压灭菌 15 分钟后倾注平板。

试验方法:用接种环挑取可疑菌落,点种于酪蛋白琼脂培养基上,36±1℃培养 48±2 小时,阳性反应菌落周围培养基应出现澄清透明区(表示产生酪蛋白酶)。阴性反应时应继续培养 72 小时再观察。

63. 硫酸锰营养琼脂培养基

胰蛋白胨	5.0 g
葡萄糖	5.0 g
酵母浸膏	5.0 g
磷酸氢二钾	4.0 g
3.08%硫酸锰($MnSO_4 \cdot H_2O$)	1.0 mL
琼脂粉	12.0~15.0 g
蒸馏水	1 000 mL

制法:将上述成分溶解于蒸馏水。校正 pH 值至 7.2±0.2。121℃高压灭菌 15 分钟,备用。

64. 0.5%碱性复红

碱性复红	0.5 g
乙醇	20.0 mL
蒸馏水	80.0 mL

制法:取碱性复红 0.5 g 溶解于 20 mL 乙醇中,再用蒸馏水稀释至 100 mL,滤纸过滤后储存备用。

65. 胰蛋白胨生理盐水稀释液(TPS)

胰蛋白胨	1.0 g

氯化钠	8.5 g

制法:先用 900 mL 以上蒸馏水溶解,并调节 pH 值在 7.0±0.2(20℃),最终用蒸馏水加至 1000 mL,分装后,经 121℃ 压力蒸气灭菌后使用。

66. V-P 培养基

磷酸氢二钾	5.0 g
蛋白胨	7.0 g
葡萄糖	5.0 g
氯化钠	5.0 g
蒸馏水	1000 mL

制法:将上述成分溶解于蒸馏水。校正 pH 值至 7.0±0.2,分装每管 1 mL。115℃ 高压灭菌 20 分钟,备用。

试验方法:用营养琼脂培养物接种于本培养基中,36±1℃ 培养 48～72 小时。加入 6% α-萘酚-乙醇溶液 0.5 mL 和 40% 氢氧化钾溶液 0.2 mL,充分振摇试管,观察结果,阳性反应立即或于数分钟内出现红色。如为阴性,应放在 36±1℃ 培养 4 小时再观察。

67. 胰酪胨大豆羊血(TSSB)琼脂

胰酪胨(或酪蛋白胨)	15.0 g
植物蛋白胨(或大豆蛋白胨)	5.0 g
氯化钠	5.0 g
无水磷酸氢二钾	2.5 g
葡萄糖	2.5 g
琼脂粉	12.0～15.0 g
蒸馏水	1000 mL

制法:将上述各成分于蒸馏水中加热溶解。校正 pH 值至 7.2±0.2,分装每瓶 100 mL。121℃ 高压灭菌 15 分钟。水浴中冷却至 45～50℃,每 100 mL 加入 5～10 mL 无菌脱纤维羊血,混匀后倾注平板。

68. 溶菌酶营养肉汤

牛肉粉	3.0 g
蛋白胨	5.0 g
蒸馏水	990.0 mL
0.1% 溶菌酶溶液	10.0 mL

制法:除溶菌酶溶液外,将上述成分溶解于蒸馏水。校正 pH 值至 6.8±0.1,分装每瓶 99 mL。121℃ 高压灭菌 15 分钟。每瓶加入 0.1% 溶菌酶溶液 1 mL,混匀后分装灭菌试管,每管 2.5 mL。0.1% 溶菌酶溶液配制:在 65 mL 灭菌的 0.1 mol/L 盐酸中加入 0.1 g 溶菌酶,隔水煮沸 20 分钟溶解后,再用灭菌的 0.1 mol/L 盐酸稀释至 100 mL。或者称取 0.1 g 溶菌酶溶于 100 mL 的无菌蒸馏水后,用孔径为 0.45 μm 的硝酸纤维膜过滤。使用前测试是否无菌。

试验方法:用接种环取纯菌悬液一环,接种于溶菌酶肉汤中,36±1℃ 培养 24 小时。蜡样芽胞杆菌在本培养基(含 0.001% 溶菌酶)中能生长。如出现阴性反应,应继续培养 24 小时。

69. 明胶培养基

蛋白胨	5.0 g
牛肉粉	3.0 g
明胶	120.0 g
蒸馏水	1 000 mL

制法:将上述成分混合,置于流动蒸汽灭菌器内,加热溶解,校正 pH 值至 7.4～7.6,过滤。分装试管,121℃高压灭菌 10 分钟,备用。

试验方法:挑取可疑菌落接种于明胶培养基,36±1℃培养 24±2 小时,取出,2～8℃放置 30 分钟,取出,观察明胶液化情况。

70. 氯化钠肉汤(75 g/L)

蛋白胨	10.0 g
牛肉膏	3.0 g
氯化钠	75.0 g
蒸馏水	1 000 mL

制法:将上述成分加热溶解,调节 pH 值为 7.4,分装,121℃、20 分钟高压灭菌。

71. Baird Parker 平板

胰蛋白胨	10.0 g
牛肉膏	5.0 g
酵母浸膏	1.0 g
丙酮酸钠	10.0 g
甘氨酸	12.0 g
氯化锂($LiCl \cdot 6H_2O$)	5.0 g
琼脂	20.0 g
蒸馏水	950 mL

制法:增菌剂的配制:卵黄盐水(30%,体积分数)50 mL 与除菌过滤的亚碲酸钾溶液(质量浓度＝1%)10 mL 混合,保存于冰箱内。

将各成分加到蒸馏水中,加热煮沸完全溶解,冷至 25℃,校正 pH 值至 7.0±0.2。分每瓶 95 mL,121℃、20 分钟高压灭菌,临用时加热熔化琼脂,每 95 mL 加入预热至 50℃的卵黄亚碲酸钾增菌剂 5 mL,摇匀后倾注平板。培养基应是致密不透明的。使用前在冰箱储存,不得超过 48 小时。

72. 脑心浸出液肉汤(BHI)

胰蛋白质胨	10.0 g
氯化钠	5.0 g
磷酸氢二钠($12H_2O$)	2.5 g
葡萄糖	2.0 g
牛心浸出液	500 mL

制法:加热溶解,调节 pH 值至 7.2～7.6,分装 16 mm×160 mm 试管,每管 5 mL。121℃高压灭菌 15 分钟,备用。

73. 3%氯化钠碱性蛋白胨水

蛋白胨	10.0 g
氯化钠	30.0 g
蒸馏水	1 000 mL

制法:将上述成分溶于蒸馏水中,校正 pH 值至 8.5±0.2,121℃高压灭菌 10 分钟。

74. 硫代硫酸盐-柠檬酸盐-胆盐-蔗糖(TCBS)琼脂

蛋白胨	10.0 g
酵母浸膏	5.0 g
柠檬酸钠($C_6H_5O_7Na_3 \cdot 2H_2O$)	10.0 g
硫代硫酸钠($Na_2S_2O_3 \cdot 5H_2O$)	10.0 g
氯化钠	10.0 g
牛胆汁粉	5.0 g
柠檬酸铁	1.0 g
胆酸钠	3.0 g
蔗糖	20.0 g
溴麝香草酚蓝	0.04 g
麝香草酚蓝	0.04 g
琼脂	15.0 g
蒸馏水	1 000 mL

制法:将上述中成分溶于蒸馏水中,校正 pH 值至 8.6±0.2,加热煮沸至完全溶解。冷至 50℃左右倾注平板备用。

75. 3%氯化钠胰蛋白胨大豆琼脂

胰蛋白胨	15.0 g
大豆蛋白胨	5.0 g
氯化钠	30.0 g
琼脂	15.0 g
蒸馏水	1 000 mL

制法:将上述成分溶于蒸馏水中,校正 pH 值至 7.3±0.2,121℃高压灭菌 15 分钟。

76. 3%氯化钠三糖铁琼脂

蛋白胨	15.0 g
蛋白际	5.0 g
牛肉膏	3.0 g
酵母浸膏	3.0 g
氯化钠	30.0 g
乳糖	10.0 g
蔗糖	10.0 g
葡萄糖	1.0 g
硫酸亚铁($FeSO_4$)	0.2 g

苯酚红	0.024 g
硫代硫酸钠（$Na_2S_2O_3$）	0.3 g
琼脂	12.0 g
蒸馏水	1000 mL

制法：将上述成分溶于蒸馏水中，校正 pH 值至 7.4±0.2。分装到适当容量的试管中。121℃高压灭菌 15 分钟。制成高层斜面，斜面长 4～5 cm，高层深度为 2～3 cm。

77. 嗜盐性试验培养基

胰蛋白胨	10.0 g
氯化钠	按不同量加入
蒸馏水	1000 mL

制法：将上述成分溶于蒸馏水中，校正 pH 值至 7.2±0.2，共配制 5 瓶，每瓶 100 mL。每瓶分别加入不同量的氯化钠：①不加；②3 g；③6 g；④8 g；⑤10 g。分装试管，121℃高压灭菌 15 分钟。

78. 3%氯化钠甘露醇试验培养基

牛肉膏	5.0 g
蛋白胨	10.0 g
氯化钠	30.0 g
磷酸氢二钠（$Na_2HPO_4 \cdot 12H_2O$）	2.0 g
甘露醇	5.0 g
溴麝香草酚蓝	0.024 g
蒸馏水	1000 mL

制法：将上述中成分溶于蒸馏水中，校正 pH 值至 7.4±0.2，分装小试管，121℃高压灭菌 10 分钟。

试验方法：从琼脂斜面上挑取培养物接种，于 36±1℃培养不少于 24 小时，观察结果。甘露醇阳性则培养物呈黄色，阴性则为绿色或蓝色。

79. 3%氯化钠赖氨酸脱羧酶试验培养基

蛋白胨	5.0 g
酵母浸膏	3.0 g
葡萄糖	1.0 g
溴甲酚紫	0.02 g
L-赖氨酸	5.0 g
氯化钠	30.0 g
蒸馏水	1000 mL

制法：除赖氨酸以外的成分溶于蒸馏水中，校正 pH 值至 6.8±0.2。再按 0.5%的比例加入赖氨酸，对照培养基不加赖氨酸。分装小试管，每管 0.5 mL，121℃高压灭菌 15 分钟。

试验方法：从琼脂斜面上挑取培养物接种，于 36±1℃培养不少于 24 小时，观察结果。赖氨酸脱羧酶阳性者由于产碱中和葡萄糖产酸，故培养基仍应呈紫色。阴性者无碱性产物，但因葡萄糖产酸而使培养基变为黄色。对照管应为黄色。

80. 3%氯化钠 MR－VP 培养基

多胨	7.0 g
葡萄糖	5.0 g
磷酸氢二钾（K_2HPO_4）	5.0 g
氯化钠	30.0 g
蒸馏水	1 000 mL

制法:将上述成分溶于蒸馏水中,校正 pH 值至 6.9±0.2,分装试管,121℃高压灭菌 15 分钟。

81. 3%氯化钠溶液

氯化钠	30.0 g
蒸馏水	1 000 mL

制法:将氯化钠溶于蒸馏水中,校正 pH 值至 7.2±0.2,121℃高压灭菌 15 分钟。

82. 我妻氏血琼脂

酵母浸膏	3.0 g
蛋白胨	10.0 g
氯化钠	70.0 g
磷酸氢二钾（K_2HPO_4）	5.0 g
甘露醇	10.0 g
结晶紫	0.001 g
琼脂	15.0 g
蒸馏水	1 000 mL

制法:将上述成分溶于蒸馏水中,校正 pH 值至 8.0±0.2,加热至 100℃,保持 30 分钟,冷至 45～50℃,与 50 mL 预先洗涤的新鲜的人或兔红细胞(含抗凝血剂)混合,倾注平板。干燥平板,尽快使用。

83. ONPG 试剂

（1）缓冲液

磷酸二氢钠（$NaH_2PO_4 \cdot H_2O$）	6.9 g
蒸馏水加至	50.0 mL

制法:将磷酸二氢钠溶于蒸馏水中,校正 pH 值至 7.0。缓冲液置 2～5℃冰箱保存。

（2）ONPG 溶液

邻硝基酚-β-D-半乳糖苷（ONPG）	0.08 g
蒸馏水	15.0 mL
缓冲液	5.0 mL

制法:将 ONPG 在 37℃的蒸馏水中溶解,加入缓冲液。ONPG 溶液置于 2～5℃冰箱内保存。试验前,将所需用量的 ONPG 溶液加热至 37℃。

试验方法:将待检培养物接种 3‰氯化钠三糖铁琼脂,36±1℃培养 18 小时。挑取 1 满环新鲜培养物接种于 0.25 mL 3‰氯化钠溶液,在通风橱中,滴加 1 滴甲苯,摇匀后置于 37℃水浴 5 分钟。加 0.25 mL ONPG 溶液,36±1℃培养观察 24 小时。阳性结果呈黄色。阴性结果则 24 小时不变色。

84. Voges-Proskauer(V-P)试剂

(1) 甲液

α-萘酚	5.0 g
无水乙醇	100.0 mL

(2) 乙液

氢氧化钾	40.0 g
用蒸馏水加至	100.0 mL

试验方法:将 3%氯化钠胰蛋白胨大豆琼脂生长物接种 3%氯化钠 MR-VP 培养基,36±1℃培养 48 小时。取 1 mL 培养物,转放到一个试管内,加 0.6 mL 甲液,摇动。加 0.2 mL 乙液,摇动。加入 3 mg 肌酸结晶,4 小时后观察结果。阳性结果呈现伊红的粉红色。

85. 弧菌显色培养基

蛋白胨	18.8 g
酵母膏粉	5.0 g
蔗糖	20.0 g
氯化钠	10.0 g
抑菌剂	1.5 g
琼脂	13.0 g
混合色素	3.0 g
蒸馏水	1 000 mL

制法:将琼脂以外的各成分溶解于蒸馏水内,调 pH 值为 8.8～9.2,加入琼脂,加热煮沸,使琼脂溶化。分装至锥形瓶,121℃高压灭菌 15 分钟,备用。

86. MRS 培养基

蛋白胨	10.0 g
牛肉粉	5.0 g
酵母粉	4.0 g
葡萄糖	20.0 g
吐温 80	1.0 mL
$K_2HPO_4 \cdot 7H_2O$	2.0 g
醋酸钠·$3H_2O$	5.0 g
柠檬酸三铵	2.0 g
$MgSO_4 \cdot 7H_2O$	0.2 g
$MnSO_4 \cdot 4H_2O$	0.05 g
琼脂粉	15.0 g

制法:将以上成分加入 1 000 mL 蒸馏水中加热溶解,调节 pH 值至 6.2±0.2,分装后 121℃高压灭菌 15～20 分钟。

87. 莫匹罗星锂盐和半胱氨酸盐酸盐改良 MRS 培养基

制法:莫匹罗星锂盐储备液制备:称取 50 mg 莫匹罗星锂盐加入 50 mL 蒸馏水中,用

0.22 μm 微孔滤膜过滤除菌。

半胱氨酸盐酸盐储备液制备：称取 250 mg 半胱氨酸盐酸盐加入 50 mL 蒸馏水中,用 0.22 μm 微孔滤膜过滤除菌。

将以上 MRS 培养基成分加入 950 mL 蒸馏水中,加热溶解,调节 pH 值,分装后 121℃高压灭菌 15～20 分钟。

临用时加热熔化琼脂,在水浴中冷却至 48℃。用带有 0.22 μm 微孔滤膜的注射器将莫匹罗星锂盐储备液及半胱氨酸盐酸盐储备液制备加入熔化琼脂中,使培养基中莫匹罗星锂盐的浓度为 50 μg/mL,半胱氨酸盐酸盐的浓度为 500 μg/mL。

88. MC 培养基

大豆蛋白胨	5.0 g
牛肉粉	3.0 g
酵母粉	3.0 g
葡萄糖	20.0 g
乳糖	20.0 g
碳酸钙	10.0 g
琼脂	15.0 g
蒸馏水	1000 mL
1%中性红溶液	5.0 mL

制法:将前面 7 种成分加入蒸馏水中,加热溶解,调节 pH 值至 6.0±0.2,加入中性红溶液,分装后 121℃高压灭菌 15～20 分钟。

89. SCDLP 液体培养基

酪蛋白胨	17.0 g
大豆蛋白胨	3.0 g
氯化钠	5.0 g
磷酸氢二钾	2.5 g
葡萄糖	1.0 g
卵磷脂	1.0 g
吐温 80	7.0 g
蒸馏水	1000 mL

制法:先将卵磷脂在少量蒸馏水中加温热溶解后,再与其他成分混合,加热溶解,调节 pH 值为 7.2～7.3,分装,121℃高压灭菌 20 分钟,振荡使沉淀与底层的吐温 80 充分混合,冷却至 25℃左右使用,如无酪蛋白胨和大豆蛋白胨,也可用多胨代替。

90. 十六烷基三甲基溴化铵琼脂培养基

牛肉膏	3.0 g
蛋白胨	10.0 g
十六烷基三甲基溴化铵	0.3 g
琼脂	20.0 g
蒸馏水	1000 mL

制法:除琼脂外,将上述成分混合加热溶解,调节 pH 值为 7.4～7.6,加入琼脂,115℃高压灭菌 20 分钟,倾注平板备用。

91. 乙酰胺培养基

乙酰胺	10.0 g
氯化钠	5.0 g
无水磷酸氢二钾	1.39 g
无水磷酸二氢钾	0.73 g
硫酸镁($MgSO_4 \cdot H_2O$)	0.5 g
酚红	0.012 g 或 1.2% 溶液,1 mL
琼脂	20.0 g
蒸馏水	1 000 mL

制法:除琼脂、酚红外,将其他成分加到蒸馏水中,加热溶解,调节 pH 值为 7.2,加入琼脂、酚红,121℃高压灭菌 20 分钟,倾注平板备用。

92. 绿脓色素测定培养基

蛋白胨	20.0 g
氯化镁	1.4 g
硫酸钾	10.0 g
琼脂	18.0 g
甘油(化学纯)	10.0 g
蒸馏水	1 000 mL

制法:将蛋白胨、氯化镁和硫酸钾加到蒸馏水中,加温使其溶解,调节 pH 值为 7.4,加入琼脂和甘油,加热溶解,分装于试管内,115℃高压灭菌 20 分钟,制成斜面备用。

93. 明胶培养基

牛肉膏	3.0 g
蛋白胨	5.0 g
明胶	120.0 g
蒸馏水	1 000 mL

制法:将各成分加到蒸馏水中浸泡 20 分钟,随时搅拌加温使之溶解,调节 pH 值为 7.4,分装于试管内,经 115℃(68.9 kPa)高压灭菌 20 分钟,制成半固体备用。

94. 硝酸盐蛋白胨水培养基

蛋白胨	10.0 g
酵母浸膏	3.0 g
硝酸钾	2.0 g
亚硝酸钠	0.5 g
蒸馏水	1 000 mL

制法:将蛋白胨和酵母浸膏加到蒸馏水中,加热使之溶解,调节 pH 值为 7.2,煮沸过滤后补足液量,加入硝酸钾和亚硝酸钠,溶解混匀,分装到加有小倒管的试管中,经 115℃高压灭菌 20 分钟后备用。

95. 胰酪大豆胨液体培养基

胰酪胨	17.0 g
大豆木瓜蛋白酶水解物	3.0 g
葡萄糖	2.5 g
（或无水葡糖糖	2.3 g)
氯化钠	5.0 g
磷酸氢二钾	2.5 g
蒸馏水	1000 mL

制法:除葡萄糖外,取上述成分混合,微温溶解,过滤,调节 pH 值,使灭菌后在 25℃的 pH 值为 7.3±0.2,加入葡萄糖,分装,灭菌。

96. 胰酪大豆胨琼脂培养基

胰酪胨	15.0 g
大豆木瓜蛋白酶水解物	5.0 g
氯化钠	5.0 g
琼脂	5.0 g
蒸馏水	1000 mL

制法:除琼脂外,取上述成分混合,微温溶解,调节 pH 值,使灭菌后在 25℃的 pH 值为 7.3±0.2,加入琼脂,加热溶化后,摇匀,分装,灭菌。

97. 沙氏葡萄糖液体培养基

动物组织胃胰蛋白酶水解物和胰酪胨等量混合物	10.0 g
葡萄糖	20.0 g
蒸馏水	1000 mL

制法:除葡萄糖外,取上述成分混合,微温溶解,调节 pH 值,使灭菌后在 25℃的 pH 值为 5.6±0.2,加入葡萄糖,摇匀,分装,灭菌。

98. 0.1%无菌蛋白胨水溶液

蛋白胨	1.0 g
蒸馏水	1000 mL

制法:微温溶解,滤清,调节 pH 值至 7.1±0.2,分装,灭菌。

99. pH7.0 无菌氯化钠-蛋白胨缓冲液

磷酸二氢钾	3.56 g
无水磷酸氢二钠	5.77 g
氯化钠	4.30 g
蛋白胨	1.00 g
蒸馏水	1000 mL

制法:微温溶解,滤清,分装,灭菌。

100. RV 沙门菌增菌液体培养基

大豆胨	4.5 g
氯化钠	8.0 g

磷酸氢二钾	0.4 g
磷酸二氢钾	0.6 g
六水合氯化镁	29.0 g
孔雀绿	36.0 mg
蒸馏水	1 000 mL

制法:除孔雀绿外,取上述成分混合,微温溶解,调节 pH 值使灭菌后在 25℃的 pH 值为 5.2±0.2。加入孔雀绿,分装,灭菌,灭菌温度不能超过 115℃。

101. 溴甲酚紫葡萄糖蛋白胨水培养基

蛋白胨	10.0 g
葡萄糖	5.0 g
可溶性淀粉	1.0 g
溴甲酚紫乙醇溶液	10.0 mL
蒸馏水	1 000 mL

制法:将蛋白胨、葡萄糖溶解于蒸馏水中,调节 pH 值至 7.0～7.2,加入 2%溴甲酚紫乙醇溶液,摇匀后,分装(每管 5 mL),并放入一个小倒管,115℃压力蒸汽灭菌 30 分钟。置于 4℃冰箱冷藏备用。

102. 标准硬水(硬度 342 mg/L)

氯化钙($CaCl_2$)	0.034 g
氯化镁($MgCl_2 \cdot 6H_2O$)	0.139 g
蒸馏水加至	1 000 mL

103. 有机干扰物

牛血清白蛋白	30.0 g
蒸馏水	1 000 mL

制法:溶解后用微孔滤膜(孔径为 0.45 μm)过滤除菌,冰箱保存备用。

104. PALCAM 培养基

蛋白胨	23.0 g
可溶性淀粉	1.0 g
酵母浸粉	3.0 g
D-甘露醇	10.0 g
七叶苷	0.8 g
柠檬酸铁铵	0.5 g
D-葡萄糖	0.5 g
氯化锂	15.0 g
琼脂	13.0 g
氯化钠	5.0 g
酚红	0.08 g
pH 值	7.2±0.2(25℃)

制法:称取上述试剂共 71.9 g,加热搅拌溶解于 1 000 mL 蒸馏水中,分装三角瓶,每瓶

200 mL，121℃高压灭菌 15 分钟，冷却至 50℃左右时，按每瓶培养基(200 mL)加入 2 mL PALCAM 琼脂添加剂，混匀倾入无菌平皿。

另附 PALCAM 琼脂添加剂配方如下：

多粘菌素 B	5.0 mg
盐酸吖啶黄	2.5 mg
头孢他啶	10.0 mg

制法：以无菌蒸馏水定容至 500 mL，分装后避光冷藏于 2～4℃。

105. 弯曲杆菌无血选择性琼脂基础培养基

牛肉提取物	10.0 g
动物组织胃蛋白酶消化物	10.0 g
酶解酪蛋白	3.0 g
氯化钠	5.0 g
脱氧胆酸钠	1.0 g
硫酸亚铁	0.25 g
丙酮酸钠	0.25 g
细菌学木炭	4.0 g
琼脂	12.0 g

制法：上述粉剂充分混匀后避光密闭保存于 4～25℃。按 500 mL 每瓶配制，取干粉 22.75 g 溶于三角烧瓶中，调节 pH 值为 7.2±0.2(25℃)。加热充分溶解后经 121℃高压灭菌 15 分钟，冷却至 50℃左右时，加入经 0.45 μm 细菌滤器过滤后的弯曲杆菌无血选择性琼脂基础培养基添加剂(SIGMA，货号 Fluka 74807)2 mL，混匀，倾入无菌平皿。

106. 50×TAE 缓冲液(pH8.0)

Tris	242.0 g
冰醋酸	57.1 mL
0.5 mol/L EDTA(pH8.0)	100.0 mL
MilliQ 水	加至 1000 mL

制法：将溶液混合溶解，121℃下蒸汽灭菌 20～30 分钟，储存在室温，用时稀释 50 倍。

107. 40%丙烯酰胺/双丙烯酰胺(37.5∶1)

丙烯酰胺	38.93 g
双丙烯酰胺	1.07 g
MilliQ(超纯水)水	加至 100 mL

制法：溶液采用 0.45 μm 滤膜过滤，储存在 4℃。

108. 0%的变性储存液

凝胶梯度	6%	8%	10%	12%
40%丙烯酰胺/双丙烯酰胺	15 mL	20 mL	25 mL	30 mL
50×TAE 缓冲液	2 mL	2 mL	2 mL	2 mL
MilliQ 水	83 mL	78 mL	73 mL	68 mL
总容积	100 mL	100 mL	100 mL	100 mL

109. 100%的变性储存液

凝胶梯度	6%	8%	10%	12%
40%丙烯酰胺/双丙烯酰胺	15 mL	20 mL	25 mL	30 mL
50×TAE 缓冲液	2 mL	2 mL	2 mL	2 mL
去离子甲酰胺	40 mL	40 mL	40 mL	40 mL
尿素	42.0 g	42.0 g	42.0 g	42.0 g
MilliQ 水		分别加至 100 mL		

110. 银染液的配制

原液:8×固定液(250 mL):

乙醇	200.0 mL
冰乙酸	10.0 mL
MilliQ 水	40 mL

(A) 1×固定液(400 mL):

8×固定液	50.0 mL
MilliQ 水	350 mL

(B) 银染溶液(300 mL):

$AgNO_3$	0.6 g
MilliQ 水	300 mL

(C) 显影剂(300 mL):

NaOH	4.5 g
MilliQ 水	300 mL
甲醛	0.9 mL

111. 10%过硫酸铵(APS)

过硫酸铵	0.3 g
超纯水	3.0 mL

制法:溶解后使用 0.45 μm 微孔滤膜过滤,4℃保存,保存时间为一周。

112. 10 mL DGGE 加样缓冲液

2%溴酚蓝	0.25 mL
2%二甲苯青	0.25 mL
100%甘油	7.0 mL
MilliQ 水	2.5 mL

113. 不同引物的变性梯度(供参考)

(1) 乳杆菌(380 bp)

变性梯度	0%变性储存液	100%变性储存液	TEMED	10%过硫酸铵
35%(12 mL)	7.8 mL	4.2 mL	13 μL	56 μL
65%(12 mL)	4.8 mL	7.2 mL	13 μL	56 μL

（2）双歧杆菌（596 bp）

变性梯度	0%变性储存液	100%变性储存液	TEMED	10%过硫酸铵
40%（12 mL）	7.2 mL	4.8 mL	13 μL	56 μL
70%（12 mL）	3.6 mL	8.4 mL	13 μL	56 μL

（3）肠球菌（300 bp）

变性梯度	0%变性储存液	100%变性储存液	TEMED	10%过硫酸铵
40%（12 mL）	7.2 mL	4.8 mL	13 μL	56 μL
55%（12 mL）	5.4 mL	6.6 mL	13 μL	56 μL

114. 酪素培养基

酪素培养基添加成分细微，故一般推荐将各添加成分先配制成对应的母液，用时按比例取用，表附录-1 所示为 200 mL 酪素培养基所需的各成分量。

表附录-1　200 mL 酪素培养基所需的各成分量

组分	配方要求（%）	母液浓度（%）	各成分的取量
KH_2PO_4	0.036	3.6	2 mL
$MgSO_4 \cdot 7H_2O$	0.05	5	2 mL
$ZnCl_2$	0.0014	0.14	2 mL
$Na_2HPO_4 \cdot 7H_2O$	0.107	10.7	2 mL
NaCl	0.016	1.6	2 mL
$CaCl_2$	0.0002	0.02	2 mL
$FeSO_4$	0.0002	0.02	2 mL
酪素	0.4	4	20 mL
Trypticase	0.005	0.5	2 mL
琼脂	/	/	4.0 g

制法：酪素的母液浓度为 4%，是将 4 g 干酪素溶解于 0.1N 的 30～35 mL 的 NaOH 水溶液中，水浴溶解 20 分钟，待溶解完全后加入 60～70℃热水稀释到所需浓度（即定容到 100 mL），即得到母液浓度为 4%的酪素溶液。

pH 6.5～7.0，121℃，灭菌 20 分钟。

115. 基础培养基

KH_2PO_4	13.61 g
$(NH_4)_2SO_4$	1.98 g
KOH	4.2 g
$MgSO_4$	0.2 g
$Fe_2(SO_4)_3$ 溶液（40 mg/50 mL H_2O）	1.0 mL

L-亮氨酸	50.0 mg
L-组氨酸	50.0 mg
腺嘌呤	50.0 mg
L-精氨酸-HCl	20.0 mg
L-蛋氨酸	20.0 mg
L-酪氨酸	30.0 mg
L-异亮氨酸	30.0 mg
L-赖氨酸-HCl	30.0 mg
L-苯丙氨酸	25.0 mg
L-谷氨酸	100.0 mg
L-缬氨酸	150.0 mg
L-丝氨酸	375.0 mg
双蒸水	1 000 mL
pH 值	7.1

制法:以上成分溶解后,分装 45 mL 于三角烧瓶,121℃高压蒸汽灭菌 10 分钟,室温保存。

116. 维生素溶液

维生素 B_1	8.0 mg
维生素 B_6	8.0 mg
维生素 B_5	8.0 mg
肌醇	40.0 mg
生物素溶液($2\,mg/100\,mL\,H_2O$)	20.0 mL
双蒸水	180 mL

以上成分溶解后,$0.2\,\mu m$ 孔径滤膜过滤除菌,分装 10 mL 于试管,4℃保存。

117. 葡萄糖溶液　20% D-(+)-葡萄糖(W/V),20 mL 分装,121℃高压蒸汽灭菌 10 分钟,室温保存。

118. L-天冬氨酸储备液　配制浓度为 4 mg/mL L-天冬氨酸,20 mL 分装,121℃高压蒸汽灭菌 10 分钟,室温保存。

119. L-苏氨酸储备液　配制浓度为 40 mg/mL L-苏氨酸,5 mL 分装,121℃高压蒸汽灭菌 10 分钟,4℃保存。

120. $CuSO_4$ 溶液　配制 20 mmol/L $CuSO_4$,$0.2\,\mu m$ 孔径滤膜过滤除菌,于无菌试管中室温保存。

121. B-D-半乳糖苷氯酚红(CPRG)储备液　以无菌水配制 10 mg/L CPRG,于无菌试管中 4℃保存。

122. 生长培养基

基础培养基	45.0 mL
葡萄糖溶液	5.0 mL
L-天冬氨酸储备液	1.25 mL

维生素溶液	0.5 mL
L-苏氨酸储备液	0.4 mL
$CuSO_4$ 溶液	125.0 μL

制法：以上成分按顺序加入无菌锥形三角烧瓶中。

123. 工作增菌液　将 0.25 mL 储备酵母菌液接种于上述生长培养基，28℃ 摇床（250 r/min）培养 24 小时。至 640 nm 光吸收达 1.0，测试前备用。

124. 测试培养基

新鲜配制生长培养基	50.0 mL
β-D-半乳糖苷氯酚红(CPRG)储备液	0.5 mL
工作增菌液	2.0 mL

125. 化合物测试液　用商品甾体激素如 E2 测试方法的特异性。以无水乙醇为溶剂配制标准品储备液（1 μmol/L），然后用无水乙醇在多孔板中稀释为 $2.5×10^{-1}～5×10^{-8}$ mol/L 系列。

图书在版编目(CIP)数据

卫生微生物学实验教程/熊成龙主编. —上海:复旦大学出版社,2022.7
ISBN 978-7-309-16147-2

Ⅰ.①卫… Ⅱ.①熊… Ⅲ.①卫生微生物学-高等学校-教材 Ⅳ.①R117

中国版本图书馆 CIP 数据核字(2022)第 044509 号

卫生微生物学实验教程
熊成龙 主编
责任编辑/高 辉

复旦大学出版社有限公司出版发行
上海市国权路 579 号 邮编:200433
网址:fupnet@ fudanpress.com http://www.fudanpress.com
门市零售:86-21-65102580 团体订购:86-21-65104505
出版部电话:86-21-65642845
上海四维数字图文有限公司

开本 787 × 1092 1/16 印张 13.75 字数 326 千
2022 年 7 月第 1 版
2022 年 7 月第 1 版第 1 次印刷

ISBN 978-7-309-16147-2/R·1939
定价:40.00 元

如有印装质量问题,请向复旦大学出版社有限公司出版部调换。